**Manual de Doenças
Sexualmente Transmissíveis**

*Este livro é dedicado a todos os meus excelentes mentores
e à minha família, pelo apoio constante.*

Manual de Doenças Sexualmente Transmissíveis

Richard H. Beigi MD, MSc
Associate Professor of Reproductive Sciences
Divisions of Reproductive Infectious Diseases and Obstetric Specialties
Department of Obstetrics, Gynecology and Reproductive Sciences
Magee-Womens Hospital of the University of Pittsburgh Medical Center
Pittsburgh, PA, USA

REVINTER

Manual de Doenças Sexualmente Transmissíveis
Copyright © 2014 by Livraria e Editora Revinter Ltda.

ISBN 978-85-372-0575-4

Todos os direitos reservados.
É expressamente proibida a reprodução
deste livro, no seu todo ou em parte,
por quaisquer meios, sem o consentimento,
por escrito, da Editora.

Tradução:
MÔNICA REGINA BRITO (Caps. 1 a 9)
Médica-Veterinária
Tradutora Especializada na Área da Saúde, SP

ANA CAVALCANTI CARVALHO BOTELHO (Caps. 10 a 17)
Fisioterapeuta
Tradutora Especializada na Área da Saúde, RJ

Revisão Técnica:
DANIELLE BITTENCOURT SODRÉ BARMPAS
Graduação em Medicina pela Universidade Federal do Rio de Janeiro (UFRJ)
Residência Médica em Ginecologia e Obstetrícia na
Secretaria Municipal de Saúde do Rio de Janeiro (SMS-RJ)
Especialização em Ginecologia e Obstetrícia pela FEBRASGO
Especialzação em Medicina Fetal pela Fetal Medicine Foundation, Londres

---

CIP-BRASIL. CATALOGAÇÃO-NA-PUBLICAÇÃO
SINDICATO NACIONAL DOS EDITORES DE LIVROS, RJ

B366m

Beigi, Richard H.
    Manual de doenças sexualmente transmissíveis / Richard H. Beigi ; tradução Mônica Regina Brito e Ana Cavalcanti Carvalho Botelho. - 1. ed. - Rio de Janeiro : Revinter, 2014.

    il.

    Tradução de: Sexually transmitted diseases
    Inclui bibliografia e índice
    ISBN 978-85-372-0575-4

    1. Doenças sexualmente transmissíveis - Manuais, guias, etc. I. Título.

13-06821

CDD: 616.951
CDU: 616.97

Nota: A medicina é uma ciência em constante evolução. À medida que novas pesquisas e experiências ampliam nossos conhecimentos, são necessárias mudanças no tratamento clínico e medicamentoso. Os autores e o editor fizeram verificações junto a fontes que, se acredita, sejam confiáveis, em seus esforços para proporcionar informações acuradas e, em geral, de acordo com os padrões aceitos no momento da publicação. No entanto, em vista da possibilidade de erro humano ou mudanças nas ciências médicas, nem os autores e o editor, nem qualquer outra parte envolvida na preparação ou publicação deste livro garantem que as instruções aqui contidas são, em todos os aspectos, precisas ou completas, e rejeitam toda a responsabilidade por qualquer erro ou omissão ou pelos resultados obtidos com o uso das prescrições aqui expressas. Incentivamos os leitores a confirmar as nossas indicações com outras fontes. Por exemplo e em particular, recomendamos que verifiquem as bulas em cada medicamento que planejam administrar para terem a certeza de que as informações contidas nesta obra são precisas e de que não tenham sido feitas mudanças na dose recomendada ou nas contraindicações à administração. Esta recomendação é de particular importância em conjunto com medicações novas ou usadas com pouca frequência.

Livraria e Editora Revinter Ltda.
Rua do Matoso, 170 – Tijuca
20270-135 – Rio de Janeiro – RJ
Tel.: (21) 2563-9700 – Fax: (21) 2563-9701
livraria@revinter.com.br – www.revinter.com.br

Título original:
Sexually Transmitted Diseases
Copyright © 2012 by John Wiley & Sons, Ltd.

Prefácio da Série

Nas últimas décadas, com os grandes avanços na ciência médica e na tecnologia, houve uma explosão de informações disponíveis aos médicos. Na era moderna da informação, não é incomum que os médicos tenham um computador em seus consultórios com a capacidade de acessar bancos de dados médicos e pesquisar literatura. Por outro lado, entretanto, sempre há uma necessidade de recursos escritos concisos, compreensíveis e altamente práticos. O propósito desta série é o de satisfazer esta necessidade no campo da ginecologia.

A série *Ginecologia na Prática* visa apresentar um guia clínico prático de tratamento eficaz para o ginecologista ativo. Cada volume tem o objetivo de fornecer uma abordagem baseada em evidências para problemas ginecológicos específicos. As características no livro de "resumo das evidências" fornecem resumos dos principais ensaios ou trabalhos de referência que orientam a prática, e uma bibliografia selecionada no final de cada capítulo fornece um ponto de partida para uma leitura mais aprofundada. Mesmo com uma abordagem prática, é importante revisar a ciência básica fundamental necessária para diagnóstico e tratamento eficazes. Isto é reforçado pelos boxes de "Ciência Revista", que relembram os leitores dos princípios anatômicos, fisiológicos ou farmacológicos fundamentais para a prática.

Cada volume é editado por especialistas internacionais notáveis que reuniram clínicos absolutamente talentosos para tratar várias questões clínicas relevantes em seus capítulos. Os primeiros volumes da série são sobre a *Dor Pélvica Crônica,* um dos problemas mais desafiadores na ginecologia, *Distúrbios da Menstruação, Infertilidade e Contracepção.* Estes serão seguidos pelos volumes sobre *Doenças Sexualmente Transmissíveis, Menopausa, Incontinência Urinária, Cirurgias Endoscópicas e Miomas,* entre outros. Gostaria de expressar minha gratidão a todos os editores e autores, que, apesar de suas outras responsabilidades, dedicaram seu tempo, esforço e habilidade a esta série.

Finalmente, agradeço imensamente o apoio do pessoal da Wiley-Blackwell, por sua extraordinária competência editorial. Meu agradecimento especial vai para Martin Sugden, PhD; sem sua visão e perseverança esta série não se teria concretizado. Sinceramente, espero que este livro e esta série estimulantes sejam um bom instrumento para as mulheres e seus médicos e faça parte do arsenal diagnóstico e terapêutico dos ginecologistas praticantes.

Aydin Arici, MD
Professor
Departament of Obstetrics, Gynecology and
Reproductive Sciences
Yale University School of Medicine
New Haven, USA

Prefácio

Doenças sexualmente transmissíveis (DSTs) foram reconhecidas durante séculos, sendo o assunto de muitos livros antigos e, decorrente da necessidade de reprodução humana, provavelmente estiveram presentes por, no mínimo, o tempo de existência dos humanos. Descrições antigas de sífilis, gonorreia, vírus herpes simples e outras DSTs (e suas síndromes clínicas associadas) foram encontradas em documentos médicos e não médicos. Em uma escala global, as DSTs permanecem uma das doenças infecciosas mais prevalentes da raça humana. Apesar dos diversos avanços tecnológicos no século passado, incluindo a introdução de agentes antimicrobianos eficazes, as DSTs persistem, e até mesmo prosperam, em locais variados.

Existem diversos obstáculos a nível internacional para o controle bem-sucedido das DSTs, incluindo, em muitos casos, fundamentos sociais, financeiros e políticos, que complicam os esforços de controle. As ameaças à saúde causadas pelas várias DSTs frequentemente também se estende aos fetos e/ou neonatos, aumentando sua importância global. Devido à imensa prevalência de muitas destas entidades clínicas, assim como o efeito significativo sobre a saúde e os custos sociais associados, os clínicos tratando de meninas e mulheres de todas as idades devem possuir um forte conhecimento prático de reconhecimento, diagnóstico e tratamento de DSTs.

Para o típico ginecologista, as DSTs e suas morbidades associadas representam uma porção considerável dos esforços diários direcionados à melhora e à manutenção da saúde, além do tratamento de doenças agudas. Além disso, muitos esforços clínicos concentram-se nas DSTs como parte do principal objetivo de promover prevenção da doença entre as mulheres. Além das DSTs conhecidas, as síndromes de vulvovaginite infecciosa são uma causa principal de desconforto e uma das principais razões da procura por tratamento e do uso de antimicrobianos pelas mulheres, sendo discutidas exaustivamente. Dada a significativa sobreposição na apresentação clínica, muitas condições não infecciosas do trato genital feminino também são comumente observadas por ginecologistas atuantes e, ocasionalmente, são erroneamente diagnosticadas como DSTs e/ou vulvovaginite infecciosa. Isto é igualmente verdadeiro para os cânceres vulvovaginais relativamente raros, porém clinicamente aparentes. O conhecimento destas entidades clínicas não infecciosas aumentou nos últimos anos, e pesquisas têm demonstrado a frequência relativamente alta de muitas destas condições. Portanto, atenção especial é dada neste livro a algumas destas entidades mais comuns.

Juntas, estas condições requerem um profundo conhecimento e abordagem disciplinada à avaliação e controle a fim de otimizar globalmente a saúde da mulher. Significativamente, o vírus da imunodeficiência humana (HIV), embora um patógeno transmitido sexualmente, não é discutido diretamente neste livro, primariamente porque seu âmbito e amplitude justificam um livro inteiro à parte.

Sinceramente, espero que este livro forneça um guia completo, porém de fácil utilização, às DSTs comuns, vaginites e síndromes ginecológicas não infecciosas que são frequentemente encontradas na prática clínica. Também espero e acredito que a combinação de excelentes colaboradores, assim como as seleções únicas dos capítulos, constituirá um recurso inestimável para ginecologistas atuantes em todo o mundo.

Richard H. Beigi, MD, MSc

Colaboradores

Richard H. Beigi, MD, MSc
Department of Obstetrics, Gynecology and
Reproductive Sciences,
Magee-Womens Hospital of the
University of Pittsburgh Medical Center
Pittsburgh, PA 15213, USA

Carolyn Gardella, MD, MPH
Department of Ob/Gyn
Division of Women's Health
University of Washington
Box 356460
Seattle, Washington 98195-6460, USA

Suzanne M. Garland
Department of Microbiology and Infectious
Diseases, The Royal Women's Hospital,
Parkville, Victoria 3052, Australia
Department of Obstetrics and Gynaecology,
University of Melbourne, Parkville, Victoria,
Australia
Murdoch Children's Research Institute,
Parkville, Victoria, Australia

Alice Goepfert, MD
Professor
Department of Obstetrics and Gynecology
Division of Maternal-Fetal Medicine
619 19th Street South, 176F 10270N
Birmingham, AL 35249-7333, USA

Ravi Gunatilake
Duke University Hospital
Durham, North Carolina, USA

R. Phillip Heine
Duke University Hospital
Durham, North Carolina, USA

Lisa M. Hollier, MD, MPH
Professor, Maternal-Fetal Medicine
Department of Obstetrics, Gynecology and
Reproductive Sciences
University of Texas Houston Medical School
LBJ General Hospital
5656 Kelley Street
Houston, TX 77026, USA

Katherine M. Holman, MD
Instructor
Department of Medicine
Division of Infectious Diseases
University of Alabama at Birmingham
1900 University Blvd, THT 229
Birmingham, AL 35294, USA

Oluwatosin Jaiyeoba, MD
Department of Obstetrics and Gynecology
Medical University of South Carolina
Charleston, South Carolina, USA

**Noor Niyar N. Ladhani, MD MPH
FRCSC**
Fellow, Maternal-Fetal Medicine
University of Toronto
Toronto, Canada
2108-1055 Bay St
Toronto, Ontario M5S 3A3, Canada

Eduardo Lara-Torre, MD, FACOG
Associate Professor of Obstetrics and
Gynecology
OBGYN Residency Program Director
Virginia Tech Carilion School of Medicine
1906 Belleview Ave
Roanoke, VA 24014, USA

viii • Colaboradores

Tracy L. Lemonovich, MD
Instructor of Medicine, Division of
Infectious Disease and HIV Medicine
University Hospitals Case Medical Center,
Case Western Reserve University
11100 Euclid Ave, Cleveland, OH 44106, USA

Silvia T. Linares, MD
Assistant Professor
Department of Obstetrics, Gynecology &
Reproductive Sciences
University of Texas Houston Medical School
LBJ General Hospital
5656 Kelley Street
Houston, TX 77026, USA

Jeanne M. Marrazzo, MD, MPH
Professor of Medicine, Division of Allergy &
Infectious Diseases
Harborview Medical Center, Division of
Infectious Diseases
325 Ninth Avenue, Mailbox #359932
Seattle, WA 98104
And
Medical Director, Seattle STD/HIV
Prevention Training Center
University of Washington, Seattle, WA, USA

Michelle H. Moniz, MD
Department of Obstetrics, Gynecology and
Reproductive Sciences,
Magee-Womens Hospital of the
University of Pittsburgh Medical Center

Amber Naresh, MD, MPH
Department of Obstetrics, Gynecology &
Reproductive Sciences
Division of Reproductive Infectious Diseases
University of Pittsburgh
300 Halket Street
Pittsburgh, PA 15213, USA

Robert A. Salata, MD
Professor of Medicine, Division of Infectious
Disease and HIV Medicine
University Hospitals Case Medical Center,
Case Western Reserve University
11100 Euclid Ave, Cleveland,
OH 44106, USA

Ashlee Smith, DO
Gynecologic Oncology Fellow
300 Halket Street
Magee-Womens Hospital
Division of Gynecologic Oncology
Pittsburgh, PA 15213, USA

Jack D. Sobel, MD
Division of Infectious Diseases
Harper University Hospital
3990 John R
Detroit, MI 48201, USA

David E. Soper, MD
Medical University of South Carolina
Department of Obstetrics and Gynecology
96 Jonathan Lucas Street, Suite 634
P.O.Box 250619, Charleston, SC 2942, USA

Glenn Updike, MD, MMM
Assistant Professor
Department of Obstetrics, Gynecology, and
Reproductive Sciences
University of Pittsburgh
Suite 0892
Magee-Womens Hospital
300 Halket Street
Pittsburgh, PA 15232, USA

Mark H. Yudin, MD MSc FRCSC
Associate Professor, University of Toronto,
Department of Obstetrics and Gynecology
Attending Physician, St. Michael's Hospital,
Department of Obstetrics and Gynecology
Toronto, Canada
30 Bond Street
Toronto, Ontario M5B 1W8, Canada

Kristin K. Zorn, MD
Assistant Professor, Department of Obstetrics,
Gynecology and Reproductive Sciences
300 Halket Street
Magee-Womens Hospital
Division of Gynecologic Oncology
Pittsburgh, PA 15213, USA

Sumário

1 Avaliação Clínica Padrão   1

Richard H. Beigi

2 Considerações Específicas para Pacientes Pediátricas e Adolescentes   5

Eduardo Lara-Torre

3 Cervicite e Doença Inflamatória Pélvica   16

Oluwatosin Jaiyeoba ▪ David E. Soper

4 Infecções Genitais pelo Vírus Herpes Simples em Mulheres   31

Carolyn Gardella

5 Infecção por Sífilis em Mulheres   43

Katherine M. Holman ▪ Alice Goepfert

6 Cancro Mole e Linfogranuloma Venéreo   53

Tracy L. Lemonovich ▪ Robert A. Salata

7 Vaginose Bacteriana   63

Jeanne M. Marrazzo

8 *Trichomonas Vaginalis*   75

Ravindu Gunatilake ▪ R. Phillips Heine

9 Candidíase Vulvovaginal, Vaginite Inflamatória Descamativa e Vaginite Atrófica   85

Jack D. Sobel

10 Papilomavírus Humano   100

Suzanne M. Garland

11 Ectoparasitas – Pediculose Púbica e Escabiose   114

Amber Naresh ▪ Richard H. Beigi

x • Sumário

12 Patologias Dermatológicas e Úlceras Genitais Não Infecciosas 124

Kathleen McIntyre-Seltman

13 Vulvodínia 141

Glenn Updike

14 Câncer da Vulva 155

Ashlee Smith ▪ Kristin K. Zorn

15 Diferentes Manifestações e Implicações das Infecções Sexualmente Transmissíveis e Vaginites na Gravidez 164

Noor Niyar N. Ladhani ▪ Mark H. Yudin

16 Tratamento de Infecções Sexualmente Transmissíveis na Gravidez 184

Silvia T. Linares ▪ Lisa M. Hollier

17 Prevenção de Doenças Sexualmente Transmissíveis 198

Michelle H. Moniz ▪ Richard H. Beigi

Índice Remissivo 210

Manual de Doenças
Sexualmente Transmissíveis

1

Avaliação Clínica Padrão

Richard H. Beigi

Department of Obstetrics, Gynecology and Reproductive Sciences,
Magee-Women's Hospital of the University of Pittsburgh Medical Center,
Pittsburgh, PA, USA

Introdução

A avaliação clínica de mulheres com queixas relacionadas com o trato genital requer uma abordagem-padrão que resulte em uma avaliação objetiva e reprodutível. Este é um ponto crítico a ser compreendido, dada a diversidade de condições avaliadas. No entanto, estas condições distintas frequentemente possuem apresentações clínicas que se sobrepõem significativamente, necessitando de uma abordagem-padrão que maximize a precisão diagnóstica e otimize os resultados. Em geral, a avaliação de mulheres com queixas relacionadas com o trato genital inferior sem exame físico e/ou testes laboratoriais foi demonstrada ser subideal. O autodiagnóstico também se mostrou inexato, sendo normalmente desencorajado. A abordagem sindrômica de mulheres, com base apenas na apresentação subjetiva, foi empregada nos países subdesenvolvidos (e ainda é usada em determinados cenários), em que há falta de infraestrutura de saúde. Entretanto, anamnese minuciosa e completa, exame físico e métodos laboratoriais selecionados podem aumentar significativamente a objetividade e, sempre que possível, são fortemente recomendados nas nações desenvolvidas em que há infraestrutura de saúde. A seguir é descrita uma abordagem preconizada e reprodutível a todas as mulheres com queixas relacionadas com o trato genital inferior.

Avaliação clínica

Uma compreensão completa da anatomia vulvar, vaginal e do trato genital feminino interno é o primeiro passo fundamental na avaliação das queixas vulvovaginais entre as mulheres. Como referido na Figura 1.1, a vulva está delimitada pelas pregas crurais lateralmente, pelo ânus posteriormente e pelo monte púbico superiormente. É importante mencionar que folículos pilosos (pelos grossos) estão presentes nos tecidos inferiores, laterais e superiores da vulva, porém ausentes na superfície interna dos grandes lábios, nos pequenos lábios e no vestíbulo vaginal. O vestíbulo vaginal é separado da parte interna dos pequenos lábios por uma linha anatômica artificial, denominada linha de Hart. Esta linha é uma referência anatômica importante, pois separa a camada externa da pele não secretora de muco da camada interna de tecidos úmidos secretores de muco do vestíbulo vaginal e anel himenal. É no vestíbulo vaginal que as glândulas de Bartholin e vestibulares menores estão localizadas e produzem líquidos lubrificantes, o orifício vaginal começa, e a uretra se abre em seu meato. O delineamento e a avaliação da localização anatômica exata dos achados físicos são muito importantes para decifrar a etiologia subjacente, assim como para administrar um tratamento eficaz para doenças sexualmente transmissíveis (DSTs) e condições/síndromes vulvovaginais associadas.

A posição-padrão para a maioria dos exames ginecológicos é a litotomia dorsal (decúbito dorsal, com os joelhos flexionados, as coxas flexionadas e separadas, pés apoiados nos estribos). Na maioria dos cenários, esta posição (Figura 1.1) permite a melhor visualização fisiológica da anatomia feminina e otimiza a coleta de amostras para a maioria das análises laboratoriais. Ocasionalmente, decorrente das restrições anatômicas, da falta de mobilidade, ou de outros fatores, um posicionamento diferente pode ser necessário ou experimentado. Este pode ser o caso especialmente para meninas ou mulheres jovens que nunca realizaram exames pélvicos ou são reticentes para este tipo de exame (abordado mais extensivamente no Capítulo 2).

É igualmente essencial que os médicos que tratam de mulheres tenham um profundo conhecimento da anatomia do trato genital interno feminino (Figura 1.2). Esta secção demonstra a relação entre vagina, colo do útero, útero e anexos, assim como a relação destas estruturas com os dois outros sistemas importantes na pelve – o trato gastrointestinal (intestino grosso) e o sistema urinário (uretra e bexiga urinária). A diferenciação de sinais e/ou sintomas atribuíveis ao trato genital *versus* outros sistemas de órgãos adjacentes é frequentemente desafiadora, porém ocasionalmente muito importante para o tratamento bem-sucedido.

Com este entendimento básico da anatomia feminina, a anamnese se torna o próximo passo-chave (assim como em quase todas as avaliações clínicas). Concentrando-se na sintomatologia específica, momento exato de início dos sintomas e período decorrido, fatores atenuantes e agravantes, tratamentos recentes (incluindo automedicação e remédios sem prescrição) e presença/ausência de sintomas no(s) parceiro(s) irão ajudar a reduzir o número de diagnósticos diferenciais. O *Centers for Disease Control and Prevention* (CDC) recomenda uma abordagem na obtenção do histórico sexual (5 Ps), que será abordada de modo mais extenso no Capítulo 17 (Prevenção de Doenças Sexualmente Transmissíveis). Esta abordagem é fortemente recomen-

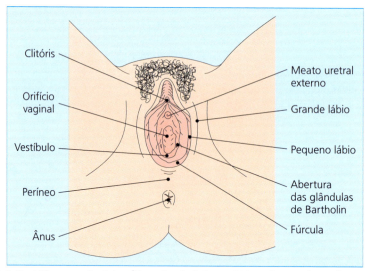

Figura 1.1. Genitália externa feminina. (Reproduzida de Rogstad KE *et al.*, *ABC of Sexually Transmitted Infections*, 6th edn. Blackwell Publishing: Oxford, 2011, com permissão.)

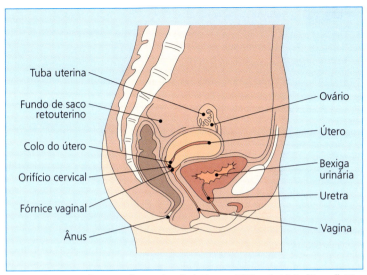

Figura 1.2. Genitália interna feminina. (Reproduzida de Rogstad KE *et al.*, *ABC of Sexually Transmitted Infections*, 6th edn. Blackwell Publishing: Oxford, 2011, com permissão.)

dada para auxiliar o médico a obter informações essenciais nestas avaliações que irão levar ao diagnóstico e tratamento corretos, melhorando, desse modo, os resultados clínicos. Sugere-se o uso de perguntas imparciais e abertas durante a obtenção da história sexual, visto que é mais provável que esta técnica produza informações significativas e precisas sobre as práticas sexuais e fatores de risco.

Após uma anamnese completa e com um conhecimento profundo da anatomia, todas as avaliações começam com a inspeção da área vulvar. É necessária atenção a todos os elementos da anatomia genital externa, presença de quaisquer lesões, aparência e cor da pele, grandes e pequenos lábios, assim como a quaisquer achados atípicos. Lesões grandes e evidentes ou outros achados importantes devem ser anotados e desenhados para referência futura. Achados mais discretos, como fissuras, coalescência labial ou pequenas úlceras também devem ser procurados, visto que estes geralmente dão uma percepção direta da etiologia dos sintomas. Linfonodos na região inguinal devem ser rotineiramente palpados para pesquisa de aumento e/ou sensibilidade (ou, raramente, flutuação). Para algumas das vaginites (ou seja, candidíase vaginal) e, especialmente, para as condições não infecciosas e/ou dermatológicas, a inspeção vulvovaginal é geralmente um componente muito produtivo do exame. Após um exame detalhado dos tecidos vulvares (atenção específica à cor, aparência do tecido, lesões, áreas descamativas etc.), o introito vaginal deve ser inspecionado à procura de alterações de cor, presença de lesões e rugosidade do tecido vaginal (como um sinal de estímulo por estrogênio endógeno).

Após a inspeção minuciosa da anatomia externa e do introito vaginal, um espéculo de tamanho apropriado deve ser introduzido até a cúpula vaginal, e os tecidos vaginais e colo do útero, inspecionados. Novamente, atenção à cor do tecido, textura, presença de secreção, origem anatômica da secreção (vaginal *versus* orifício cervical) e outros sinais devem ser observados em cada paciente. A origem da secreção é um elemento fundamental, visto que a secreção cervical possui etiologia, avaliação e tratamento completamente diferentes com relação à secreção proveniente dos tecidos vaginais. A avaliação microscópica da secreção também é um componente muito importante de quase todas as avaliações do trato genital (quando condições infecciosas são consideradas) e pode, geralmente, render informações muito valiosas. Os detalhes destas técnicas serão discutidas nos próximos capítulos. Atenção especial à aparência cervical também é vital para esta parte do exame. Uma vez que isto seja realizado (e quaisquer amostras apropriadas obtidas para exame), o espéculo é removido.

Em seguida, o exame pélvico bimanual é conduzido da maneira convencional, utilizando-se dois dedos no fórnice posterior da vagina para palpar e mover o colo uterino, enquanto a outra mão é colocada sobre o abdome inferior para simultaneamente palpar os órgãos genitais internos. Esta parte do exame é realizada com especial atenção aos achados de sensibilidade pélvica durante a mobilização do colo uterino (ou seja, dor à mobilização cervical) e quaisquer achados anexiais e/ou uterinos. Esta também é uma parte importante do exame que frequentemente pode fornecer informações vitais sobre a infecção do trato genital superior que requer tratamento específico (frequentemente prolongado). O exame retovaginal também é um método comumente usado para ajudar a distinguir ainda mais a natureza de quaisquer achados no exame pélvico, assim como achados específicos no próprio canal anorretal, devendo ser amplamente utilizado.

Conclusão

O uso desta abordagem-padrão e reprodutível em todas as pacientes aumentará a capacidade do médico de determinar com objetividade a causa da sintomatologia. Isto, por sua vez, irá aprimorar a conduta e os resultados das pacientes com estas condições muitas vezes psicológica e fisicamente debilitantes.

2

Considerações Específicas para Pacientes Pediátricas e Adolescentes

Eduardo Lara-Torre

Department of Obstetrics and Gynecology, Virginia Tech Carilion School of Medicine, Roanoke, VA, USA

Introdução

O tratamento de doenças sexualmente transmissíveis (DSTs) em crianças e adolescentes requer o uso de uma abordagem diferente daquela usada para mulheres adultas.

Para entender os algoritmos de rastreio e tratamento, é preciso compreender alguns conceitos básicos de epidemiologia e comportamento que diferenciam estas pacientes das outras. Também é importante entender indicações, técnicas e métodos alternativos de triagem utilizados com esta população, especialmente porque estas pacientes podem hesitar em ser rastreadas e examinadas na maneira tradicional. Ao lidar com crianças e adolescentes, também é importante conhecer a lei local e estatutos estaduais referentes à confidencialidade de sua saúde reprodutiva, visto que estes ditam o tipo de serviços que crianças e adolescentes podem receber sem notificação dos pais e também determinam as normas e os regulamentos para notificação ao governo. Isto não é importante apenas na presença de determinadas infecções, como a clamídia, porém, mais do que isso, entre aquelas pacientes que podem ter sido vítimas de abuso sexual.

Em geral, crianças são rastreadas e tratadas para DSTs relacionadas com contato genital ou relações sexuais involuntárias. Exemplos destes contatos inapropriados podem incluir abuso sexual com penetração ou simplesmente a colocação dos genitais masculinos em contato com a vulva da criança. O tratamento de crianças com DSTs requer uma abordagem multidisciplinar, devendo incluir a colaboração entre as agências governamentais (como serviços de proteção à criança), laboratório e clínicos. Algumas infecções adquiridas após o período neonatal são compatíveis com abuso sexual (como gonorreia), enquanto outras doenças, como HPV, podem não ser. Um pleno conhecimento do tratamento das vítimas de abuso sexual é importante, para aqueles que cuidam desta população, e isto está além do escopo deste capítulo.

Adolescentes, ao contrário, são mais comumente rastreadas e tratadas para infecções adquiridas em decorrência de sexo consensual. A abordagem para cada um destes cenários é diferente, e a avaliação e o tratamento para cada paciente e infecções serão apresentados em seções separadas.

O exame físico
Meninas pré-púberes

O passo inicial no exame de crianças é a obtenção de cooperação da criança. Enquanto explica o exame à paciente, permita que ela se expresse durante o processo (p. ex., deixe a criança escolher qual avental para exame deseja vestir).

Recomenda-se começar com uma avaliação geral da criança antes de iniciar o exame da genitália, visto que uma avaliação geral irá fornecer uma oportunidade para a paciente se familiarizar com o examinador e proceder com o exame genital.

Para a visualização da genitália de crianças, o posicionamento exerce um papel fundamental para o sucesso do exame. Foram descritas múltiplas posições que possibilitam uma visualização adequada e, em algumas situações, mais de uma posição pode ser necessária para completar um exame genital adequado. A posição de pernas de rã é a mais comumente utilizada na paciente mais jovem, possibilitando que ela tenha uma visão direta do examinador e dela mesma (Figura 2.1). A posição genupeitoral é um procedimento auxiliar útil em alguns casos para a visualização das partes inferior e superior da vagina com o uso de um otoscópio ou outra magnificação de baixa potência. Esta posição pode ser especialmente útil naquelas pacientes em que um corrimento vaginal pode ser uma queixa (Figura 2.2). Conforme a criança cresce, o uso de espéculos e a posição de litotomia podem fornecer a melhor visualização da área. Pedir para a mãe segurar sua filha no colo também pode ajudar. Em determinadas situações, até mesmo o examinador mais experiente será incapaz de concluir o exame, pois a criança não irá cooperar totalmente. Nestes casos, a natureza emergente da queixa e a consequência clínica da patologia devem ser consideradas. Um exame concluído após múltiplas consultas ou um exame realizado sob anestesia pode ser necessário.

A tração delicada dos lábios para fora e para baixo pode melhorar a visualização, ao mesmo tempo em que mantém a integridade da genitália pré-puberal normal (Figuras 2.3 e 2.4). O examinador deve tomar cuidado para não causar trauma ou dor na área, visto que a paciente se sentirá desconfortável, levando, possivelmente, a um término precoce do exame. Na menina pré-púbere, a natureza não estrogenizada da membrana himenal a torna sensível ao toque e facilmente rompida.

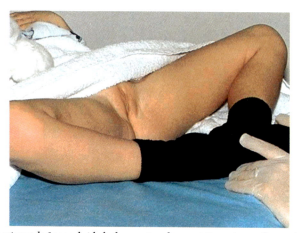

Figura 2.1. Uma criança de 5 anos de idade demonstrando a posição supina em "perna de rã". (Reproduzida de McCann JJ, Kerns DL. *The Anatomy of Child and Adolescent Sexual Abuse: A CD-ROM Atlas/Reference*, Intercort, Inc.: St. Louis, MO, 1999, com permissão.)

2 Considerações específicas para pacientes pediátricas e adolescentes • 7

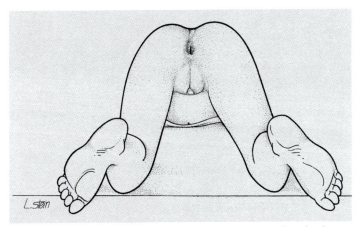

Figura 2.2. Técnica para exame da genitália feminina na posição genupeitoral em decúbito ventral. (Reproduzida de Finkel MA, Giardino AP (eds.). *Medical Examination of Child Sexual Abuse: A Practical Guide*, 2nd edn. Sage Publications: Thousand Oaks, CA, 2002; pp. 46-64, com permissão.)

Embora a avaliação dos órgãos pélvicos internos possa não ser fácil, o uso de um exame reto-abdominal pode ajudar na palpação dos órgãos internos, como também na palpação de possíveis massas pélvicas. Uma nomenclatura apropriada da genitália feminina deve ser usada no relatório do exame genital pediátrico para evitar confusão entre examinadores. Os componentes deste tipo de exame incluem uma avaliação do desenvolvimento puberal (estágio de Tanner), visualização e mensuração do clitóris e descrição dos grandes e pequenos lábios, incluindo a presença de qualquer descoloração, pigmentação ou lesão. A aparência da uretra, do meato e do hímen (incluindo tipo ou formato, estado estrogênico e anormalidades) deve ser detalhada. Estrogenização na puberdade espessa o hímen, que se torna rosa pálido e é frequentemente mais redundante em sua

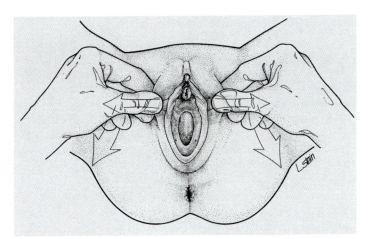

Figura 2.3. Técnica da tração dos lábios para exame da genitália feminina na posição supina em "perna de rã". (Reproduzida de Finkel MA, Giardino AP (eds.). *Medical Examination of Child Sexual Abuse: A Practical Guide*, 2nd edn. Sage Publications: Thousand Oaks, CA, 2002; pp. 46-64, com permissão.)

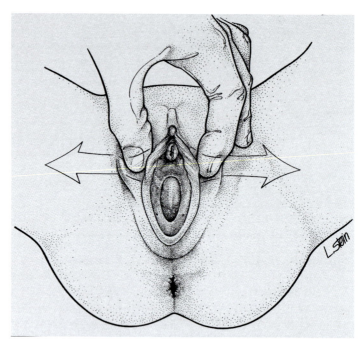

Figura 2.4. Técnica da separação labial para exame da genitália feminina na posição supina em "perna de rã". (Reproduzida de Finkel MA, Giardino AP (eds.). *Medical Examination of Child Sexual Abuse: A Practical Guide*, 2nd edn. Sage Publications: Thousand Oaks, CA, 2002; pp. 46-64, com permissão.)

configuração, porém na paciente pré-puberal o hímen é fino, vermelho e não estrogenizado. Se o colo do útero for visualizado na posição genupeitoral, é importante documentar sua aparência.

Uso de técnicas especiais para obter amostras

A abertura himenal é pequena nesta faixa etária, e *swabs* de algodão tradicionais criam desconforto. Quando amostras vaginais para cultura devem ser coletadas, pequenos *swabs* de Dacron (tamanho da uretra masculina) podem ser usados, visto que são finos e fáceis de inserir sem que o hímen seja tocado. A exatidão do teste não muda com a coleta menos traumática de amostra. Outro método adequado é a técnica do catéter em um catéter, em que um catéter intravenoso de 4 polegadas é inserido na extremidade proximal de um catéter vesical de borracha vermelha nº 12. Em seguida, este é conectado a uma seringa preenchida por líquido cuidadosamente inserido na vagina. O líquido é injetado e aspirado múltiplas vezes para permitir uma boa mistura de secreções. Quando necessário, estas amostras podem ser enviadas para cultura sem afetar a sensibilidade ou especificidade dos testes (Figura 2.5).

À medida que as crianças crescem, elas podem ser capazes de tolerar um maior número de procedimentos executados no consultório sem a necessidade de sedação. Neste caso, uma sonda de nutrição pediátrica conectada a uma seringa de 20 mL preenchida com solução salina ou água morna pode ser usada para irrigar os conteúdos da vagina e coletar as secreções para cultura ou lavar pequenos pedaços de materiais estranhos, como papel higiênico. Este procedimento pode descartar a necessidade de espéculo nestas pacientes pré-púberes que possuem uma pequena abertura himenal, que seria lesionada com a inserção de um espéculo.

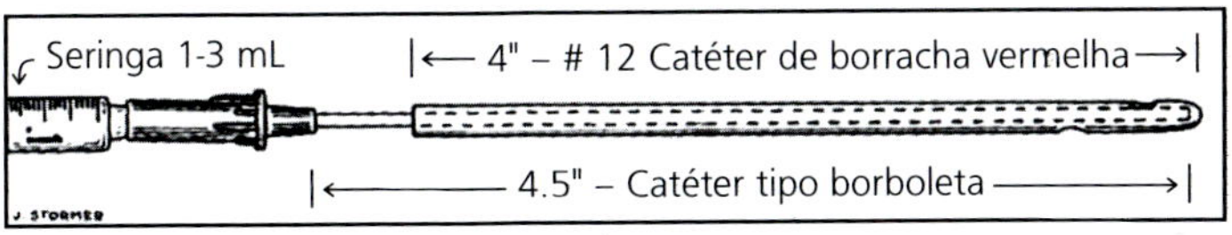

2 Considerações específicas para pacientes pediátricas e adolescentes • 9

Figura 2.5. Aspirador "catéter em catéter" *(intracat)* montado, como usado para obter amostras de secreções vaginais de pacientes pré-púberes. (Reproduzida de Pokorny SF, Stormer J: Atraumatic removal of secretions from the prepubertal vagina. *Am J Obstet Gynecol* 1987; **156**: 581-582, © 1987 Mosby, com permissão.)

> ### ⭐ DICAS & TRUQUES
> - Ao coletar amostras em crianças, umedeça seus *swabs*.
> - Não toque no hímen ou você pode perder a paciente, visto que ela pode não tolerar o restante de seu exame.
> - Ao usar água para a lavagem vaginal, certifique-se de que esteja morna.

Ao documentar os achados do exame e variações anatômicas, o médico deve apenas descrever os achados e não estabelecer o diagnóstico na porção do exame na documentação. Este processo de documentação evita a suposição de abuso e restringe o registro para uma descrição dos achados.

Corrimento vaginal em meninas pré-púberes

Uma das queixas mais comuns em meninas buscando avaliação ginecológica nesta idade é o corrimento vaginal. Vulvovaginite em crianças possui uma etiologia muito diferente da etiologia em adolescentes/adultos. A principal diferença nestas pacientes é a etiologia do corrimento. Enquanto a maioria dos corrimentos nas mulheres em idade reprodutiva é secundária a uma causa específica (ou seja, levedura, vaginose bacteriana etc.), a etiologia mais comum em crianças é uma "vaginite inespecífica".

Irritação local e imaturidade da mucosa provavelmente exercem um papel no desenvolvimento do corrimento. Sua aparência é geralmente de coloração clara à amarelada e pode ou não se manifestar com prurido e odor. Muitas pacientes nem se queixam a respeito, porém o corrimento é observado pelos pais na calcinha, levando à preocupação. Detergentes, papel higiênico, hidratante, perfume, até mesmo roupas apertadas foram todos associados ao corrimento e desconforto. Medidas higiênicas em geral resolvem o problema, sendo desnecessária a realização de outras intervenções. Intervenções para o tratamento de vaginite inespecífica podem ser encontradas no endereço www.naspag.org.

Colonização bacteriana também é um agente comum nesta condição. Diferente da paciente adulta, a levedura é raramente encontrada nestas pacientes e está presente somente naquelas imunodeprimidas ou sob tratamento crônico com esteroides ou antibióticos. A flora fecal (*E. coli*) ou a do trato respiratório superior (estreptococos do grupo A ou *Haemophilus, influenzae*) são as bactérias mais comuns encontradas na cultura. Quando medidas higiênicas falham, uma tentativa de antibioticoterapia por 10 dias, usando produtos como amoxicilina ou trimetropim/sulfametoxazol, é indicada. Se um corrimento sanguinolento estiver presente, suspeita de shigelose deve ser considerada e uma amostra apropriada para cultura obtida. Fracasso em tratar os sintomas deve alertar o médico para outras causas, como corpo estranho ou, talvez, microrganismos associados ao abuso sexual.

10 • Considerações específicas para pacientes pediátricas e adolescentes

Adolescente

A paciente adolescente pode representar um desafio para o médico que conduzirá o exame. A autoconsciência da paciente sobre seu próprio corpo e a extrema variação no desenvolvimento psicossocial e sexual nesta idade podem dificultar ainda mais a realização do exame. À medida que as adolescentes se desenvolvem, entrevista meticulosa e orientações devem preceder um exame. O uso de vídeos educacionais que expliquem o processo do exame e as razões comuns do porquê é realizado pode melhorar a relação médico-paciente. Mesmo quando a paciente é sexualmente ativa, o atraso do exame genital pode evitar que ela tenha reservas em relação ao seu examinador. Estas preferências devem ser levadas em consideração para tornar a experiência o menos traumatizante possível. O exame pode ser adiado até que uma indicação esteja presente, como um corrimento vaginal ou sangramento anormal, ou quando a necessidade de rastreamento para o câncer cervical tenha sido alcançada (21 anos de idade). Um exame externo pode ser realizado anualmente como parte da consulta preventiva da paciente. O desenvolvimento de uma relação de confiança com as adolescentes durante as primeiras consultas irá permitir que elas se sintam prontas para esta parte do exame físico, porém o tempo que isso levará irá variar de paciente para paciente.

Com pacientes adolescentes, se possível, é importante uma consulta inicial com a adolescente e seus pais/guardiões para explicar o conceito de confidencialidade e privacidade. Após o preenchimento do formulário de história médica pelos pais e a adolescente, revise a parte sensível/confidencial do formulário com a adolescente sem a presença dos pais (p. ex., consumo de bebidas alcoólicas, drogas e substâncias, namoro e histórico sexual). Durante a triagem, lembre-se de começar com as questões menos sensíveis, como a segurança (p. ex., uso de cinto de segurança), antes das questões psicológicas e questões sobre a sexualidade.

Antes de completar o exame ginecológico inicial, tire o tempo necessário para explicar o processo geral. As pacientes podem optar por adiar o exame pélvico quando assintomáticas, porém o equipamento apropriado de exame para esta faixa etária deve estar disponível, caso seja necessário. Na presença de menstruação, o uso de absorventes internos antes do exame pode facilitar o uso de um espéculo, pois a paciente pode ficar mais à vontade com a manipulação vaginal. Um espéculo de Huffman (1,3 cm de largura × 10,2 cm de comprimento) ou um espéculo de Pederson (2,2 cm de largura × 10,2 cm de comprimento) pode ser usado com pacientes que sejam sexualmente ativas. Alguns cuidados são necessários para escolher o espéculo de tamanho apropriado para as pacientes. Adolescentes são geralmente examinadas pela primeira vez em uma sala de emergência ou no contexto de urgência, onde a disponibilidade destes instrumentos menores pode ser limitada, e instrumentos maiores são usados, como o espéculo de Graves. Esta prática pode resultar em um maior trauma para a paciente e apreensão com relação ao exame pélvico, tornando-as relutantes em buscar serviços reprodutivos por medo de outro exame.

O uso da técnica de "extinção dos estímulos" pode ser benéfico naquelas pacientes sendo submetidas a seu primeiro exame pélvico. O uso de um dedo para aplicar pressão na área perineal, distante do introito vaginal ou da coxa, irá diminuir ou difundir a sensação proveniente do dedo do examinador na abertura vaginal. Uma vez que um dedo tenha sido colocado nesta área, a inserção de um espéculo pode ser mais fácil, e o colo uterino e vagina podem ser visualizados adequadamente. Assim que o acesso ao colo é obtido, culturas podem ser coletadas, se indicado.

Todas as adolescentes devem ser tranquilizadas de que o exame, embora desconfortável, não é doloroso e não irá alterar sua anatomia. Isto irá acalmar aquelas que podem acreditar que o exame irá alterar sua "virgindade". Após o exame, é apropriado se reunir novamente com a família e paciente para explicar os achados do exame e para planejar o tratamento. Se a confidencialidade for uma preocupação com a adolescente sexualmente ativa, discutir primeiro os achados somente com a paciente na sala de exame.

Agressão sexual em crianças e adolescentes

Dentre as pacientes em que o abuso sexual é suspeito, a triagem e a conduta devem incluir um exame inicial logo após a agressão, seguido por uma reavaliação 2 semanas após o evento. Isto iria possibilitar que aqueles microrganismos não detectados no exame original se acumulem a uma concentração suficiente para serem detectados. Deve-se realizar a inspeção da genitália e de outras possíveis áreas de contato da genitália do perpetrador. Áreas suspeitas de secreção, odor ou lesões devem ser avaliadas e amostras coletadas para análise laboratorial. Somente testes específicos devem ser usados em crianças, visto que a maioria das evidências coletadas será usada no tribunal para prosseguir com as acusações criminais, e requer uma margem pequena para erros de interpretação.

Tanto o rastreamento inicial como o de 2 semanas após o evento devem incluir testes para a detecção de *Neisseria gonorrhoeae* e *Chlamydia trachomatis* em amostras colhidas do ânus, vagina e faringe. O uso de meios de cultura organismo-específicos é preferível, e o uso de técnicas de amplificação de DNA é desencorajado. Em 2010, o *Centers for Disease Control and Prevention* descreveu o uso de Testes de Amplificação de Ácido Nucleico (TAANs) como uma alternativa à cultura de *C. trachomatis*, com amostras obtidas da urina em vez da vagina, potencialmente minimizando o trauma durante o exame. Atualmente, há dados insuficientes para justificar o uso do TAAN para *N. gonorrhoeae* para esta indicação, e é aconselhável a discussão com as autoridades locais antes da coleta de amostras para minimizar a necessidade de repetição do teste. A coleta de um *swab* vaginal para cultura de *Trichomonas vaginalis* e vaginose bacteriana também está disponível. Durante a avaliação inicial, recomenda-se a coleta de sangue para as sorologias iniciais para o vírus da imunodeficiência humana (HIV), vírus da hepatite B e sífilis. Este teste pode ser posteriormente comparado às amostras coletadas após 6 semanas, 3 meses e 6 meses para detectar soroconversão e formar uma associação à agressão.

> ✋ **CUIDADO!**
>
> Ao coletar amostras para casos de abuso sexual, não esqueça de usar meios de cultura específicos ao agente em vez de *kits* utilizados em adultos. Isto irá minimizar problemas que poderiam surgir durante um julgamento em virtude da ausência de uma técnica-padrão ouro para métodos sem cultura. Se você estiver coletando evidência, assegure-se de que enfermeiras forenses estejam disponíveis para manter a integridade da evidência coletada.

Em crianças, após a agressão, o tratamento profilático é diferente de qualquer outra população. A natureza imatura da anatomia feminina aparentemente protege contra a ascensão da infecção. A decisão de usar medicamentos profiláticos para prevenir a aquisição de doença, especialmente para HIV, deve ser realizada junto com os pais após uma avaliação precisa do risco de aquisição a partir do perpetrador, e após consulta com um clínico especializado em doenças infecciosas em crianças. A profilaxia de rotina sem obter primeiro a confirmação por meio de modalidades de testes reconhecidas não é recomendada para nenhuma doença.

Em contraste, a profilaxia de uma adolescente que tenha sido vítima de abuso sexual é recomendada. Proteção contra *Trichomonas*, clamídia e gonorreia, assim como meios de prevenção de gravidez, é aconselhável. O uso pós-exposição de medicamentos anti-hIV pode ser indicado, porém ainda assim requer a competência daqueles especializados em doenças infecciosas.

DICAS & TRUQUES

Ao realizar tratamento profilático para prevenir DSTs em adolescentes após abuso sexual, utilizar:

- Para clamídia: azitromicina, administrada em dose oral única de 1 g, ou doxiciclina 100 mg, administrada por via oral 2 vezes ao dia durante 7 dias.
- Para gonorreia: ceftriaxona, dose única de 250 mg IM, ou cefixima, dose oral única de 400 mg.
- Para *Trichomonas*: metronidazol, administrado em dose oral única de 2 g.
- Para contracepção de emergência: levonorgestrel, dose oral única de 1,5 mg.

Protocolos para a triagem no rastreio de adolescentes

A fim de otimizar o atendimento, é importante compreender as indicações e a metodologia dos testes utilizados no rastreio das DSTs em adolescentes. O conhecimento da incidência de determinadas doenças nesta faixa etária justifica a necessidade de rastreamento em pacientes assintomáticas. Comportamentos de alto risco também tendem a ocorrer nesta faixa etária; na verdade, adolescentes de 15 a 19 anos de idade apresentam os maiores índices de infecções por clamídia e gonorreia. Geralmente, as adolescentes não possuem acesso aos cuidados de saúde. Monogamia serial (ou seja, ter um parceiro por vez, porém trocando de parceiros frequentemente) e falta de uso consistente de métodos de barreira aumentam o risco geral dessa população. Também parece haver um aumento na suscetibilidade do trato genital para adquirir algumas infecções sexualmente transmissíveis, possivelmente decorrente de uma imaturidade biológica inerente a estes tecidos.

Um outro fator complicador é a busca de estrita confidencialidade pelas adolescentes ao consultar médicos para o tratamento de uma DST. Embora os 50 estados e a capital dos Estados Unidos permitam a confidencialidade na realização de testes laboratoriais, sem a necessidade de notificar os pais do atendimento ou resultados dos testes, é difícil o fornecimento de serviços realmente confidenciais. Embora a consulta possa ser mantida estritamente confidencial, a fatura decorrente dos honorários do médico e dos testes laboratoriais provavelmente irão alcançar seus cuidadores e/ou pais. Essas faturas irão interferir com a confidencialidade do serviço fornecido. Algumas agências que fornecem serviços gratuitos a adolescentes podem ser mais bem equipadas para lidar com serviços realmente confidenciais, visto que nenhuma fatura é gerada para aquelas consultas.

Exemplos de tais centros podem incluir certas clínicas de planejamento familiar e o departamento de DSTs do Ministério da Saúde. Estes locais podem ser uma opção ideal para aquelas adolescentes genuinamente preocupadas com a descoberta pelos pais. As recomendações de rastreio estão listadas na Tabela 2.1.

Testes laboratoriais em adolescentes para *N. gonorrheae, C. trachomatis* e outras vaginites

Adolescentes representam uma população desafiadora para triagem por meio do exame pélvico convencional. Embora na paciente adulta, a prática de um exame vaginal interno seja aceitável, para muitas adolescentes esta prática é inaceitável e ameaçadora, evitando que busquem cuidados médicos por medo do exame. Os métodos alternativos disponíveis de triagem para

2 Considerações específicas para pacientes pediátricas e adolescentes • 13

Tabela 2.1. Recomendações de rastreio do CDC para adolescentes

- Rastreamento anual de rotina para *C. trachomatis* em todas as pacientes sexualmente ativas com 25 anos de idade ou menos

- Rastreamento anual de rotina para *N. gonorrhoeae* para todas as pacientes sexualmente ativas em risco de DSTs em qualquer idade

- Risco de HIV deve ser discutido e avaliado anualmente com todas as pacientes, e a realização do teste encorajado em todas as adolescentes sexualmente ativas e naquelas com histórico de uso de drogas injetáveis pelo menos uma vez

- Testes de rotina para pacientes assintomáticas para sífilis, Hepatites B e C, papilomavírus humano (HPV), herpes e *Trichomonas* não são recomendados. Adolescentes grávidas podem beneficiar-se da realização de testes laboratoriais para algumas infecções como parte do tratamento pré-natal

- Todas as adolescentes devem ser examinadas e orientadas em relação a comportamentos de alto risco que levam à aquisição de qualquer uma destas infecções

- Prevenção primária de HPV, hepatites A e B por meio da vacinação deve ser encorajada

determinadas ISTs usando técnicas de coleta e fluidos corporais alternativos têm possibilitado um aumento na utilização dos serviços de rastreio.

TAANs aumentaram a capacidade não apenas de detectar, de forma confiável, os microrganismos presentes em baixas concentrações, como também possibilitaram o uso de outros fluidos corporais em vez da coleta de amostra endocervical ou uretral. Os TAANs foram aprovados para uso em amostras de urina em homens e mulheres, porém uma coleta apropriada dos espécimes é criticamente importante (Tabela 2.2).

Com o avanço da tecnologia, novos *kits* para a autocoleta de amostras tornaram-se disponíveis, permitindo com que as pacientes coletem sua própria amostra vaginal. A sensibilidade do *swab* vaginal autocoletado é comparável à dos *swabs* endocervicais ou urina, facilitando a triagem da paciente. Recentes dados sugerem que as adolescentes preferem este método, que pode potencialmente aumentar a eficácia dos programas de rastreio. Conforme a tecnologia avança, o autoteste para outros patógenos, como herpes, *Trichomonas* e vaginose bacteriana, pode-se tornar disponível.

O uso da tecnologia de AAN para sítios não genitais não foi validado pelo FDA, porém o CDC recomenda seu uso nos centros em que o estudo de validação tenha sido realizado com suas técnicas. Informações adicionais sobre os requisitos laboratoriais necessários para cumprir o processo de validação podem ser encontradas no endereço www.cdc.gov/std.

Em alguns casos, o uso de testes diagnósticos portáteis para determinados agentes infecciosos é factível e eficaz em termos de custo. Por exemplo, o exame tradicional para detecção de *T. vaginalis*, ou vaginose bacteriana, envolve um exame pélvico, citologia a fresco e observação direta sob o microscópio. Este teste portátil tradicional possui uma baixa confiabilidade e baixa

Tabela 2.2. Requisitos na coleta de amostra de urina

- Intervalo de, no mínimo, 1 hora da última micção

- É desnecessária uma amostra de urina obtida por meio de "coleta limpa"

- Coletar os primeiros 5-10 mL (máx.) de urina em um recipiente estéril

- Pode ser deixada por 24 horas na temperatura ambiente

14 • Considerações específicas para pacientes pediátricas e adolescentes

concordância entre observadores. A maioria dos estudos iria citar uma sensibilidade de 30-60% para qualquer uma das condições, dificultando o diagnóstico. Uma tecnologia nova e rápida com base em DNA (15 minutos) aumentou a exatidão do teste sem a necessidade de interpretação visual direta, com sensibilidades de 95% e especificidades próximas a 100%. Utilização destas técnicas no consultório pode aumentar a exatidão no diagnóstico destas condições e melhorar o tratamento no momento da consulta.

Controle das infecções prevalentes específicas

O tratamento de patógenos específicos é descrito em outros capítulos, porém considerações especiais em crianças e adolescentes serão revisadas nesta seção para facilitar o controle de algumas destas condições pelo médico, como também servir como uma referência rápida para agentes e dosagem.

Vírus herpes simples

Herpes neonatal: pacientes com potencial exposição durante o nascimento à infecção herpética genital materna devem ser tratados em conjunto com um pediatra especialista em doenças infecciosas. Recomenda-se o uso de aciclovir intravenoso nos casos suspeitos ou diagnosticados pós-parto, a uma dose de 20 mg/kg a cada 8 horas por 14-21 dias, dependendo do local de infecção.

Doenças caracterizadas por uretrite e cervicite

O tratamento da clamídia em adolescentes e crianças com mais de 8 anos de idade segue as mesmas diretrizes que o de adultos. Em crianças, novamente, o tratamento em colaboração com os serviços de proteção à criança é crucialmente importante para garantir uma avaliação completa e apropriada de abuso sexual. Os regimes eficazes para tratamento incluem:

- Regime terapêutico recomendado para crianças com menos de 45 kg: Eritromicina base ou etilsuccinato, 50 mg/kg/dia diários por via oral, dividido em 4 doses durante 14 dias.
- Regime terapêutico recomendado para crianças com mais de 45 kg, porém com menos de 8 anos de idade: azitromicina, administrada em dose oral única de 1 g.

O tratamento da gonorreia em adolescentes e crianças com mais de 45 kg é o mesmo que para adultos. Em 2010, o CDC aumentou a dose de ceftriaxona para 250 mg, administrada por via IM em uma única dose, para aumentar sua eficácia. Em virtude de um aumento no número de cepas resistentes, o uso de fluoroquinolonas não é mais indicado.

- Regime terapêutico recomendado para crianças com menos de 45 kg: ceftriaxona, administrada em dose IM única de 125 mg.

Os protocolos de tratamento da doença inflamatória pélvica (DIP) em adolescentes são os mesmos que para os adultos. A DIP ocorre em crianças, embora sua incidência seja muito baixa nesta população, podendo ter uma origem predominantemente na flora endógena. De importância nesta faixa etária é a necessidade de diagnóstico precoce e tratamento agressivo dos casos suspeitos. Os efeitos a longo prazo relacionados com a infertilidade secundária por oclusão tubária, especialmente com clamídia, tornam esta intervenção uma questão de saúde muito importante. Pacientes com suspeita de DIP devem ser tratadas e atentamente acompanhadas, documentando com frequência a eficácia do tratamento. Os resultados dos testes realizados no momento do diagnóstico devem ser acompanhados, e as pacientes orientadas apropriadamente com relação a esses resultados. Adolescentes representam um grupo com um risco significativo de não adesão ao tratamento médico e, ocasionalmente, qualificam-se para tratamento in-

2 Considerações específicas para pacientes pediátricas e adolescentes • 15

tra-hospitalar de sua doença, em vez de ambulatorial, embora este "requisito" tenha sido removido das recomendações formais do CDC para tratamento da DIP.

Um "teste de cura" (repetir o TAAN 4 semanas após o tratamento) pode ser desnecessário nas pacientes que foram tratadas para gonorreia ou clamídia, exceto quando grávidas, na suspeita de reinfecção, não cumprimento do tratamento ou persistência dos sintomas. Uma paciente com comportamento de alto risco e mudança frequente de parceiros pode beneficiar-se da realização do teste para estas infecções a cada 6 meses, ou a cada novo parceiro. Se um "teste de cura" for realizado, um prazo suficiente deve ser dado a fim de permitir que o material infeccioso se dissolva, e o mesmo não deve ser realizado antes de 4 semanas após o tratamento para evitar resultados falso-positivos decorrentes da detecção de organismos mortos pela metodologia altamente sensível do TAAN.

Conclusão

O tratamento de pacientes jovens requer um conjunto diferente de habilidades do que aquelas usadas para adultos. O foco principal de todos os envolvidos no tratamento de crianças e adolescentes deve ser a minimização do trauma e a maximização da instrução. Paciência, documentação apropriada e confidencialidade desempenham um papel fundamental no exame bem- sucedido desta população. O teste de amostras de fluidos alternativos para o rastreio, como a urina, pode aumentar a adesão a futuros cuidados de saúde reprodutiva. O uso destas técnicas e dos recursos listados na seção de bibliografia permite que os médicos realizem o rastreamento e o tratamento destas pacientes.

Bibliografia

ACOG. *Tool Kit for Teen Care* (2nd edn.). American College of Obstetricians and Gynecologists, Washington, D.C., 2010.

Changes in the 2010 STD Treatment Guidelines: *What Adolescent Health Care Providers Should Know from the American College of Obstetricians and Gynecologists.* Adolescent Healthcare Division. Accessed on 5/11/2011 at: http://www.acog.org/departments/dept_notice.cfm? recno=7& bulletin=5545

Finkel MA, Giardino AP. (eds.). *Medical Examination of Child Sexual Abuse: A Practical Guide* (2nd edn.). Sage Publications: Thousand Oaks, CA, 2002; pp. 46-64.

Lara-Torre E. The physical examination in pediatric and adolescent patients. *Clinic Obstet Gynecol* 2008; **51:** 205-213.

McCann JJ, Kerns DL. *The Anatomy of Child and Adolescent Sexual Abuse: A CD-ROM Atlas! Reference.* MO, Intercort, Inc.: St. Louis, 1999.

North American Society of Pediatric and Adolescent Gynecology at www.naspag.org.

Pokorny SF, Stormer J: A traumatic removal of secretions from the prepubertal vagina. *Am I Obstet Gynecol* 1987; **156:** 581-582.

Sanfilippo JS, Lara-Torre E, Edmonds K, Templemand C (eds.). *Clinical Pediatric and Adolescent Gynecology.* Informa Healthcare USA, Inc., New York, NY, 2009.

Sanfilippo JS, Lara-Torre E. Adolescent gynecology. *Clinical Expert Series: Obstet Gynecol* 2009; **113:** 935-947.

Sexually Transmitted Diseases Treatment Guidelines 2010. MMWR December 17, 2010. Accessed on 5/11/2011 from http://www.cdc. gov/std/treatment/2010/default.htm

Cervicite e Doença Inflamatória Pélvica

Oluwatosin Jaiyeoba ▪ **David E. Soper**

Department of Obstetrics and Gynecology, Medical University of South Carolina, Charleston, SC, USA

Introdução

Cervicite é um processo inflamatório que afeta primariamente as células epiteliais colunares das glândulas endocervicais, porém também pode causar alterações visíveis da ectocérvice, cujo epitélio escamoso é contíguo ao da vagina. Duas características principais associadas à cervicite são a presença de exsudato endocervical mucopurulento ou purulento e a ocorrência de sangramento endocervical mantido secundário à introdução delicada de um *swab* de algodão no orifício cervical (também referido como friabilidade cervical). Infecções por gonorreia e clamídia são responsáveis por menos da metade dos casos de cervicite; as outras cervicites são chamadas de não gonocócicas e não clamidiais. Outros patógenos implicados incluem *Mycoplasma genitalium*, vaginose bacteriana, vírus herpes simples (HSV) e *Trichomonas vaginalis*. Cervicite pode ser considerada como parte do espectro da infecção do trato genital superior ou doença inflamatória pélvica (DIP), que é uma inflamação induzida por infecção do trato genital superior que inclui endometrite, salpingite, peritonite pélvica e/ou abscesso tubo-ovariano (ATO). DIP aguda está associada a sequelas significativas, incluindo infertilidade por fator tubário, gravidez ectópica e dor pélvica crônica. Para melhorar estes resultados adversos, a abordagem diagnóstica deve promover a capacidade de intervir com antibioticoterapia no início do curso desta infecção ascendente. Não é tão importante determinar precisamente em que ponto do espectro do processo inflamatório ascendente (cervicite, endometrite, salpingite ou peritonite) a paciente está quanto é iniciar empiricamente um regime antibiótico apropriado quando há suspeita diagnóstica.

Fisiopatologia

Os microrganismos sexualmente transmitidos *Neisseria gonorrhoeae* e *Chlamydia trachomatis* foram isolados no colo uterino, endométrio e tuba uterina de mulheres com cervicite mucopurulenta, endometrite histologicamente confirmada e salpingite visualmente confirmada. Estes patógenos são universalmente aceitos como agentes etiológicos das infecções cervicais e do trato genital superior. *Trichomonas*, cândida e HSV podem causar inflamação da ectocérvice. De modo oposto, a *N. gonorrhoeae* e *C. trachomatis* infectam somente o epitélio glandular. Vaginose bacteriana é uma alteração complexa da microflora vaginal, em que a flora vaginal normal predominante de lactobacilos é substituída por uma microflora com predomínio de anaeróbios em associação a concentrações elevadas de *Gardnerella vaginalis* e micoplasmas genitais. O ambiente microbiano da vaginose bacteriana está associado ao desenvolvimento de uma variedade de proteinases mucolíticas que parecem degradar o tampão de muco e os antimicrobianos naturais, como o inibidor de protease leucocitária secretória, que residem na mucosa do trato genital. Isto potencializa o desenvolvimento de inflamação cervical e pode facilitar a infecção ascendente pelos microrganismos cervicais e vaginais, resultando em endometrite e salpingite. "Microrganismos da vaginose bacteriana", particularmente os bacilos anaeróbicos Gram-negativos, estão associados à inflamação do trato genital superior. Portanto, vaginose bacteriana não apenas facilita a disseminação ascendente dos microrganismos vaginais ao interferir com as defesas do hospedeiro, como também fornece um inóculo de microrganismos potencialmente patogênicos. Raramente, patógenos respiratórios, como o *Hemophilus influenzae* e *Streptococcus pneumoniae*, podem ser isolados das tubas uterinas de mulheres com salpingite.

Pesquisadores relataram a detecção de *M. genitalium* na endocérvice ou endométrio, ou ambos, em 14% das mulheres com DIP não clamidial e não gonocócica, e este microrganismo foi isolado da tuba uterina de uma paciente com salpingite visualmente confirmada. DIP associada ao *M. genitalium* manifesta-se com sintomas clínicos leves, similar à DIP clamidial. Há pouca ou nenhuma morbidade a longo prazo associada à cervicite ou endometrite sem associação concomitante de salpingite. Uma vez que a inflamação induzida por infecção alcance a tuba uterina, ocorre degeneração epitelial e a perda dos cílios das células ciliadas ao longo da mucosa da tuba uterina em associação a um infiltrado de células inflamatórias na submucosa. Há um edema tubário associado que aumenta a aglutinação intraluminal que ocorre com a endossalpingite, resultando em baqueteamento da(s) tuba(s) uterina(s) envolvida(s). Isto leva a uma tuba uterina disfuncional e parcial ou totalmente obstruída, causando infertilidade ou gravidez ectópica. Peritonite é caracterizada por exsudato fibrinoide nas superfícies serosas do útero, tubas e ovários, levando à aderência das tubas, ovários, intestino e omento com as estruturas pélvicas e uns com os outros. Esta aderência se transforma em brida pélvica espessa e membranosa, que é uma causa reconhecida de dor pélvica.

★ DICAS & TRUQUES

- Avaliação das secreções vaginais e endocervicais para detecção de inflamação é um componente importante do diagnóstico da DIP.
- A aplicação da secreção mucopurulenta em uma lâmina que pode ser corada pelo Gram irá revelar a presença de um número aumentado de neutrófilos (mais de 30 por campo de grande aumento) na cervicite.
- Cervicite está comumente associada à vaginose bacteriana (VB), que, se não tratada simultaneamente, resulta em uma persistência significativa dos sintomas e sinais da cervicite.
- Tenha um alto índice de suspeita de DIP em mulheres com dor pélvica com menos de 25 anos de idade ou com fatores de risco para DSTs.
- O início precoce de antibióticos orais na DIP leve/moderada aumenta a adesão ao tratamento e reduz as sequelas da DIP.

Continua

> ★ **DICAS & TRUQUES** *(Cont.)*
> - Outras causas de dor pélvica, especialmente endometriose, precisam ser excluídas em pacientes com dor pélvica persistente, TAANs negativos e "baixo risco para DIP".
> - Pacientes com DIP clinicamente grave devem ser submetidas a exames de imagem para determinar a presença de ATO.
> - A maioria das mulheres com um ATO irá responder ao tratamento clínico isolado, porém em alguns casos a cirurgia pode salvar a vida da paciente.

Diagnóstico

Cervicite, embora frequentemente assintomática, deve ser considerada como parte do diagnóstico diferencial de mulheres jovens apresentando corrimento vaginal ou sangramento intermenstrual anormal. Dois sinais diagnósticos principais caracterizam a cervicite: (1) um exsudato endocervical purulento ou mucopurulento visível no canal endocervical ou em uma amostra de *swab* endocervical (comumente referida como cervicite mucopurulenta) e (2) sangramento endocervical prolongado facilmente induzido pela passagem delicada de um *swab* de algodão através do orifício cervical. Um dos dois ou ambos os sinais podem estar presentes.

O diagnóstico de DIP é geralmente clínico, como demonstrado na Figura 3.1, e a DIP deve ser considerada nas mulheres sexualmente ativas com ou sem dor abdominal baixa e sintomas mencionados na Tabela 3.1. Uma avaliação de risco para uma infecção sexualmente transmissível (IST) aumenta a especificidade dos sintomas apresentados a seguir (Tabela 3.1); entretan-

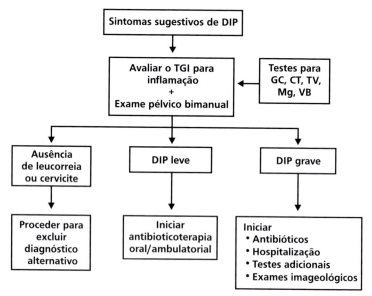

VB: Vaginose bacteriana
Mg: *Mycoplasma genitalium*
TV: *Trichomonas vaginalis*
CT: *Chlamydia trachomatis*
GC: *Neisseria gonorrhoeae*
TGI: Trato genital inferior
DIP: Doença inflamatória pélvica

Figura 3.1. Fluxograma demonstrando o diagnóstico clínico da DIP.

to, mulheres sem estes fatores de risco ainda devem ter o diagnóstico considerado, dado que muitas não estarão corretas ao acreditar que estão em uma relação mutuamente monogâmica. Dor abdominal pode não estar presente em muitas mulheres com DIP, particularmente na ausência de peritonite ou quando a paciente possui endometrite sem salpingite. Um exame pélvico bimanual pode revelar dor pélvica, dor uterina no caso de endometrite, e dor anexial no caso de salpingite. Dor à mobilização cervical é outro achado comum em mulheres com DIP. O *Centers for Disease Control and Prevention* (CDC) recomenda o tratamento empírico da DIP em mulheres jovens sexualmente ativas (25 anos de idade ou menos) e outras mulheres em risco de IST (múltiplos parceiros sexuais ou história de DST) se apresentarem dor pélvica ou dor abdominal baixa, sem que nenhuma outra causa além de DIP possa ser identificada, e se um ou mais dos seguintes sintomas estiver presente no exame pélvico bimanual: dor à mobilização cervical, dor uterina ou anexial. Esta abordagem é limitada pela falta de distinção entre os diagnósticos diferenciais de dor pélvica aguda em mulheres de idade reprodutiva. Por esta razão, o trato genital inferior necessita ser avaliado em busca de sinais de inflamação.

O canal cervical deve ser examinado para verificar a presença de secreção mucopurulenta amarela ou verde e friabilidade. Microscopia das secreções vaginais deve ser realizada procurando por leucorreia (mais de um leucócito por célula epitelial). Avaliação para detecção de vaginose bacteriana (pH vaginal, células-chave – *clue cells* – e teste das aminas) e tricomoníase vaginal é justificável. Finalmente, um teste de amplificação de ácidos nucleicos (TAAN) para *N. gonorrhoeae* e *C. trachomatis* deve ser realizado. Um diagnóstico alternativo deve ser investigado se o colo do útero estiver normal e leucócitos não forem observados durante a microscopia das secreções vaginais, visto que estas características excluem com confiabilidade (valor preditivo negativo de 94,5%) uma infecção do trato genital superior. Mulheres sintomáticas com cervicite e microscopia negativa para tricomonadídeos requerem testes adicionais (ou seja, cultura ou método da reação em cadeia da polimerase [PCR]), pois a sensibilidade da microscopia para detecção de *T. vaginalis* é relativamente baixa (aproximadamente 50%). Digno de nota, o TAAN para *C. trachomatis* e *N. gonorrhoeae* pode ser realizado em amostras urinárias, vaginais ou cervicais.

Outros testes adicionais (Tabela 3.2) que podem ser úteis no diagnóstico de DIP incluem um hemograma completo, velocidade de hemossedimentação (VHS) ou proteína C reativa (PCR). Estes testes são recomendados para pacientes com DIP clinicamente grave. Exames de imagem são mais úteis quando usados para excluir diagnósticos diferenciais competitivos, como o uso de ultrassonografia pélvica para excluir a presença de cistos ovarianos sintomáticos e tomografia computadorizada (TC) para excluir apendicite. A ultrassonografia pélvica possui

Tabela 3.1. Sintomas em mulheres com suspeita clínica de doença inflamatória pélvica

Dor abdominal
Corrimento anormal
Sangramento intermenstrual
Sangramento pós-coito
Febre
Polaciúria
Dor lombar
Náusea/vômito

20 • Cervicite e doença inflamatória pélvica

Tabela 3.2. Sinais e testes para aumentar a especificidade de um diagnóstico de salpingite

Um sinal adicional e testes laboratoriais anormais aumentam a especificidade do diagnóstico de DIP:

- Temperatura oral de 101°F (> 38,3°C)
- Níveis elevados de proteína C reativa (PCR)
- Documentação laboratorial de *C. trachomatis* ou *N. gonorrhoeae* cervical

Os critérios mais específicos para o diagnóstico de DIP incluem:

- Biópsia endometrial com evidência histológica de endometrite
- Ultrassonografia transvaginal ou RM exibindo tubas espessadas, preenchidas por líquido, com ou sem líquido pélvico livre ou complexo tubo-ovariano, ou estudos Doppler sugerindo infecção pélvica (hiperemia tubária)
- Anormalidades laparoscópicas consistentes com DIP

uma sensibilidade limitada para o diagnóstico de DIP, porém o achado específico de tubas uterinas espessadas preenchidas por líquido na ultrassonografia apoia o diagnóstico de inflamação do trato genital superior. Uma ultrassonografia pélvica deve ser solicitada nas pacientes necessitando de hospitalização ou naquelas com uma massa pélvica. Se um ATO for observado, a ultrassonografia transvaginal é a técnica de imagem com a melhor relação custo-benefício que possibilita a realização de uma drenagem percutânea. No entanto, muitos radiologistas intervencionistas preferem a TC para guiar a colocação do dreno.

A determinação precisa de onde a paciente se encontra ao longo do *continuum* deste processo inflamatório ascendente (cervicite, endometrite, salpingite ou peritonite) não é tão importante quanto o início empírico de um regime antibiótico apropriado quando existe a suspeita diagnóstica.

> ### ⬡ CIÊNCIA REVISTA
>
> - Lembre-se de que a DIP é uma infecção ascendente e de natureza polimicrobiana.
> - Quando o diagnóstico é suspeito, a determinação precisa de onde a paciente se encontra ao longo do *continuum* deste processo inflamatório ascendente (cervicite, endometrite, salpingite ou peritonite) não é tão importante quanto o início empírico de um regime antibiótico apropriado.

Neisseria gonorrhoeae

Gonorreia é a segunda IST bacteriana mais frequentemente notificada nos Estados Unidos. É responsável por aproximadamente 300.000 novos casos por ano e, provavelmente, por um número semelhante de casos não notificados. É uma causa principal de uretrite em homens e cervicite em mulheres; a última condição pode resultar em DIP, infertilidade, gravidez ectópica e dor pélvica crônica se não tratada.

Nos Estados Unidos, houve uma mudança na epidemiologia das infecções gonocócicas nos últimos anos. De acordo com o CDC, havia 301.174 casos notificados de gonorreia em 2009, um declínio de 10% com relação ao ano anterior. Apesar do declínio, ainda existem grandes disparidades raciais; a taxa de infecção por gonorreia é 20 vezes mais alta em negros do que em brancos. Os motivos para esta disparidade racial nas taxas de gonorreia não são bem com-

3 Cervicite e doença inflamatória pélvica • 21

preendidos, porém, provavelmente, incluem diferenças na utilização e acesso aos serviços de saúde, aglomeração geográfica das populações, fatores socioeconômicos e escolha de parceiros sexuais. As maiores taxas documentadas de infecção gonocócica são observadas entre adolescentes e adultos jovens, minorias e pessoas que vivem na região sudeste dos Estados Unidos. Os fatores de risco incluem novo parceiro sexual ou múltiplos parceiros sexuais, ser solteiro, jovem, minoria étnica, baixo grau de escolaridade, baixo nível socioeconômico, usuária de drogas e prévia infecção por gonorreia.

Existe receio com relação ao aumento na resistência aos antibióticos no tratamento de infecções gonocócicas. Nos Estados Unidos, o uso de quinolonas não é mais recomendado para o tratamento de gonorreia e, mais recentemente, resistência às cefalosporinas está tornando-se um problema importante em diversas partes do país. A possibilidade de aparecimento e disseminação de resistência às cefalosporinas orais e parenterais na infecção por *N. gonorrhoeae* (NG R-Cef) precisa ser monitorada, sendo necessária a tomada de medidas para evitar um grande problema de saúde pública. Embora as cefalosporinas permaneçam um tratamento eficaz contra infecções gonocócicas, uma cultura para *N. gonorrhoeae* e teste de sensibilidade aos antimicrobianos devem ser realizados nas pacientes com falha do tratamento para apurar a presença de resistência à cefalosporina.

Neisseria gonorrhoeae, um diplococo Gram-negativo, não formador de esporos e não flagelado, tende a causar uma intensa reação inflamatória aguda, geralmente produzindo sintomas logo após a infecção. Por outro lado, aproximadamente 50% das mulheres com uma infecção gonocócica podem permanecer assintomáticas, reforçando a importância da triagem nas populações de risco para a detecção de infecção e prevenção de doença do trato genital superior. A infecção com *N. gonorrhoeae* abrange quatro estágios específicos: fixação na superfície das células da mucosa, invasão ou penetração local, proliferação local e resposta inflamatória local ou disseminação. O sítio mais comum de infecção na mucosa por *N. gonorrhoeae* é o colo do útero. Mulheres sintomáticas podem apresentar prurido vaginal e/ou uma secreção mucopurulenta. Infecção em mulheres pode apresentar-se como cervicite, uretrite ou infecção anorretal. DIP, uma infecção ascendente, é uma complicação da infecção gonocócica não tratada, que pode resultar em infertilidade.

O diagnóstico pode ser estabelecido com cultura, testes de hibridização de ácidos nucleicos e testes de amplificação de ácidos nucleicos. Cultura e testes de hibridização de ácidos nucleicos requerem uma amostra endocervical, enquanto que o TAAN pode ser realizado com um *swab* endocervical, *swab* vaginal ou urina. Cultura é necessária nos casos de falha do tratamento, como declarado anteriormente, a fim de realizar o teste de sensibilidade aos antimicrobianos. A fim de maximizar a adesão ao tratamento, recomenda-se que os antibióticos para infecções gonocócicas sejam administrados no local, e o CDC recomenda uma terapia combinada de uma dose única de 250 mg de ceftriaxona com azitromicina ou doxiciclina como terapia de primeira linha. A dose de ceftriaxona recomendada pelo CDC fornece níveis bactericidas altos e constantes no sangue. As diretrizes de 2010 do CDC para o tratamento de infecção gonocócica não complicada estão listadas na Tabela 3.3. Mulheres grávidas devem receber a mesma dose de ceftriaxona que as mulheres não gestantes.

Chlamydia trachomatis

Infecção genital por clamídia é a IST bacteriana mais comum nos Estados Unidos, com a maior prevalência sendo observada em pessoas com 25 anos de idade ou menos. A maioria das mulheres é assintomática, sendo, desse modo, um reservatório contínuo da infecção. Aproximadamente 4 milhões de casos de infecção por clamídia ocorrem anualmente nos Estados Unidos, com uma prevalência geral de 5%, tornando esta, a IST, mais comum e uma das causas

Tabela 3.3. Esquemas terapêuticos recomendados pelo CDC 2010 para tratamento de infecção gonocócica não complicada

Ceftriaxona, dose única de 250 mg IM

Ou, se não for uma opção

Cefixima, dose oral única de 400 mg

Ou

Regimes terapêuticos de cefalosporina injetável em dose única

Com

Azitromicina, dose oral única de 1 g

Ou

Doxiciclina, 100 mg/dia durante 7 dias

---

principais de infertilidade em mulheres. *C. trachomatis* e *N. gonorrhoeae* causam síndromes clínicas similares, porém as infecções por clamídia tendem a ter um menor número de manifestações agudas e complicações mais significativas a longo prazo.

Os maiores índices de infecção ocorrem em mulheres afro-americanas, e a taxa geral de infecção é maior em mulheres do que em homens, com taxas 4 vezes maiores em mulheres. O risco de infecção inclui ser jovem ou adolescente, ter um novo parceiro ou múltiplos parceiros sexuais, uso inconsistente de contraceptivo de barreira, ectopia cervical, ser solteira, história de prévia IST e classe socioeconômica mais baixa ou que tenham como escolaridade máxima o ensino médio. A manifestação clínica inclui cervicite, síndrome disúria-piúria, peri-hepatite e DIP.

C. trachomatis é um patógeno bacteriano intracelular obrigatório e pequeno que possui um ciclo de vida bifásico único. A forma infecciosa (corpo elementar) é levada para as células colunares onde é convertida na forma metabolicamente ativa (corpo reticular). Após este processo, a célula hospedeira é sacrificada, e um corpo elementar infeccioso é liberado para infectar outras células hospedeiras. Apesar deste processo, prévia infecção por *C. trachomatis* não fornece imunidade protetora. A *C. trachomatis* pode ser abrigada, produzir danos significativos no trato genital superior e ser transmitida apesar de ser assintomática (quase 70% do tempo) em mulheres. Infecção da mucosa induz uma resposta inflamatória local, caracterizada por linfócitos e células mononucleares.

O diagnóstico pode ser realizado usando urina, *swabs* vaginais autocoletados ou um *swab* endocervical. O TAAN apresenta uma boa sensibilidade (85%) e especificidade (94-99,5%) para amostras endocervicais e uretrais, quando comparado à cultura de amostras uretrais. É o teste de eleição e o método diagnóstico mais comumente usado. O TAAN consiste na amplificação de sequências de RNA ou DNA da *C. trachomatis*, usando a técnica de PCR, amplificação mediada por transcrição (AMT) ou a técnica de amplificação por deslocamento de fita (SDA, do inglês *strand displacement amplification*).

As diretrizes do CDC (2010) para o tratamento de infecção por clamídia estão listadas na Tabela 3.4. Doxiciclina, ofloxacina e levofloxacina são contraindicadas em mulheres grávidas; entretanto, azitromicina é segura e eficaz. O CDC recomenda repetir o teste 3 semanas após o término da terapia em todas as mulheres grávidas para documentar a erradicação da clamídia. Mulheres grávidas diagnosticadas e tratadas para clamídia no primeiro trimestre de gravidez devem ser retestadas 3 semanas depois para documentar erradicação e, novamente, retestadas 3 meses após o tratamento. Gestantes que correm grande risco de reinfecção devem ser retestadas durante o terceiro trimestre para evitar a infecção neonatal por clamídia.

Tabela 3.4. Esquemas terapêuticos recomendados pelo CDC 2010 para tratamento da infecção por clamídia

Azitromicina, administrada em dose oral única de 1 g
Ou
Amoxicilina, dose oral de 500 mg, administrada 3 vezes ao dia durante 7 dias
Regimes alternativos
Eritromicina base, dose oral de 500 mg, administrada 4 vezes ao dia durante 7 dias
Ou
Eritromicina base, dose oral de 250 mg, administrada 4 vezes ao dia durante 14 dias
Ou
Etilsuccinato de eritromicina, dose oral de 800 mg, administrada 4 vezes ao dia durante 7 dias
Ou
Etilsuccinato de eritromicina, dose oral de 400 mg, administrada 4 vezes ao dia durante 14 dias

Trichomonas vaginalis

T. vaginalis pode ser identificada nas secreções vaginais por citologia a fresco, porém este método apresenta uma sensibilidade de apenas 35-80%, quando comparado à cultura. A sensibilidade do exame citológico a fresco é altamente dependente do microscopista e do rápido transporte e processamento laboratorial de amostras antes da lise ou perda da motilidade dos microrganismos. Os métodos diagnósticos incluem o imunoensaio enzimático indireto e o teste de hibridização, que possuem sensibilidades relatadas entre 70-90%. Estima-se que a sensibilidade da cultura em condições microaerófilas seja de 85-95%, tendo sido considerada o padrão ouro para diagnóstico. Foi desenvolvido um PCR dirigido aos genes da betatubulina do *T. vaginalis* para a detecção do protozoário nas amostras de *swab* vaginal. Os resultados do PCR estão disponíveis em 2-3 dias e fornecem a maior sensibilidade de 97%, com uma especificidade de 98%.

Mycoplasma genitalium

Este é um microrganismo nutricionalmente exigente sem parede celular. É um agente etiológico bem estabelecido na uretrite não gonocócica (UNG) em homens e foi implicado na cervicite mucopurulenta, endometrite e salpingite em mulheres. Embora os testes comerciais para este microrganismo não sejam prontamente disponíveis, há um trabalho contínuo de pesquisa para fornecer um teste de PCR para a detecção do *M. genitalium* em um ambiente clínico.

Tratamento

O tratamento da cervicite e DIP deve considerar os objetivos a curto prazo da cura clínica e microbiológica e os objetivos a longo prazo da prevenção da infertilidade, gravidez ectópica, infecção recorrente e dor pélvica crônica. Regimes antimicrobianos apropriados devem ser bem tolerados, com pouco a nenhum efeito colateral gastrointestinal, e ajustados para adesão ao tratamento. A terapia oral é preferível à terapia parenteral na maioria dos cenários clínicos, por motivo de conveniência e custo, como também para evitar a dor da injeção com agulha.

24 • Cervicite e doença inflamatória pélvica

> **🖐 CUIDADO!**
>
> - O diagnóstico da DIP pode ser difícil e frequentemente não identificado mesmo por clínicos astutos, com base na ampla variação dos sintomas e sinais.
> - O início precoce de antibióticos na cervicite ou suspeita de DIP é fundamental.
> - Abscesso tubo-ovariano (ATO) justifica hospitalização e antibióticos IV.
> - ATO rompido é uma emergência cirúrgica ginecológica!

Cervicite

O tratamento presuntivo da infecção por *C. trachomatis* deve ser fornecido para mulheres em maior risco de ISTs, especialmente se o acompanhamento não puder ser garantido. O tratamento concomitante para *N. gonorrhoeae* é indicado se a prevalência desta infecção for superior a 5% na população. Também é reconhecido que até 27% destas mulheres com cervicite irão apresentar evidência histológica de endometrite; portanto, devemos estar convencidos de que a antibioticoterapia para cervicite não apenas irá tratar os possíveis patógenos observados, como também resultará em uma resolução da endometrite, se presente. O CDC recomendou a terapia presuntiva da cervicite com 1 g de azitromicina em dose única ou uma dose oral de 100 mg de doxiciclina, administrada 2 vezes ao dia durante 7 dias (Tabela 3.5), e as terapias gonocócica e clamidial recomendadas estão listadas nas Tabelas 3.3 e 3.4. O tratamento com metronidazol pode ser suspenso se nenhuma evidência de VB ou *T. vaginalis* estiver presente. O tratamento de mulheres diagnosticadas com gonorreia e/ou clamídia deve ser com base nas recomendações do CDC (Tabelas 3.3 e 3.4).

Acompanhamento

Mulheres com cervicite persistente devem ser reavaliadas para possível reexposição a uma IST. Se os sintomas persistirem, as mulheres devem ser instruídas a retornar para reavaliação, visto que mulheres com infecções clamidiais ou gonocócicas documentadas apresentam um alto índice de reinfecção nos primeiros 6 meses pós-tratamento. Recomenda-se a repetição do teste em todas as mulheres 3-6 meses após o tratamento, independente se seus parceiros sexuais foram ou não tratados.

Tabela 3.5. Esquemas terapêuticos recomendados pelo CDC 2010 para tratamento presuntivo da cervicite[a]

Azitromicina, administrada em dose oral única de 1 g
Ou
Doxiciclina, dose oral de 100 mg, administrada 2 vezes ao dia durante 7 dias

[a]Considerar o tratamento simultâneo para infecção gonocócica se a prevalência da gonorreia for alta na população de pacientes sendo avaliada

Tratamento dos parceiros sexuais

Os parceiros sexuais devem ser notificados e examinados se infecções por clamídia, gonorreia ou tricomoníase forem tratadas na paciente-índice; estes parceiros devem ser tratados para a IST que a paciente-índice recebeu tratamento. As pacientes e seus parceiros devem abster-se de intercurso sexual até o término da terapia (7 dias após um regime de dose única ou após o término de um regime terapêutico de 7 dias).

O processo de tratamento dos parceiros sexuais sem prévio exame mandatório é chamado de Tratamento Acelerado do Parceiro (EPT, do inglês *Expedited Partner Therapy*). EPT é a prática clínica de tratar parceiros sexuais de pessoas com ISTs, fornecendo receitas médicas ou medicamentos para a paciente levar a seu parceiro sem que este seja examinado pelo médico. Nos estudos mais antigos, foi demonstrado que o EPT reduz as taxas de infecção persistente ou recorrente por gonorreia ou clamídia e aumenta a proporção de parceiros tratados por paciente-índice notificada. Antes de oferecer o EPT, os médicos devem estar informados das leis estaduais que regem esta prática.

DIP leve à moderada

Estas pacientes podem ser seguramente tratadas em regime ambulatorial. Os esquemas terapêuticos recomendados pelo CDC possibilitam a substituição da cefoxitina por outras cefalosporinas de espectro estendido, como ceftriaxona, ceftizoxima, cefotaxima. O CDC também deixa a critério do médico estender a cobertura contra anaeróbios prescrevendo metronidazol oral além da doxiciclina mencionada a seguir (Tabela 3.6).

Tabela 3.6. Esquema oral recomendado pelo CDC 2010 (na DIP leve-moderada)

Ceftriaxona, dose única de 250 mg IM
Acrescido de
Doxiciclina, dose oral de 100 mg, administrada 2 vezes ao dia durante 14 dias
com ou sem
Metronidazol, dose oral de 500 mg, administrada 2 vezes ao dia durante 14 dias
Ou
Cefoxitina, dose única de 2 g IM e probenecida, 1 g por via oral administrada simultaneamente em uma única dose
Acrescido de
Doxiciclina, dose oral de 100 mg, administrada 2 vezes ao dia por 14 dias
com ou sem
Metronidazol, dose oral de 500 mg, administrada 2 vezes ao dia durante 14 dias
Ou
Outra cefalosporina de terceira geração, administrada por via parenteral (p. ex., ceftizoxima ou cefotaxima)
Acrescido de
Doxiciclina, dose oral de 100 mg, administrada 2 vezes ao dia por 14 dias
com ou sem
Metronidazol, dose oral de 500 mg, administrada 2 vezes ao dia durante 14 dias

26 • Cervicite e doença inflamatória pélvica

Várias quinolonas (moxifloxacina, ciprofloxacina e ofloxacina), utilizadas isoladamente ou em conjunto com outros agentes, foram estudadas e demonstraram eficácia no tratamento da DIP. Todavia, foi demonstrado que a ciprofloxacina é menos eficaz em eliminar do endométrio os microrganismos associados à vaginose bacteriana, apesar da cura clínica da paciente. Além disso, decorrente do aumento na resistência da *N. gonorrhoeae, o uso de quinolonas não é mais recomendado* para o tratamento da *N. gonorrhoeae* nos Estados Unidos e, portanto, não pode ser considerada uma opção de monoterapia primária para o tratamento da DIP em áreas com cepas de *N. gonorrhoeae* resistentes às quinolonas (NGRQ). Em áreas onde as NGRQs são incomuns, a moxifloxacina é um antibiótico que pode ser considerado para o tratamento de DIP aguda. Em três ensaios clínicos randomizados, foi demonstrado que a moxifloxacina é um tratamento oral eficaz e bem tolerado em mulheres com DIP aguda.

Embora a doxiciclina seja o antibiótico mais comumente receitado em conjunto com o tratamento com cefalosporina para DIP, a azitromicina fornece uma excelente cobertura contra a clamídia e uma cobertura moderada à boa contra uma gama de bactérias aeróbias e anaeróbias, incluindo Gram-negativos anaeróbios. Estudos prospectivos demonstraram que a azitromicina é uma alternativa eficaz à doxiciclina para o tratamento da DIP. Em um modelo animal de macaco, a azitromicina foi mais eficaz do que a doxiciclina em erradicar as clamídias dos tratos reprodutivos superior e inferior, e também mostrou um efeito anti-inflamatório significativo. As vantagens da azitromicina sobre a doxiciclina incluem a administração em dose única na infecção por clamídia (azitromicina administrada em dose única oral de 1 g *versus* doxiciclina administrada em dose oral de 100 mg, 2 vezes ao dia por 7 dias) e menos efeitos colaterais. No tratamento de DIP leve à moderada, deve-se fornecer uma dose oral de 500 mg de azitromicina (dia 1), seguida por uma dose oral diária de 250 mg por um total de 7 dias. Foi documentada a resistência da *N. gonorrhoeae* à azitromicina, e a maior dose de 2 g recomendada para tratar este patógeno está associada a efeitos colaterais gastrointestinais significativos, que complicam esta abordagem. Um esquema posológico alternativo é a administração de uma dose oral única de 1 g de azitromicina, repetindo-a em 7 dias. Tanto a doxiciclina como a azitromicina devem ser usadas em conjunto com a cefalosporina.

DIP grave e abscesso tubo-ovariano

Mulheres com DIP clinicamente grave, ou que satisfaçam os critérios mencionados na Tabela 3.7, ou ambos, devem ter consideradas sua hospitalização e terapia parenteral hospitalar. Estas pacientes provavelmente possuem DIP polimicrobiana não clamidial ou, menos comumente, DIP gonocócica aguda. Um exame de imagem deve ser considerado nas pacientes hospitalizadas para verificar a presença de outras doenças e/ou abscesso. Mulheres internadas com DIP grave podem ter ATO, e a aquisição de imagens com ultrassonografia pélvica, ressonância magnética (RM) ou TC é recomendada. A forma mais grave de DIP clínica/ATO rompido

---

Tabela 3.7. Critérios de hospitalização para mulheres com doença inflamatória pélvica

- Emergências cirúrgicas (p. ex., apendicite) não podem ser excluídas
- Paciente está grávida
- Paciente não responde clinicamente à antibioticoterapia oral
- Paciente é incapaz de seguir ou tolerar um esquema oral em regime ambulatorial
- Paciente possui doença grave, náusea e vômito, ou febre alta
- Paciente possui um abscesso tubo-ovariano

deve ser considerada em pacientes com DIP, apresentando-se com abdome agudo e sinais de choque séptico. Os abscessos tubo-ovarianos nas pacientes em tratamento clínico da DIP podem romper e requerem tratamento cirúrgico emergencial (Figuras 3.2 e 3.3). Embora 75% das mulheres com ATOs respondam à terapia isolada com antibióticos, algumas não irão responder ao tratamento necessitando de intervenção cirúrgica.

A necessidade de intervenção cirúrgica está relacionada com o diâmetro do ATO: 60% daquelas com abscessos iguais ou superiores a 10 cm; 30% daquelas com abscessos de 7 a 9 cm; e apenas 15% daquelas com abscessos de 4 a 6 cm. Pacientes que não respondem ao tratamento com antibiótico em um prazo de 48 a 72 horas, como caracterizado por febre persistente ou leucocitose crescente, devem ser consideradas para drenagem cirúrgica. Drenagem do ATO pode ser realizada por laparotomia, laparoscopia ou vias percutâneas guiadas por imagem. Exploração cirúrgica com extirpação dos anexos envolvidos e drenagem das loculações purulentas pode salvar a vida de mulheres com um ATO rompido, e uma histerectomia não é normalmente necessária.

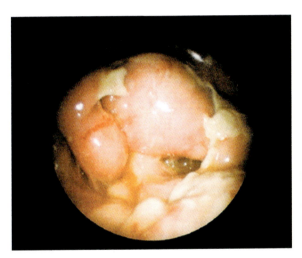

Figura 3.2. A laparoscopia visualmente confirma a presença de tubas uterinas edematosas e eritematosas, com exsudatos espessos, viscosos e purulentos cobrindo útero, tubas e ovários.

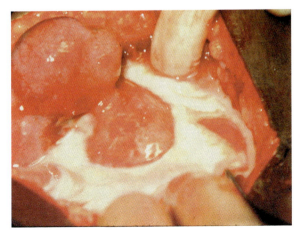

Figura 3.3. A laparotomia exploradora confirma a presença de exsudatos purulentos abundantes cobrindo os órgãos pélvicos. Há hiperemia e edema associados dos órgãos pélvicos, confirmando uma inflamação genital superior.

28 • Cervicite e doença inflamatória pélvica

Um tratamento antimicrobiano apropriado dos abscessos pélvicos inclui um regime antibiótico com atividade contra bactérias anaeróbias, como a *Bacteroides fragilis* e *Prevatella bivius*, que produzem betalactamase. Adicionalmente, um regime antimicrobiano deve ter uma boa cobertura contra a *Escherichia coli*, que é um isolado comum e predominante nas pacientes com um ATO rompido e uma causa bem conhecida de sepse por bactérias Gram-negativas. Os esquemas terapêuticos recomendados para este quadro clínico incluem os regimes combinados de clindamicina com gentamicina, cefotetano ou cefoxitina com doxiciclina, e ampicilina/sulbactam com doxiciclina (veja Tabela 3.8). Se um ATO estiver presente, os fármacos usados nos regimes terapêuticos devem ser capazes de penetrar no abscesso e permanecer estável no ambiente ácido e hipóxico do mesmo. Embora esquemas terapêuticos contendo um aminoglicosídeo tenham mostrado-se efetivos em mulheres com abscessos pélvicos, esta classe de antibióticos possui sua atividade significativamente reduzida em pH baixo, baixa tensão de oxigênio e na presença de *debris* purulentos que se ligam às drogas. Uma cefalosporina de espectro estendido, como a ceftriaxona, pode ser uma escolha mais adequada para combinar com a clindamicina ou o metronidazol no tratamento de mulheres com DIP grave com ou sem ATO. As cefalosporinas de espectro estendido não apenas mantêm sua atividade no abscesso, como também possuem uma relação muito maior do que os aminoglicosídeos entre o nível sérico e a concentração inibitória mínima.

A clindamicina é ativamente transportada para dentro dos leucócitos polimorfonucleares e macrófagos e está presente em concentrações relativamente altas nos abscessos experimentais. A clindamicina é usada na terapia combinada para DIP, graças à sua ação contra anaeróbios, e continua a ser recomendada no tratamento da DIP com base nos estudos mais recentes e experiências previamente bem-sucedidas, porém foi observada resistência à clindamicina entre espécimes isolados coletados do trato genital inferior. Pelas razões mencionadas anteriormente, recomendamos metronidazol ou clindamicina associado à ceftriaxona como um regime terapêutico de escolha. Outros antimicrobianos com um espectro amplo similar e atividade no ambiente hostil do abscesso incluem os agentes betalactâmicos com inibidores de betalactamase (p. ex., ampicilina/sulbactam, ticarcilina/clavulanato e piperacilina/tazobactam) e os carba-

Tabela 3.8. Regime parenteral A recomendado pelo CDC 2010

Cefotetano, 2 g IV a cada 12 horas
Ou
Cefoxitina, 2 g IV a cada 6 horas
Acrescido de
Doxiciclina, 100 mg VO ou IV a cada 12 horas
Regime parenteral B recomendado
Clindamicina, 900 mg IV a cada 8 horas
Acrescido de
Gentamicina, dose de carga IV ou IM (2 mg/kg de peso corporal), seguido por uma dose de manutenção (1,5 mg/kg) a cada 8 horas. Dose única diária (3-5 mg/kg) pode ser substituída
Regimes parenterais alternativos
Ampicilina/sulbactam, 3 g IV a cada 6 horas
Acrescido de
Doxiciclina, 100 mg por via oral ou IV a cada 12 horas

penêmicos (p. ex., ertapenem, meropenem e imipenem/cilistatina). Finalmente, para aquelas mulheres com uma hipersensibilidade imediata à penicilina, recomendaríamos a associação de uma quinolona (p. ex., ciprofloxacina ou levofloxacina) a um metronidazol. Nestas pacientes, é importante realizar uma cultura para *N. gonorrhoeae* para a determinação de suscetibilidade às quinolonas. Um regime terapêutico com curso de 14 dias de um antimicrobiano oral de amplo espectro deve ser dado na alta hospitalar de pacientes internadas com DIP grave e/ou ATO. Os regimes orais recomendados para alta hospitalar incluem amoxicilina/clavulanato (875 mg 2 vezes ao dia), ou a combinação de trimetoprim/sulfametoxazol (160/800 mg, 2 vezes ao dia) e metronidazol (500 mg, 2 vezes ao dia) decorrente da excelente cobertura polimicrobiana.

Sequelas

As sequelas associadas à salpingite aguda compreendem a infertilidade por fator tubário, gravidez ectópica, dor pélvica crônica e risco aumentado de infecção recorrente. A probabilidade de infertilidade, desenvolvimento de uma gravidez ectópica e dor abdominal crônica em mulheres com salpingite aguda laparoscopicamente confirmada, é maior com relação a mulheres saudáveis em um grupo-controle ou a mulheres com um diagnóstico clínico de DIP, porém achados laparoscópicos negativos. Infertilidade foi 2,6 vezes mais comum naquelas mulheres que buscaram atendimento médico 3 dias ou mais após o início da dor abdominal. Infertilidade também foi mais comum nas mulheres com maior gravidade da salpingite aguda, quando esta foi classificada laparoscopicamente. Finalmente, a taxa de infertilidade aumentou com episódios adicionais de DIP. Mulheres com DIP diagnosticada laparoscopica ou clinicamente estão em maior risco de dor pélvica crônica, definida como dor menstrual ou não menstrual de, pelo menos, 6 meses de duração. Além disso, dor pélvica crônica é encontrada em 18-75% das mulheres com DIP, quando comparada a somente 5-25% das mulheres não afetadas.

Prevenção

Os métodos para prevenção da transmissão de DSTs são bem conhecidos. Estes incluem abstinência sexual, redução no número de parceiros sexuais e o uso consistente e correto de contraceptivos. Esforços para prevenir a DIP também devem abranger as partes iniciais da cadeia causal – ou seja, devem enfatizar prevenção primária ou detecção precoce das infecções do trato genital inferior. Um estudo demonstrou que o uso de uma estratégia para identificar, testar e tratar mulheres em maior risco de infecção cervical por clamídia pode reduzir a incidência de DIP. A *US Preventive Services Task Force* (USPSTF) e o CDC recomendam o rastreio para clamídia nas mulheres sexualmente ativas com 25 ou menos anos de idade, assim como nas mulheres de alto risco (múltiplos parceiros sexuais ou uma história de prévia doença sexualmente transmitida, ou ambos) com mais de 25 anos de idade. A USPSTF também recomenda que os clínicos façam a triagem para infecção gonocócica em todas as mulheres sexualmente ativas (incluindo aquelas grávidas) caso elas corram grande risco de infecção. Mulheres com menos de 25 anos de idade correm um maior risco de infecção, e os clínicos devem considerar os fatores de risco de base populacional e a epidemiologia local da doença. Finalmente, os parceiros sexuais de mulheres com DIP devem ser examinados e tratados para infecção gonocócica e clamidial, independente dos patógenos detectados na paciente com DIP. Estes parceiros sexuais são comumente assintomáticos, porém apresentam uma alta probabilidade de estarem infectados.

Bibliografia

Brunham RC, Paavonen J, Stevens CE, *et al*. Mucopurulent cervicitis – the ignored counterpart in women of urethritis in men. *New Engl J Med* 1984; **311:** 1-6.

Centers for Disease Control and Prevention 2009. Sexually transmitted diseases surveillance: gonorrhea. Available at: http://www.cdc.gov/STD/stats09/gonorrhea.htm.

Centers for Disease Control and Prevention. Cephalosporin susceptibility among *Neisseria gonorrheae* isolates – United States, 2000-2010. *MMWR* 2011; **60** (26): 873-877.

Centers for Disease Control and Prevention. Sexually transmitted diseases treatment guidelines, *MMWR* 2010; **59** (No. RR-12): 2010.

Eckert LO, Thwin SS, Hillier SL, *et al*. The antimicrobial treatment of subacute endometritis: a proof of concept study. *Am J Obstet Gynecol* 2004; **190:** 305-313.

Eschenbach DA, Hillier S, Critchlow C, *et al*. Diagnosis and clinical manifestations of bacterial vaginosis. *Am J Obstet Gynecol* 1988; **158:** 819-828.

Eschenbach DA, Wolner-Hanssen P, Hawes SE, *et al*. Acute pelvic inflammatory disease: associations of clinical and laboratory findings with laparoscopic findings. *Obstet Gynecol* 1997; **89** (2): 184-192.

Haggerty CL, Totten PA, Astete SG, *et al*. Failure of cefoxitin and doxycycline to eradicate endometrial *Mycoplasma genitalium* and the consequence for clinical cure of pelvic inflammatory disease. *Sex Transm Infect* 2008; **84:** 338342.

Jacobson L and Westrom L. Objectivized diagnosis of acute pelvic inflammatory disease. *Am J Obstet Gynecol* 1969; **105:** 1088-1098.

Judlin P, Liao Q, Liu Z, *et al*. Efficacy and safety of moxifloxacin in uncomplicated pelvic inflammatory disease: the MONALISA study. *Br J Gynecol* 2010; 1111/j.1471-0528.2010.02687

Kiviat NB, Wolner-Hanssen P, Eschenbach DA, *et al*. Endometrial histopathology in patients with culture-proved upper genital tract infection and laparoscopically diagnosed acute salpingitis. *Am J Surg Pathol* 1990: **14** (2): 167-175.

Landers DV, Sweet RL. Current trends in the diagnosis and treatment of tuboovarian abscess. *Am J Obstet Gynecol* 1085; **151:** 1098-1110.

Ness RB, Soper DE, Holley RL, *et al*. Effectiveness of inpatient and outpatient treatment strategies for women with pelvic inflammatory disease: Results from the Pelvic Inflammatory Disease Evaluation and Clinical Health (PEACH) Randomized Trial. *Am J Obstet Gynecol* 2002; **186:** 929-937.

Schwebke JR, Schulien MB, Zajackowski M. Pilot study to evaluate the appropriate management of patients with coexisting bacterial vaginosis and Cervicitis. *Infect Dis Obstet Gynecol* 1995; **3:** 119-122.

Soper DE, Brockwell NJ, Dalton HP, Johnson D. Microbial etiology of urban emergency department acute salpingitis: treatment with ofloxacin. Am J *Obstet Gynecol* 1992; **167:** 653-660.

Soper DE, Brockwell NJ, Dalton HP, Johnson D. Observations concerning the microbial etiology of acute salpingitis. Am J *Obstet Gynecol* 1994; **170:** 1008-1014.

Thurman AR, Soper DE. Sequelae. In: *Pelvic Inflammatory Disease* (Sweet RL, Wiesenfeld HC, eds.). Boca Rotan, FL: Taylor & Francis, 2006; pp. 69-83.

Wiesenfeld HC, Hillier SL, Krohn MA, *et al*. Lower genital tract infection and endometritis: insight into subclinical pelvic inflammatory disease. *Obstet Gynecol* 2002; **100:** 456-463.

Workowski KA, Berman SM, Douglas JM. Emerging antimicrobial resistance in *Neisseria gonorrheae*: Urgent need to strengthen prevention strategies. *Ann Intern Med* 2008; **148:** 606-613.

Yudin MH, Hillier SL, Wiesenfeld HC, *et al*. Vaginal polymorphonuclear leukocytes and bacterial vaginosis as markers for histologic endometritis among women without symptoms of pelvic inflammatory disease. Am J *Obstet Gynecol* 2003; **188:** 318-233.

4

Infecções Genitais pelo Vírus Herpes Simples em Mulheres

Carolyn Gardella

Department of Obstetrics and Gynecology, Division of Women's Health,
University of Washington, Seattle and Department of Surgery, Division of
Gynecology, Department of Veterans Affairs,
Puget Sound Health Care System, Seattle, WA, USA

Epidemiologia

A infecção genital pelo vírus herpes simples (HSV) é uma das infecções sexualmente transmissíveis mais comuns. Estimativas atuais sugerem que pelo menos 45 milhões de pessoas com mais de 12 anos de idade estejam infectadas pelo herpes genital. Esta estimativa se correlaciona a uma proporção de um em cada cinco adolescentes e adultos, com maior prevalência em mulheres do que em homens. Embora uma em cada cinco pessoas possua herpes genital, a maioria das pessoas com herpes genital desconhece seu estado de portador do vírus. Um contribuinte fundamental à transmissão é a ausência de diagnóstico da infecção. Setenta por cento das infecções herpéticas genitais são transmitidas por pessoas assintomáticas ou que desconhecem de suas infecções.

Embora, tipicamente, o HSV-2 cause herpes genital e o HSV-1 herpes orolabial, uma proporção cada vez maior de herpes genital é causada pelo HSV-1. Dentre os universitários com herpes genital recém-diagnosticado, 80% das infecções foram causadas pelo HSV-1. O aumento no número de casos de HSV-1 genital provavelmente se deve à prática aumentada de sexo orogenital, que é considerado por esta faixa etária como sendo uma alternativa "segura" ao sexo genital-genital.

> ### ⭐ DICAS & TRUQUES
>
> Durante a orientação de pacientes em relação a práticas sexuais mais seguras, incluir o tópico de transmissão do HSV-1 oral aos órgãos genitais durante o sexo orogenital.

A determinação do tipo de HSV causando o herpes genital é útil à orientação da paciente. A frequência de reativação genital é muito menor com o HSV-1, que raramente ocorre sintomática ou assintomaticamente após o 1° ano de infecção. Em contraste, o HSV-2 genital continua a recorrer, geralmente em grande frequência, por muitos anos.

Fisiopatologia

HSV é um vírus DNA de fita dupla que pode ser identificado como HSV-1 ou HSV-2 pelas glicoproteínas do envelope lipídico. A transmissão das infecções por HSV ocorre por meio do contato íntimo com uma pessoa que esteja excretando o vírus em um sítio periférico, superfície mucosa, ou nas secreções genitais ou orais. A infecção ocorre por inoculação do HSV nas superfícies mucosas ou rachaduras na pele. O período de incubação após exposição ao HSV-1 ou HSV-2 é de 2 a 12 dias. Uma vez inoculado, o HSV ascende pelos nervos sensoriais periféricos e entra nos gânglios das raízes nervosas sensoriais ou autônomas, onde se estabelece a latência. O HSV é reativado e ascende pelos nervos sensoriais até as superfícies mucosas, causando "excreção viral", que pode estar associada a lesões herpéticas ou pode ser assintomática. A infecção é vitalícia.

Anticorpos tipo-específicos anti-HSV se desenvolvem nas primeiras semanas de infecção e persistem. Os anticorpos anti-HSV podem ser detectados pela maioria dos ensaios em 2-3 semanas após a infecção.

Apresentação clínica

As manifestações cutâneas classicamente descritas do herpes genital incluem lesões ulcerativas ou pustulares agrupadas na genitália externa. Tipicamente, as lesões começam como pápulas ou vesículas que rapidamente se espalham e coalescem formando uma lesão ulcerativa. As lesões podem persistir por dias a semanas. Infecção primária está classicamente associada a febre, dor de cabeça, indisposição e mialgias. Esta apresentação "clássica" ocorre na minoria dos casos.

Cerca de 70% das infecções por HSV recém-adquiridas entre as mulheres são assintomáticas ou não identificadas. Os restantes 30% das mulheres com novas infecções possuem apresentações clínicas que variam de lesões mínimas e leve desconforto a lesões genitais difusas associadas a dor local severa, disúria, parestesia sacral, aumento doloroso dos linfonodos regionais, febre, mal-estar e cefaleia (veja Figuras 4.1-4.3). Meningite asséptica ocorre com menor frequência e doença disseminada é rara.

De modo similar, as reativações do herpes genital geralmente não são identificadas. O espectro dos episódios clinicamente evidentes varia de episódios muito leves a sintomas graves que podem ser clinicamente indistinguíveis de uma infecção nova grave (Figuras 4.4 e 4.5). As manifestações clínicas do herpes genital não devem ser consideradas para diagnosticar infecção

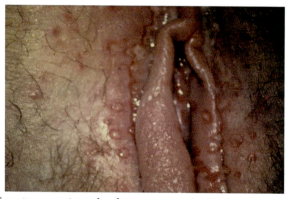

Figura 4.1. Manifestações graves típicas da infecção primária pelo vírus do herpes simples 2, com várias úlceras simultâneas, vesículas e áreas confluentes de ulceração.

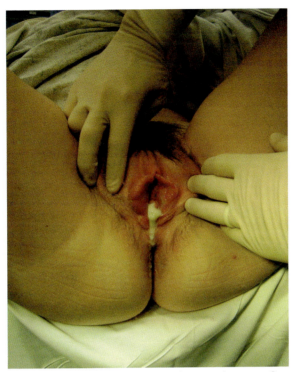

Figura 4.2. Ulcerações da infecção herpética primária, com edema notado, área confluente de ulceração, e leucorreia inflamatória abundante em consequência da cervicite herpética primária.

ou para diferenciar uma infecção recém-adquirida de uma infecção reativada. Aproximadamente 90% das mulheres com HSV-2 terão recorrências nos primeiros 12 meses após a infecção. A frequência das recorrências sintomáticas gradualmente diminui ao longo do tempo. Uma média de quatro recorrências por ano é comum no primeiro ano após infecção genital sintomática pelo HSV-2. Aproximadamente 60% das mulheres com infecção sintomática pelo HSV-1 terão uma recorrência no 1º ano e, após esse período, a maioria das mulheres tem menos de quatro recorrências sintomáticas.

Médicos devem considerar HSV ao tratar de mulheres com sintomas genitais discretos ou com enfermidade grave clinicamente incomum, especialmente na gravidez. Em todos os casos, o diagnóstico de infecção genital por HSV requer confirmação laboratorial, embora terapia antiviral possa ser iniciada com base na apresentação clínica. O *Centers for Disease Control and Prevention* (CDC) recomenda que testes virológicos e testes sorológicos tipo-específicos para o HSV estejam disponíveis nos ambientes clínicos que fornecem assistência a pacientes em risco de infecções sexualmente transmissíveis.

Excreção viral
Excreção viral assintomática é uma causa importante da transmissão do HSV. A maioria dos episódios de transmissão sexual ocorre durante a excreção assintomática. Quando comparado ao HSV-1, o HSV-2 genital é mais provável de ser eliminado, e mais provável de ser eliminado sem sintomas. As maiores taxas de excreção ocorrem no primeiro ano de infecção e variam amplamente de pessoa para pessoa. Cinquenta por cento dos episódios de excreção ocorrem nas

34 • Infecções genitais pelo vírus herpes simples em mulheres

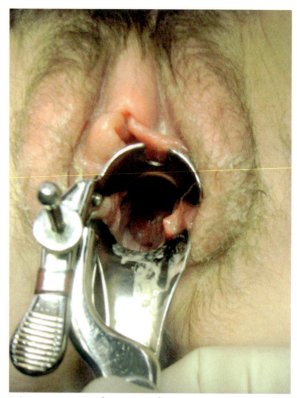

Figura 4.3. Cervicite herpética primária (ectocervicite). Note o aspecto eritematoso e inflamado do colo uterino com secreção purulenta.

recorrências sintomáticas. A excreção viral assintomática pode ocorrer a partir de qualquer sítio genital, incluindo colo do útero, vulva, região perianal em mulheres, e pele do pênis de aparência normal ou região perianal em homens.

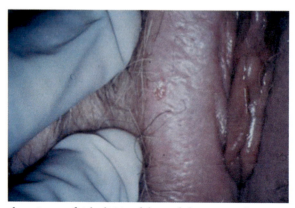

Figura 4.4. Típica ulceração superficial solitária e dolorosa do herpes genital recorrente.

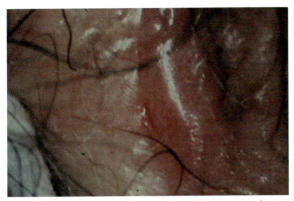

Figura 4.5. Úlcera genital herpética recorrente, discreta e lateral. Note que esta lesão não pode ser observada sem um exame meticuloso.

Diagnóstico em mulheres com lesões genitais

O CDC recomenda confirmação laboratorial do diagnóstico de herpes genital, pois o diagnóstico clínico não é sensível nem específico. Até 20% das pacientes com um diagnóstico clínico não confirmado de herpes genital são incorretamente diagnosticadas.

Em mulheres com uma lesão genital, uma amostra para cultura viral pode ser coletada e a tipagem viral realizada. As principais desvantagens da cultura do vírus são: dificuldade na manipulação e alta taxa de resultados falso-negativos. Até 75% das culturas virais de amostras provenientes de lesões recorrentes são negativas. Alternativamente, a reação em cadeia da polimerase detecta o DNA do HSV nas lesões. É uma técnica 3-4 vezes mais sensível do que a cultura viral, e a amostra requer uma manipulação significativamente menos meticulosa do que a cultura viral. A PCR está cada vez mais acessível para uso clínico de rotina e espera-se que substitua a cultura viral em um futuro próximo. Em todos os casos em que o vírus é identificado, tanto por cultura como por PCR, o vírus isolado deve ser tipado para determinar se é HSV-1 ou HSV-2. Isto facilitará a orientação sobre sexo seguro e fornecer um prognóstico da evolução clínica. Resultado negativo para cultura HSV ou PCR não exclui um diagnóstico de herpes genital.

> ★ **DICAS & TRUQUES**
>
> Ao coletar uma amostra para cultura viral ou PCR, a probabilidade de detectar vírus em uma vesícula recém-aberta é maior do que de uma úlcera.

Diagnóstico em mulheres sem lesões

A avaliação sorológica é o método diagnóstico de eleição em mulheres com um histórico de lesões, porém nenhuma lesão no momento do exame clínico. Devem-se utilizar somente testes de detecção de anticorpos tipo-específicos com uso de glicoproteína G, para que os anticorpos anti-HSV 1 e anti-HSV 2 possam ser diferenciados (Tabela 4.1). Existem muitos testes sorológicos para HSV comercialmente disponíveis não baseados em IgG, não sendo, consequentemente, tipo-específicos. Portanto, é importante solicitar o teste pelo nome, ou confirmar que o laboratório esteja utilizando um teste para detecção de IgG específicas.

36 • Infecções genitais pelo vírus herpes simples em mulheres

Tabela 4.1. *Kits* sorológicos comerciais tipo-específicos para a IgG HSV aprovados pela FDA

Testes realizados no laboratório:
HerpeSelect 1 ELISA IgG
HerpeSelect 2 ELISA IgG
HerpeSelect 1 e 2 Immunoblot IgG
Testes ambulatoriais:
Biokit HSV-2 teste rápido
Imunoensaio enzimático Captia IgG

CIÊNCIA REVISTA

A glicoproteína G é um epítopo encontrado no envelope do HSV que difere no HSV-1 e HSV-2.

DICAS & TRUQUES

Todos os testes aprovados pela FDA apresentam alta sensibilidade e especificidade aceitável. Todavia, os testes de Elisa da Focus requerem atenção especial. Um teste confirmatório, como o Biokit, pode ser usado nos casos com resultado positivo fraco no Elisa da Focus. A interpretação recomendada pela Focus do EIA do HSV-2 é:
< 0,9 é negativo, 0,9-1,1 é indeterminado, > 1,1 é positivo.
Entretanto, especialistas recomendam a realização de um teste confirmatório com o Biokit para todos os soros com valores entre 1,1 e 3,5 no ELISA da Focus.

O tempo necessário para a detecção sorológica depende do teste específico que está sendo utilizado. Os anticorpos podem ser detectados em uma média de 20 dias no teste da Focus, e menos de 20 dias no teste de Biokit HSV-2. Geralmente são necessárias 6 a 8 semanas para que a soroconversão de anticorpos IgG anti-HSV ocorra; porém, pode levar 12 semanas ou mais. Se a infecção ocorreu durante este período, recomenda-se repetir o exame após 12 semanas se o teste sorológico inicial for negativo.

DICAS & TRUQUES

Testes para pesquisa de anticorpos IgM não são recomendados. A interpretação dos testes IgM é problemática, pois os níveis de IgM podem aumentar tanto na reativação do HSV como em uma infecção recém-adquirida, não fornecendo informações adicionais em relação ao momento da infecção.

Sorologia do HSV-2 também é útil em pacientes com sintomas geniturinários recorrentes, complicados ou não diagnosticados, assim como para pacientes com lesões e com cultura negativa ou que tenham um diagnóstico clínico de herpes genital sem confirmação laboratorial. Todas as mulheres que estejam solicitando rastreio para infecções sexualmente transmissíveis, ou solicitando testes para detecção de herpes, devem ser submetidas a testes sorológicos para HSV, assim como todas as mulheres com um parceiro sexual prévio ou atual com herpes genital. Aquelas com sorologia positiva para HSV-2 devem ser informadas que possuem herpes genital.

Interpretação dos resultados do teste sorológico

Com a tipagem viral e sorologia tipo-específica, o herpes genital sintomático pode ser classificado como primário ou recorrente. Infecção nova é definida como o isolamento do HSV-1 ou HSV-2 das secreções genitais na ausência de anticorpos concordantes anti-HSV no soro. Doença causada pela reativação do vírus é caracterizada pelo isolamento de HSV-1 ou HSV-2 de amostras do trato genital na presença de anticorpos anti-HSV do mesmo sorotipo que o isolado.

Dentre as pessoas assintomáticas, uma mulher com uma sorologia positiva para HSV-2 deve ser informada que possui herpes genital. Quase todas as mulheres soropositivas para HSV-2 irão excretar HSV-2 no trato genital em algum momento. Uma mulher com sorologia positiva para HSV-1, mas assintomática em ambos os sítios, é considerada com uma infecção por HSV-1 de local desconhecido. Se uma nova exposição tiver ocorrido recentemente ou se ela for sintomática, um exame sorológico para detecção de anticorpos anti-HSV-2 deve ser repetido em 8-12 semanas, proporcionando tempo para a soroconversão. Se uma paciente for soronegativa para o HSV, porém recentemente exposta, deve-se considerar a repetição da sorologia IgG tipo-específica em 8-12 semanas ou a realização de um novo *swab* das lesões genitais para estabelecer o diagnóstico definitivo (Tabela 4.2).

Tratamento do herpes genital

Medicamentos antivirais controlam os sinais e sintomas do herpes quando utilizados para tratar os primeiros episódios clínicos e recorrentes, ou quando usados como terapia supressiva diária. As drogas não erradicam o vírus latente nem afetam risco, frequência ou severidade da recorrência após descontinuação da droga.

CIÊNCIA REVISTA

Aciclovir é um análogo de nucleosídeo altamente específico para células infectadas pelo HSV. Uma vez dentro da célula infectada, o aciclovir é seletivamente ativado pela timidina quinase viral e, especificamente, inibe a replicação viral.

Valaciclovir é um pró-fármaco do aciclovir, e necessita do metabolismo hepático para se tornar ativo. Possui a vantagem de uma meia-vida mais longa, possibilitando uma dosagem menos frequente, que pode aumentar a adesão ao tratamento. Famciclovir também é um pró-fármaco que é rapidamente biotransformado em penciclovir, o composto antiviral ativo.

Primeiro episódio clínico do herpes genital

Herpes genital recém-adquirido pode causar uma enfermidade clínica prolongada com ulcerações genitais graves e envolvimento neurológico. Mesmo mulheres com manifestações clínicas iniciais leves podem desenvolver sintomas graves ou prolongados. Portanto, o CDC recomenda que todas as pacientes com primeiro episódio de herpes genital recebam terapia antiviral.

Recomendações de tratamento do Centers for Disease Control[1]

Aciclovir, 400 mg via oral, 3 vezes ao dia por 7-10 dias
ou
Aciclovir, 200 mg via oral, 5 vezes ao dia por 7-10 dias
ou
Famciclovir, 250 mg via oral, 3 vezes ao dia por 7-10 dias
ou
Valaciclovir, 1 g via oral, 2 vezes ao dia por 7-10 dias

Doença grave

Algumas pacientes terão doença grave ou apresentar complicações, como infecção disseminada, pneumonite, hepatite ou meningite, necessitando de hospitalização. Para estas pacientes, o CDC recomenda tratamento com aciclovir intravenoso. O regime terapêutico recomendado é de aciclovir 5-10 mg/kg IV a cada 8 horas por 2-7 dias ou até observação de melhora clínica, seguido por terapia antiviral oral até completar pelo menos 10 dias de tratamento total. Um ajuste na dose de aciclovir é recomendado para pacientes com função renal comprometida. Para sintomas genitais graves causando retenção urinária, um catéter de Foley deve ser colocado.

Analgésicos, como paracetamol e ibuprofeno, e banhos com água morna são recomendados. Lidocaína tópica pode ser benéfica, em alguns casos, porém, pode causar reações alérgicas locais. Terapia antiviral tópica não é eficaz e, portanto, não recomendada.

Herpes genital recorrente

Terapia antiviral para herpes genital recorrente pode ser administrada na forma de tratamento supressivo para reduzir a frequência de recorrências ou, episodicamente, para diminuir a duração das lesões. Quando tomado diariamente, o medicamento antiviral previne cerca de 80% das recorrências genitais sintomáticas. Terapia supressiva possui o benefício adicional de reduzir o risco de transmissão aos parceiros sexuais através da redução do risco de excreção viral e reduzindo a quantidade de vírus eliminado na ocorrência de um episódio de excreção. Terapia supressiva reduz em aproximadamente 50% a transmissão para parceiros sexuais não infectados.

Tratamento episódico eficaz do herpes recorrente requer o início da terapia dentro de 1 dia do aparecimento da lesão ou durante o pródromo que precede alguns surtos. Um suprimento de remédios ou uma prescrição deve ser fornecido à paciente, com instruções para iniciar o tratamento imediatamente após o início dos sintomas.

A resistência viral ao aciclovir é muito rara em pessoas imunocompetentes, ocorrendo em menos de 1% dos isolados. Dentre as pessoas imunodeprimidas, entretanto, a prevalência é de aproximadamente 7%.

---

[1] O tratamento pode ser estendido se a cicatrização for incompleta após 10 dias de terapia.

Recomendações de tratamento do Centers for Disease Control[2]

Terapia supressiva
Aciclovir, 400 mg via oral, 2 vezes ao dia
ou
Famciclovir, 250 mg via oral, 2 vezes ao dia
ou
Valaciclovir, 500 mg via oral, 1 vez ao dia
ou
Valaciclovir, 1 g via oral, 1 vez ao dia

Terapia episódica
Aciclovir, 400 mg via oral, 3 vezes ao dia por 5 dias
ou
Aciclovir, 800 mg via oral, 2 vezes ao dia por 5 dias
ou
Aciclovir, 800 mg via oral, 3 vezes ao dia por 2 dias
ou
Famciclovir, 125 mg via oral, 2 vezes ao dia por 5 dias
ou
Famciclovir, 1.000 mg via oral, 2 vezes ao dia por 1 dia
ou
Famciclovir, dose única de 500 mg, seguido por 250 mg 2 vezes ao dia por 2 dias
ou
Valaciclovir, 500 mg via oral, 2 vezes ao dia por 3 dias
ou
Valaciclovir, 1 g via oral, 1 vez ao dia por 5 dias.

Orientação

Orientação com relação ao diagnóstico de herpes genital requer sensibilidade ao fato de que o HSV é uma infecção vitalícia, que pode ser vista como um estigma pela paciente. Desgaste psicológico no momento do diagnóstico inicial é comum, porém, geralmente, autolimitado. Após o diagnóstico inicial, uma consulta separada para orientação é útil.

As preocupações comuns incluem a frequência de recorrências, a transmissão sexual e o impacto em uma futura gravidez.

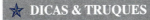

> ★ **DICAS & TRUQUES**
>
> A exposição do fato de que aproximadamente 25% das mulheres possuem herpes genital, porém cerca de 90% não conhecem seus diagnósticos, ajuda a eliminar o estigma do diagnóstico.

---

[2]Valaciclovir 500 mg 1 vez ao dia pode ser menos eficaz do que outros regimes posológicos do valaciclovir ou aciclovir em pacientes que possuem recorrências muito frequentes (ou seja, > 10 episódios por ano).

40 • Infecções genitais pelo vírus herpes simples em mulheres

Tabela 4.2. Interpretação dos testes sorológicos tipo-específicos para herpes

Sorologia para HSV-1	Sorologia para HSV-2	Interpretação
–	+	Infecção genital pelo HSV-2
+	–	Infecção pelo HSV-1; sítio desconhecido, exceto na presença de um histórico claro de herpes oral ou genital. Repetir sorologia para HSV-2 em 8 semanas ou mais, se indicado, e coletar novo *swab* de lesões genitais subsequentes
+	+	Infecção genital pelo HSV-2; provável infecção orolabial pelo HSV-1
–	–	Repetir sorologia para HSV-1 e HSV-2 em 8 semanas ou mais. Realizar novo *swab* nas lesões genitais subsequentes

Geralmente, as mulheres querem saber quando adquiriram o vírus e apresentam preocupações com relação à infidelidade de seus parceiros atuais. É apropriado tranquilizar a paciente de que a maioria das infecções iniciais é assintomática e que ela pode ter sido infectada em um tempo distante do primeiro episódio clínico, ou que seu parceiro atual pode ter herpes genital não diagnosticado. Ela deve ser instruída sobre a história natural da doença, com ênfase no potencial para episódios recorrentes, excreção viral assintomática e os riscos de transmissão sexual. Deve ser encorajada a informar seu atual parceiro sexual e futuros parceiros antes de iniciar uma relação sexual. Para minimizar, mas não eliminar o risco de transmissão, eles não devem ter relação sexual quando ela apresentar sintomas ou tiver sintomas prodrômicos, ela pode considerar o uso diário de medicamentos antivirais supressivos e o uso de camisinhas masculinas de látex, ambos reduzindo o risco de transmissão em aproximadamente 50%.

As pacientes devem receber informações sobre a terapia supressiva e episódica, e a escolha deve levar em consideração a frequência das recorrências, o sofrimento psicossocial e a suscetibilidade do parceiro. Se a terapia episódica for a preferida, as mulheres devem ter o medicamento à mão para iniciar o tratamento durante o pródromo ou no primeiro aparecimento das lesões.

Parceiros sexuais de pessoas infectadas devem ser informados de que podem estar infectados mesmo que não possuam sintomas. Recomenda-se a realização de testes sorológicos tipo-específicos de parceiros assintomáticos para determinar se já são soropositivos para HSV ou se correm o risco de adquiri-lo.

O CDC recomenda que o risco de herpes neonatal deva ser explicado a todas as pessoas, incluindo os homens. Mulheres grávidas e mulheres em idade reprodutiva que possuam herpes genital devem informar seus obstetras, assim como os pediatras de seus recém-nascidos, sobre sua infecção. Mulheres grávidas que não estão infectadas pelo HSV-2 devem ser aconselhadas a abster-se de relação sexual durante o 3º trimestre de gestação com homens que tenham herpes genital. Gestantes não infectadas pelo HSV-1 devem ser aconselhadas a evitar exposição genital ao HSV-1 durante o 3º trimestre.

Material educacional escrito ou acessível na internet deve ser fornecido à paciente. A *American Social Health Association* é um recurso excelente (ashastd.org).

HSV na gravidez

Mulheres que estejam excretando HSV no trato genital durante o trabalho de parto correm o risco de transmitir HSV para seus neonatos. Herpes neonatal é uma complicação rara, porém potencialmente devastadora do herpes genital que se manifesta nos primeiros 28 dias de vida. Mulheres com uma infecção recém-adquirida estão em maior risco (30-50%) de transmitir ao neonato, enquanto mulheres com uma infecção recorrente apresentam um baixo *porém não nulo* risco de transmissão (1-3%). Mulheres com infecções recorrentes possuem anticorpos anti-HSV que atravessam a placenta e reduzem o risco de infecção neonatal se exposto ao HSV.

Para mulheres com herpes genital reconhecida na gravidez, a *American College of Obstetricians and Gynecologists* (ACOG) recomenda terapia antiviral no primeiro episódio clínico para reduzir a duração dos sintomas. Adicionalmente, a ACOG recomenda a consideração de terapia supressiva antiviral para todas as mulheres com herpes genital sintomática a fim de prevenir lesões genitais no momento do trabalho de parto, que iria necessitar de uma cesariana (Tabela 4.3).

Tabela 4.3. Doses recomendadas de medicamentos antivirais para herpes na gravidez

Indicação	Aciclovir	Valaciclovir
Infecção primária ou primeiro episódio	400 mg via oral, 3 vezes por dia por 7-10 dias	1 g via oral, 2 vezes ao dia por 7-10 dias
Recorrência sintomática	400 mg via oral, 3 vezes por dia por 5 dias ou 800 mg via oral 2 vezes ao dia por 5 dias	500 mg via oral, 2 vezes por dia por 3 dias, ou 1 g via oral diariamente por 5 dias
Supressão diária	400 mg via oral, 3 vezes por dia, da 36ª semana até o parto	500 mg via oral, 2 vezes por dia, da 36ª semana até o parto
Infecção grave ou disseminada	5-10 mg/kg por via intravenosa a cada 8 horas por 2-7 dias, seguido de terapia oral para infecção primária até completar 10 dias	

Adaptada de: ACOG. Management of herpes in pregnancy. *ACOG Practice Bulletin* No. 82. American College of Obstetricians and Gynecologists. *Obstet Gynecol* 2007; **109:** 1233-1248.

RESUMO DAS EVIDÊNCIAS

A revisão Cochrane da profilaxia antiviral no terceiro trimestre de gravidez, para evitar recorrências genitais maternas causadas pelo vírus herpes simples e também infecção neonatal, constatou que a probabilidade de mulheres que receberam profilaxia antiviral terem uma recorrência de herpes genital no trabalho de parto foi significativamente menor (RR de 0,28, IC de 95%: 0,18-0,43), a probabilidade de ter um parto por cesárea decorrente do herpes genital foi menor (RR de 0,30, IC de 95%: 0,20-0,45), e a probabilidade de ter HSV detectado no trabalho de parto foi menor (RR de 0,14, IC de 95%: 0,05-0,39).

Não houve evidências suficientes para determinar se a profilaxia antiviral reduzia o risco de herpes neonatal.

42 • Infecções genitais pelo vírus herpes simples em mulheres

No momento do trabalho de parto, todas as mulheres devem ser questionadas com relação a sintomas de herpes genital, e a vulva, vagina e colo uterino devem ser atentamente examinados à procura de lesões herpéticas. O parto vaginal é indicado quando a paciente não possui sintomas prodrômicos ou lesões ativas. Entretanto, se ela possui sintomas ou lesões, a ACOG recomenda a realização de cesariana para reduzir a exposição neonatal ao herpes genital. O parto por cesárea reduz, significativamente, porém não elimina por completo o risco de herpes neonatal. Após o parto, o pediatra deve ser informado da história materna para observar sinais iniciais de infecção neonatal.

Bibliografia

ACOG. Gynecologic herpes simplex virus infections. *AGOG Practice Bulletin* No. 57. American College of Obstetricians and Gynecologists. *Obstet Gynecol* 2004; **104:** 1111-1118.

ACOG. Management of herpes in pregnancy. *AGOG Practice Bulletin* No. 82. American College of Obstetricians and Gynecologists. *Obstet Gynecol* 2007; **109:** 1489-1498.

Brown ZA, Gardella C, Wald A, Morrow RA, Corey L. Genital herpes complicating pregnancy [published erratum appears in *Obstet Gynecol* 2006; 107: 428]. *Obstet Gynecol* 2005; **106:** 845-856.

Corey L, Wald A. Genital herpes. In: *Sexually Transmitted Diseases,* 4th edn. (Holmes KK, Sparling PF, Stamm WE, *et al.*, eds.). New York: McGraw-Hill Medical, 2008; pp. 399-437.

Corey L, Wald A. Maternal and neonatal herpes simplex virus infections. *New Engl J Med* 2009; **361:** 1376-1385.

Corey L, Wald A, Patel R, Sacks SL, Tring SK, Warren T, *et al.* Once-daily valacyclovir to reduce the risk of transmission of genital herpes. Valacyclovir HSV Transmission Study Group. *New Engl I Med* 2004; **350:** 11-20.

Hollier LM, Wendel GD. Third trimester antiviral prophylaxis for preventing maternal genital herpes simplex virus (HSV) recurrences and neonatal infection. *Cochran Database Syst Rev* 2008 Jan; (**1**): CD004946.

Wald A, Langenberg AG, Link K, *et al.* Effect of condoms on reducing the transmission of herpes simplex virus type 2 from men to women. *J Am Med Assoc* 2001; **285:** 3100-3106.

Workowski KA, Berman SM. Sexually transmitted diseases treatment guidelines, 2010. Centers for Disease Control and Prevention. www.cdc.gov/std/treatment/2010, accessed 8/30/2011.

5

Infecção por Sífilis em Mulheres

Katherine M. Holman[1] ■ **Alice Goepfert[2]**

[1]Department of Medicine, Division of Infectious Diseases,
University of Alabama at Birmingham, Birmingham, AL, USA
[2]Department of Obstetrics and Gynecology, Division of Maternal-Fetal Medicine,
University of Alabama at Birmingham, Birmingham, AL, USA

Epidemiologia

A sífilis continua presente na sociedade moderna. Embora as taxas relatadas tenham diminuído no final da década de 1990 para 2,2 casos/100.000 pessoas, houve um aumento constante desta taxa na última década. O maior aumento foi visto em homens; todavia, as mulheres demonstraram uma mudança menor, porém não menos importante, de 0,8 caso em 2004 para 1,4 caso/100.000 mulheres em 2009, com um impacto desproporcional nas mulheres afro-americanas vivendo no sudeste dos Estados Unidos, como mencionado nos relatórios de vigilância do CDC. As taxas permanecem mais altas nas mulheres mais jovens, na faixa etária de 20 a 24 anos, representando a taxa mais alta de casos em 2009. Os fatores associados ao risco aumentado de sífilis incluem múltiplos parceiros sexuais, uso inconsistente de preservativo e características do parceiro.

Apresentação clínica

A sífilis é uma infecção causada pela bactéria *Treponema pallidum*. A sífilis é chamada de "o grande imitador" em referência à sua capacidade de causar uma ampla gama de manifestações em quase todos os órgãos. Sem um alto índice de suspeita, os casos podem facilmente ser erroneamente diagnosticados. Classicamente, a sífilis não tratada evolui por intermédio de quatro estágios característicos: sífilis primária, secundária, latente e terciária.

Sífilis primária

A lesão inicial, o cancro (veja Figura 5.1), aparece aproximadamente de 1 semana a 3 meses após exposição a um parceiro infectado. Os cancros classicamente possuem bordas endurecidas e simétricas, são insensíveis ao toque e geralmente solitários. Significativamente, os cancros podem ocorrer em qualquer sítio de exposição – períneo, vagina, colo do útero, orofaringe e reto. Consequentemente, dada a ausência de sintomas e a possibilidade de infecção nos sítios de exposição de visualização difícil, é relativamente comum que os sinais da infecção inicial – ou seja, um cancro vaginal ou cervical – passem despercebidos pelas mulheres. Como resultado, mulheres são mais comumente diagnosticadas durante o segundo estágio. Mesmo sem tratamento apropriado, os cancros irão resolver-se espontaneamente ao longo de algumas semanas.

> ★ **DICAS & TRUQUES**
>
> A sífilis primária geralmente se manifesta com um cancro. Em decorrência de sua relativa falta de sintomas e a possibilidade de aparecimento em locais de difícil visualização, os cancros e, consequentemente, a sífilis primária geralmente não são detectados pelo médico ou pela paciente. Visto que os sintomas regridem espontaneamente sem tratamento, as mulheres não são comumente diagnosticadas até os estágios posteriores, geralmente por rastreamento.

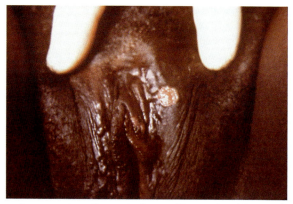

Figura 5.1. Cancro vulvar em paciente diagnosticada com sífilis primária. (Cortesia do CDC.)

Sífilis secundária

> ★ **DICAS & TRUQUES**
>
> Manifestações da sífilis secundária ocorrem na maioria dos pacientes sem tratamento, concomitante ao – ou algumas semanas após – aparecimento do cancro primário. Este estágio representa um período de pico da bacteriemia e da disseminação.

Embora seja possível uma gama de manifestações (incluindo sinais imperceptíveis), três sinais clássicos serão discutidos nesta seção: erupção cutânea, condiloma plano e placas mucosas. A erupção cutânea geralmente se manifesta em um padrão maculopapular difuso, frequentemente envolvendo as palmas das mãos e as solas dos pés (Figura 5.2).

No entanto, a erupção pode ser extremamente variável, podendo mimetizar outros processos cutâneos, como psoríase, eritema multiforme, pitiríase rósea ou uma erupção medicamentosa. Condilomas planos são lesões úmidas e elevadas, que geralmente ocorrem na parte superior das coxas, dos lábios vaginais ou das nádegas (Figura 5.3). As lesões podem ser confundidas com verrugas; todavia, o condiloma plano tipicamente aparece ao longo de um período de dias a semanas, ao contrário das verrugas, que crescem mais lentamente. Placas mucosas normalmente ocorrem nas pregas nasolabiais ou cavidade oral e apresentam um aspecto de placas acinzen-

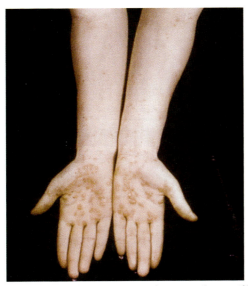

Figura 5.2. Erupção cutânea na região palmar em paciente diagnosticada com sífilis secundária. (Cortesia do CDC/Robert Sumpter.)

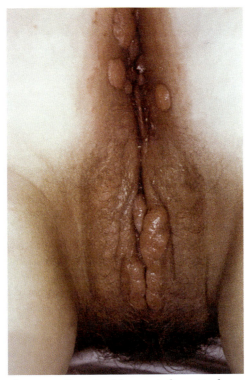

Figura 5.3. Condilomas planos na região perineal de paciente diagnosticada com sífilis secundária. (Cortesia do CDC/Robert Sumpter.)

46 • Infecção por sífilis em mulheres

tadas/prateadas com eritema circundante. Todas estas lesões podem transmitir sífilis, porém as placas mucosas e condiloma plano contêm concentrações muito altas de *T. pallidum* e, consequentemente, são extremamente contagiosas.

Sífilis latente

Mesmo sem tratamento, os sinais dos estágios anteriores se resolvem, e pacientes não tratadas geralmente irão entrar no estágio latente, definido como a presença de testes sorológicos reativos sem sinais ou sintomas aparentes. Com base no potencial de recidiva e possível infectividade, o estágio latente é dividido em precoce (≤ 1 ano pós-exposição) e tardio (≥ 1 ano pós-exposição). Recidivas dos sintomas do estágio secundário ocorrem em aproximadamente 25% das pacientes durante o estágio latente. A divisão do estágio latente em precoce e tardio tem implicações importantes nas diretrizes de tratamento e notificação do parceiro (veja a seguir).

Sífilis terciária

Geralmente três resultados são observados quando a infecção não é tratada: resolução espontânea da infecção, latência persistente ou progressão para o estágio terciário após um período de anos a décadas. Normalmente, as manifestações terciárias ocorrem na forma de neurossífilis, sífilis cardiovascular ou sífilis gomatosa. Atualmente, todas são relativamente raras nos Estados Unidos.

Diagnóstico

Visto que o *Treponema pallidum* não pode ser cultivado com os métodos laboratoriais básicos, o exame sorológico é a base do diagnóstico. A microscopia de campo escuro, onde disponível, pode ser utilizada para avaliar o exsudato das lesões ativas, porém é adequada somente para a identificação positiva, visto que três amostras distintas são necessárias para um negativo definitivo. O diagnóstico sorológico conta com dois tipos diferentes de teste: treponêmico, que detecta anticorpos específicos contra *Treponema pallidum*, e não treponêmico, que utiliza um antígeno constituído por cardiolipina, lecitina e colesterol que reage com os anticorpos anti*T. pallidum*. No passado, os testes não treponêmicos (RPR, VDRL) eram utilizados como o teste de triagem/inicial, e, quando positivos, eram, então, confirmados por um teste treponêmico (TPHA, FTA-ABS). O teste confirmatório é utilizado, pois testes não treponêmicos podem apresentar resultados falso-positivos por outras etiologias (gravidez, determinadas infecções virais, doenças reumáticas, uso de drogas intravenosas etc.). Os testes treponêmicos geralmente permanecem reagentes por toda a vida e não podem ser usados para diferenciar entre uma infecção ativa ou uma infecção previamente tratada.

Mais recentemente, imunoensaios enzimáticos treponêmicos e ensaios quimioluminescentes (EIA/CIAs) têm sido utilizados para o teste de triagem inicial em alguns cenários, seguido por um teste não treponêmico para confirmação. Esta triagem em "sequência reversa" tornou-se mais comum, visto que o EIA é um teste automatizado e mais fácil de usar. Entretanto, isto pode levar a resultados discordantes, em que o teste treponêmico (EIA/CIA) é positivo, mas o teste não treponêmico (RPR, VDRL) é negativo. Três situações poderiam resultar em um teste discordante: (1) sífilis prévia, com ou sem tratamento prévio; (2) estágio muito precoce da sífilis primária – anticorpos não treponêmicos ainda não se desenvolveram; ou (3) um teste treponêmico falso-positivo. Por serem relativamente novos, o *Centers for Disease Control and Prevention* (CDC) avaliou o uso destes testes de 2006 a 2010. Os achados indicaram que resultados discordantes ocorrem com maior frequência em áreas de baixa prevalência. Embora o CDC recomende o uso continuado da triagem tradicional, se a sequência reversa for usada e resultados discordantes forem encontrados (ou seja, +EIA/CIA, – RPR/VDRL), o CDC recomenda a realização de testes adicionais com um ensaio treponêmico diferente (TPHA, FTA-ABS). Sífilis é improvável se o terceiro teste for negativo.

Exame físico e anamnese detalhada, incluindo um histórico sexual completo, são necessários para determinar o estágio da sífilis, avaliar qualquer histórico de tratamento e quaisquer infecções concomitantes. Todas as pessoas com um resultado positivo para sífilis também devem ser testadas para HIV, visto que ambas são coinfecções comuns. A triagem de rotina de indivíduos assintomáticos na população em geral não é recomendada. Entretanto, a triagem de rotina da sífilis é recomendada em populações consideradas de alto risco, como homens que têm relações sexuais com outros homens, trabalhadores do sexo, pessoas que trocam sexo por drogas e aqueles com parceiros de alto risco. Nestes grupos, os intervalos apropriados para triagem não foram determinados. O rastreamento da sífilis também é recomendado como parte dos cuidados pré-natais de rotina para todas as mulheres grávidas decorrente das consequências potencialmente devastadoras da sífilis durante a gravidez.

Tratamento

A administração de penicilina por via parenteral permanece o tratamento-padrão da sífilis, com base em mais de 50 anos de experiência clínica. Penicilina benzatina por via intramuscular é a preparação utilizada nos Estados Unidos. Em todos as pacientes, o tratamento é com base no estágio da doença ao diagnóstico (Tabela 5.1).

Durante o tratamento, todas as pacientes devem ser orientadas sobre a possibilidade da reação de Jarisch-Herxheimer, uma reação inflamatória sistêmica de etiologia desconhecida que pode ocorrer em torno de 24-48 horas pós-tratamento com a penicilina. Classicamente, a paciente apresenta febre, calafrios, mialgias, dor de cabeça e outros critérios da síndrome da resposta inflamatória sistêmica. Notoriamente, isto não representa uma reação alérgica à penicilina. A reação é normalmente autorresolutiva e pode ser sintomaticamente tratada com fluidos e anti-inflamatórios. Não se recomenda o uso de prednisona, embora também seja eficaz.

> ### ⊗ CIÊNCIA REVISTA
>
> A reação de Jarisch-Herxheimer pode ocorrer em 10-25% dos pacientes tratados para sífilis. É caracterizada por febre, calafrios, mialgias, dor de cabeça e outros critérios da síndrome da resposta inflamatória sistêmica. Representa uma reação inflamatória sistêmica, embora a exata etiologia permaneça desconhecida. Notoriamente, isto não representa uma reação/alergia à penicilina – uma preocupação comum decorrente da possível similaridade nos sintomas.

Resposta à terapia

O acompanhamento é imperativo para documentar o resultado do tratamento – sugere-se no mínimo a repetição do teste não treponêmico usado para diagnóstico (RPR ou VDRL) em 6 e 12 meses. Determinadas situações clínicas podem justificar um acompanhamento sorológico mais frequente. Geralmente, uma queda sustentada de 4 vezes no título (ou seja, 1:16 → 1:4), ou soroconversão para negativo, deve ocorrer após 12 meses. Entretanto, aproximadamente 15% das pacientes com sífilis precoce não atingem o declínio no título de 4 vezes (ou duas diluições) usado para definir resposta à terapia. Estas pacientes são referidas como "serofast", e o tratamento apropriado dessas mulheres permanece uma área de debate. Monitoramento e avaliação clínica para a possível necessidade de repetição do tratamento são necessários.

48 • Infecção por sífilis em mulheres

Tabela 5.1. Regimes terapêuticos recomendados para pacientes não grávidas (adaptada das Diretrizes para Tratamento de DST; CDC 2010)

Estágio	Recomendado	Alternativa para pacientes alérgicas à penicilina
Primário/secundário	2,4 milhões de unidades de penicilina benzatina IM × 1	Doxiciclina 100 mg VO, 2 vezes ao dia por 14 dias
Latente precoce	2,4 milhões de unidades de penicilina benzatina IM × 1	Doxiciclina 100 mg VO, 2 vezes ao dia por 14 dias
Latente tardio ou duração desconhecida	2,4 milhões de unidades de penicilina benzatina IM × 3 doses, administradas durante 3 semanas com intervalo de 1 semana entre as doses	Doxiciclina 100 mg VO, 2 vezes ao dia por 28 dias
Terciário sem evidência de neurossífilis	2,4 milhões de unidades de penicilina benzatina IM × 3 doses, administradas durante 3 semanas com intervalo de 1 semana entre as doses	Consultar um especialista
Neurossífilis	18-24 milhões de unidades por dia de penicilina G cristalina aquosa, fracionada em doses de 3-4 milhões de unidades IV a cada 4 horas, ou por infusão contínua, durante 10-14 dias	Consultar um especialista

Tratamento do parceiro

A notificação de um resultado positivo para sífilis às autoridades de saúde pública é obrigatória por lei. Isto possibilita a determinação da taxa de incidência de casos e o rastreamento e notificação do parceiro, geralmente por Especialistas em Investigação de Doenças do Ministério da Saúde (EIDs). Embora a notificação do parceiro através de EIDs não seja comumente realizada para todas as infecções sexualmente transmissíveis, a sífilis e o HIV são infecções normalmente priorizadas, em que os pacientes com um teste positivo são contactados para identificar os parceiros, e estes parceiros são contactados para a realização de testes e tratamento (um processo conhecido como notificação pelo profissional de saúde). Os profissionais de saúde devem estar informados a respeito das políticas locais de notificação das ISTs. O CDC recomenda os seguintes períodos de contato para notificação do parceiro pelo estágio da sífilis: primária (90 dias antes da instalação da lesão primária); secundária (6,5 meses antes do início dos sintomas secundários) e latente precoce (1 ano antes do início do tratamento). Embora a notificação do parceiro seja importante para todas as pacientes com sífilis, esta é uma prática essencial para evitar possível reexposição de gestantes e infecção do feto.

Casos especiais

Sífilis em pacientes com HIV

Uma triagem, utilizando-se testes não treponêmicos, é recomendada em um momento inicial e, no mínimo, anualmente em todas as pessoas sexualmente ativas com HIV. Um rastreio mais frequente pode ser indicado com base nos fatores de risco. Diagnóstico e regimes terapêuticos são os mesmos para pacientes com sífilis coinfectados pelo HIV. No entanto, em virtude das preocupações sobre a possibilidade de maior falha do tratamento gerada pelos relatos clínicos e pequenos estudos de séries de casos, recomenda-se um acompanhamento mais rigoroso com titulação de anticorpos não treponêmicos aos 3, 6, 9, 12 e 24 meses. Embora existam algumas preocupações de que pacientes com HIV possam ter respostas sorológicas atípicas, há um maior risco para pacientes com neurossífilis, que são possivelmente mais propensos a experimentar falha do tratamento, o CDC não recomenda o uso de um regime terapêutico diferente daquele recomendado para pacientes HIV-negativos.

Sífilis na gravidez

O rastreio durante a gravidez é a base para a prevenção da sífilis congênita. Sífilis é uma doença particularmente importante a ser avaliada, dada sua longa latência clínica, a disponibilidade de terapia eficaz e os resultados potencialmente devastadores se mãe/feto não são tratados apropriadamente. As taxas de transmissão vertical relatadas são de 70-100% nos casos de sífilis primária, e 40% nos casos de sífilis latente precoce.

Rastreio/tratamento

O rastreio deve ser realizado em todas as gestantes na primeira consulta do pré-natal utilizando o mesmo protocolo de pacientes não grávidas; gestantes de alto risco (ou seja, vivendo em uma área com alta incidência de sífilis, múltiplos parceiros sexuais ou ausência de rastreio prévio documentado) devem ser testadas novamente com aproximadamente 28 semanas de gestação e mais uma vez durante o parto. Qualquer gestante que esteja em contato sexual com uma pessoa diagnosticada com sífilis deve ser tratada empiricamente. Visto que as leis locais ou diretrizes do Ministério da Saúde podem ser mais rigorosas e substituir estas recomendações, os médicos devem estar familiarizados com as políticas locais. De modo ideal, o tratamento completo da sífilis em gestantes deve ocorrer ≥ 30 dias antes do parto, utilizando o esquema de dosagem de penicilina apropriado para o estágio da sífilis da paciente. O CDC estabelece que nenhuma alteração no tratamento da sífilis é necessária para mulheres grávidas. No entanto, pacientes com alergia à penicilina precisam ser dessensibilizadas no hospital e o tratamento iniciado imediatamente após o término da dessensibilização. As alternativas à penicilina não são recomendadas para tratamento em gestantes (Tabela 5.2). Se disponível, um teste alérgico deve ser realizado para confirmar alergia à penicilina; se a bateria completa de testes for negativa, a paciente pode ser tratada sem dessensibilização. Uma excelente visão geral das recomendações para a execução dos testes de alergia está disponível na versão mais recente das Diretrizes para Tratamento de DST do CDC. A cura fetal não foi demonstrada de forma confiável com o uso de eritromicina; tetraciclinas devem ser evitadas decorrentes da toxicidade fetal.

Duas preocupações surgem quando as mulheres são diagnosticadas durante a segunda metade da gravidez: (1) necessidade para avaliação do feto por ultrassonografia e (2) preocupação de trabalho de parto prematuro e/ou sofrimento fetal se o tratamento desencadear a reação de Jarisch-Herxheimer. Atualmente, o CDC recomenda a avaliação ultrassonográfica do feto no momento do diagnóstico da sífilis para evidência de sífilis congênita, visto que esta condição pode indicar um risco aumentado de fracasso do tratamento fetal. Após tratamento, as mulheres na segunda metade da gestação devem ser orientadas a buscar cuidados obstétricos imediatos se apresentarem febre, contrações ou uma redução dos movimentos fetais. Entretanto, a preocupação com uma destas possibilidades não deve retardar o tratamento materno da sífilis diagnosticada.

Alguns especialistas recomendam aumentar o número/dose da penicilina benzatina no tratamento de uma gestante com sífilis. Esta preocupação surgiu em consequência de estudos de coorte avaliando as taxas de falha/sucesso tanto das diretrizes do CDC como dos regimes

50 • Infecção por sífilis em mulheres

Tabela 5.2. Regimes terapêuticos recomendados para pacientes grávidas (adaptado das Diretrizes para Tratamento de DST; CDC 2010)

Estágio	Recomendado	Alternativa para pacientes alérgicas à penicilina
Primário/secundário	2,4 milhões de unidades de penicilina benzatina IM × 1	Consultar um especialista
Latente precoce	2,4 milhões de unidades de penicilina benzatina IM × 1	Consultar um especialista
Latente tardio ou duração desconhecida	2,4 milhões de unidades de penicilina benzatina IM × 3 doses, administradas durante 3 semanas com intervalo de 1 semana entre as doses	Consultar um especialista
Terciário sem evidência de neurossífilis	2,4 milhões de unidades de penicilina benzatina IM × 3 doses, administradas durante 3 semanas com intervalo de 1 semana entre as doses	Consultar um especialista
Neurossífilis	18-24 milhões de unidades por dia de penicilina G cristalina aquosa, fracionada em doses de 3-4 milhões de unidades IV a cada 4 horas, ou por infusão contínua, durante 10-14 dias	Consultar um especialista

terapêuticos com penicilina em dose elevada. Donders *et al.* (1997) investigaram um regime planejado de uma dose de 7,2 milhões de unidades de penicilina benzatina ao longo de 3 semanas. Este regime posológico não demonstrou uma redução significativa na sífilis congênita, porém pacientes que receberam duas ou três injeções exibiram menores taxas de prematuridade e mortalidade neonatais. Notoriamente, a maioria das mulheres que não completou o tratamento deu à luz em menos de 4 semanas de qualquer injeção de penicilina. Alexander *et al.* (1999) analisaram um estudo de coorte grande adicional envolvendo pacientes com sífilis recente (primária, secundária, latente precoce) e sífilis latente tardia, avaliando as diretrizes terapêuticas recomendadas pelo CDC, que demonstraram uma eficácia de 98,2% com a única redução significativa ocorrendo na taxa de sucesso observada na sífilis secundária.

O acompanhamento pós-tratamento deve incluir a titulação de anticorpos no terceiro trimestre e no parto. Embora titulações mensais fossem recomendadas no passado, o fracasso do tratamento fetal não é previsto pela resposta sorológica materna. Contudo, titulações mensais podem ainda ser consideradas nas pacientes em alto risco de reinfecção, ou seja, naquelas que vivem em áreas de alta prevalência. De modo ideal, uma resposta apropriada à terapia (isto é, um declínio de 4 vezes no título) deve ser documentada 30 dias antes do parto. Se, no momento do parto, isto não tiver sido/não puder ser realizado, a avaliação do neonato deve ser com base nas recomendações disponíveis na versão mais recente das Diretrizes para Tratamento de DST do CDC. Nenhuma criança nascida de uma mãe com evidência sorológica e/ou sem avaliação documentada para sífilis durante a gravidez deve deixar o hospital sem prévio exame e possível tratamento.

Sífilis congênita

Os dados mais recentes do CDC (2009) relataram uma taxa de 10 casos/100.000 nascidos vivos nos Estados Unidos. O estágio da sífilis presente durante a gravidez pode ter efeito sobre o prognóstico fetal – nascimento prematuro ou morte perinatal é mais provável em mulheres com sífilis primária ou secundária do que em mulheres com infecção latente. Cuidados pré-natais tardios ou limitados permanecem um risco para sífilis congênita, porém a não adesão aos protocolos de rastreio também contribui.

> ### ⬡ CIÊNCIA REVISTA
>
> No geral, a taxa de sífilis congênita tem aumentado desde 2005, com uma elevação simultânea nas taxas de sífilis primária e secundária em mulheres desde 2004. Dada esta relação temporal, um risco aumentado de sífilis congênita é observado nos mesmos grupos que correm um risco maior para sífilis primária e secundária.

Definição de caso de sífilis congênita

Vigilância epidemiológica: criada pelo CDC para fornecer rápida vigilância do caso (idealmente usada logo após o nascimento), assim como para proporcionar uma classificação padronizada mais simples a fim de possibilitar comparação entre diferentes regiões.

Quadro clínico: os sinais em infantes < 2 anos de idade incluem obstrução nasal, condiloma plano (ambos altamente contagiosos), erupção cutânea, hepatoesplenomegalia, icterícia, edema, anemia ou pseudoparalisia. Estigmas em crianças mais velhas incluem molares em amora, dentes de Hutchinson, nariz em sela, encurvamento da porção anterior da tíbia, fronte olímpica, surdez nervosa, ceratite intersticial, rágades periorais ou artrite (articulações de Clutton).

Visto que somente os casos mais graves serão evidentes ao nascimento (ou como natimortos sifilíticos), o diagnóstico pode ser difícil. A definição de vigilância, como é usada de forma direta, pode resultar em inclusões repetidas e, consequentemente, tratamento excessivo. No entanto, em razão dos resultados potencialmente devastadores da sífilis não tratada em um neonato, comparado ao risco relativamente baixo do tratamento (ou seja, penicilina), o tratamento excessivo é preferível.

Sumário

A sífilis continua sendo uma doença de notável importância à saúde pública. Apresentações clínicas variáveis tornam o rastreio essencial nos grupos de alto risco, assim como em gestantes. O diagnóstico apoia-se em exames clínico e físico detalhados, como na execução de testes sorológicos. O tratamento baseia-se no estágio da doença ao diagnóstico. A penicilina é a base do tratamento, sendo a única opção aceitável em gestantes diagnosticadas com sífilis. O acompanhamento com exames sorológicos sequenciais para documentar uma resposta apropriada ao tratamento é particularmente importante em mulheres grávidas; esta resposta é preferivelmente documentada 30 dias antes do parto. Todos os bebês nascidos de mulheres não submetidas ao rastreio, ou não tratadas ou sem uma resposta terapêutica apropriada, precisam ser avaliados para sinais/sintomas de sífilis congênita, e ter considerada terapia com penicilina antes de receber alta. Diagnóstico e intervenção precoces são necessários para reduzir a morbidade por sífilis.

52 • Infecção por sífilis em mulheres

Bibliografia

Aberg JA, Kaplan JE, Libman H, *et al.* Primary care guidelines for the management of persons infected with human immunodeficiency virus: 2009 update by the HIV Medicine Association of the Infectious Diseases Society of America. *Clin Infect Dis* 2009; **49:** 651-681.

Alexander JM, Sheffield JS, Sanchez PJ, *et al.* Efficacy of treatment for syphilis in pregnancy. *Obstet Gynecol* 1999; **93:** 5-8.

American Academy of Pediatrics Committee on Fetus and Newborn and the American College of Obstetricians and Gynecologists Committee on Obstetrics. Perinatal infections. In: *Guidelines for Perinatal Care,* 6th edn. AAP (Grove Park, IL) and ACOG (Washington, DC), 2007; pp. 303-348.

Augenbraun M. Syphilis. In: *Current Diagnosis & Treatment: Sexually Transmitted Diseases* (Klausner JD, Hook EW III, eds.). McGraw-Hill Medical: New York, NY, 2007; pp. 119-129.

Centers for Disease Control and Prevention. *Sexually Transmitted Disease Surveillance 2000 Syphilis Surveillance Report.* Division of STD Prevention, US Department of Health and Human Services: Atlanta, December 2001.

Centers for Disease Control and Prevention. Congenital syphilis case investigation and reporting form instructions. Form: CDC 73.126 REV. 10-2003. http://www.cdc.gov/std/program/ConSyphlnstr11-2003.pdf. Accessed March 31, 2011.

Centers for Disease Control and Prevention. Discordant results from reverse sequence syphilis screening – five laboratories, United States, 2006-2010. *MMWR* 2011 Feb; **60(5):** 133-137.

Centers for Disease Control and Prevention. Primary and secondary syphilis – Jefferson County, Alabama, 2002-2007. *MMWR* 2009 May 8; **58** (17): 463-467.

Centers for Disease Control and Prevention. *Sexually Transmitted Disease Surveillance 2009.* US Department of Health and Human Services: Atlanta, 2010.

Centers for Disease Control and Prevention. Sexually transmitted diseases treatment guidelines, 2010. *MMWR* 2010; **59** (No. RR-12): 1-110.

Centers for Disease Control and Prevention. Sexually transmitted diseases treatment guidelines. *MMWR* 1993; **42** (No. RR-14).

Donders GG, Desmyter J, Hooft P, Dewet GH. Apparent failure of one injection of benzathine penicillin G for syphilis during pregnancy in human immunodeficiency virus-seronegative African women. *Sex Transm Dis* 1997; **24:** 94-101.

Doroshenko A, Sherrard J, Pollard AJ. Syphilis in pregnancy and the neonatal period. *Internat Journal STD & AIDS* 2006; **17:** 221-228.

Golden MR, Faxelid E, Low N. Partner notification for sexually transmitted infections including HIV infection: an evidence-based assessment. In: *Sexually Transmitted Diseases,* 4th edn. (Holmes K, *et al.,* eds.). McGraw-Hill Medical: New York, NY, 2008; pp. 965-984.

Hitti J, Watts DH. Bacterial sexually transmitted infections in pregnancy. In: *Sexually Transmitted Diseases,* 4th edn. (Holmes K, *et al.,* eds.). McGraw-Hill Medical: New York, NY, 2008; pp. 1529-1561.

Larsen SA, Steiner BM, Rudolph AH. Laboratory diagnosis and interpretation of tests for syphilis. *Clin Microbiol Rev* 1995; **8:** 1-21.

Sparling PF, Swartz MN, Musher DM, Healy BP. Clinical manifestations of syphilis. In: *Sexually Transmitted Diseases,* 4th edn. (Holmes K,*et al.,* eds.). McGraw-Hill Medical: New York, NY, 2008; pp. 661-684.

Tramont EC. *Treponema pallidum* (Syphilis). In: *Mandell, Douglas, and Bennett's: Principles and Practice of Infectious Diseases,* Vol II, 7th edn. (Mandell GL,*et al.,* eds.). Elsevier: Philadelphia, PA, 2010; pp. 3035-3053.

US Preventative Services Task Force. Screening for syphilis infection: recommendation statement. *Ann Fam Med* 2004; **2:** 362-365.

Wendel GD, Sheffield JS, Hollier LM, *et al.* Treatment of syphilis in pregnancy and prevention of congenital syphilis. *Clin Infect Dis* 2002; **35** (Suppl 2): S200-S209.

6

Cancro Mole e Linfogranuloma Venéreo

Tracy L. Lemonovich ■ **Robert A. Salata**

Division of Infectious Disease and HIV Medicine, University Hospitals Case
Medical Center, Case Western Reserve University, Cleveland, OH, USA

Cancro mole (*Haemophilus ducreyi*)

Introdução

Haemophilus ducreyi é o agente causador do cancro mole, uma infecção caracterizada pela presença de úlceras genitais e linfadenite inguinal. Embora relativamente incomum nos Estados Unidos, é uma causa importante de úlcera genital em cenários de recursos limitados (CRL), particularmente na África subsaariana. O diagnóstico definitivo do cancro mole é desafiador, provavelmente subestimando sua prevalência geral.

Etiologia microbiológica e patogênese

H. ducreyi é um cocobacilo Gram-negativo pequeno e altamente exigente, com exigência nutricional de hemina e um meio de cultura seletivo para seu crescimento. *H. ducreyi* foi classificado como uma espécie do gênero *Haemophilus* graças a suas propriedades bioquímicas, necessidades de crescimento e antígenos relacionados com outras espécies neste grupo. Entretanto, foi recentemente demonstrando por análise do rRNA que o *H. ducreyi* está apenas distantemente relacionado com outros hemófilos, como o *H. influenzae*. O *H. ducreyi* é atualmente classificado na família *Pasteurellaceae*. O *H. ducreyi* é um patógeno humano estrito, sem reservatórios animais ou ambientais. A infecção ocorre por meio da inoculação da bactéria via rupturas no epitélio durante o contato sexual com um indivíduo infectado. A bactéria é altamente infecciosa, com um modelo experimental humano demonstrando formação de pápulas em 50% dos casos com uma inoculação de uma única unidade formadora de colônia (UFC). Após infecção, a bactéria permanece no meio extracelular e se localiza em conjunto com leucócitos polimorfonucleares (PMNs), macrófagos, colágeno e fibrina. Evasão da fagocitose e morte fagocítica parecem ser um mecanismo importante de evasão do sistema imune na patogênese da infecção. Diversos fatores de virulência bacteriana foram identificados, incluindo lipo-oligossacarídeos (LOS), fímbrias, proteínas de choque térmico *(heat shock)*, proteínas da membrana externa e citotoxinas. A bactéria *H. ducreyi* secreta uma toxina distensora citoletal (CDT, do inglês *cytolethal distending toxin*), que pode exercer um papel importante no desenvolvimento ou persistência de lesões ulcerativas através da lesão de células epiteliais. Lesões ulcerativas do cancro mole estão associadas a um infiltrado de células mononucleares na derme, consistindo em números significativos de linfócitos T CD4+. Este infiltrado cutâneo de

54 • Cancro mole e linfogranuloma venéreo

células T CD4+ fornece um mecanismo capaz de facilitar a transmissão do vírus da imunodefi-ciência humana (HIV) pelo *H. ducreyi*. Infecção natural não confere imunidade protetora; consequentemente, há possibilidade de reinfecção pelo cancro. Reinfecção também foi de-monstrada em modelos experimentais humanos de infecção com *H. ducreyi*.

Epidemiologia

Nos Estados Unidos, houve um declínio constante no número de casos de cancro mole notifi-cados *ao Centers for Disease Control and Prevention* (CDC) da década de 1980 até o início da década de 2000. Desde aquela época, houve flutuação no número anual de casos, porém esse número permaneceu relativamente baixo. Nos Estados Unidos, a maioria dos casos de cancro mole é relatada nas cidades da região Leste e Sul. Nos dados de vigilância mais recentes (2009), somente 28 casos foram relatados de nove estados. Embora isto provavelmente repre-sente um declínio geral na incidência da doença, dificuldade no diagnóstico e falta de conheci-mento tornam o subdiagnóstico uma preocupação. Isto é ilustrado por vários estudos de-monstrando que um número significativo de úlceras genitais nos Estados Unidos é causado por *H. ducreyi*, quando esta etiologia é testada. O cancro mole também é uma causa importante de surtos de úlcera genital e está epidemiologicamente ligado a um aumento na soroprevalên-cia do HIV. *H. ducreyi* foi a causa de um surto de úlcera genital em Jackson, Mississipi (1994) em 39% dos casos testados pela reação em cadeia da polimerase (PCR) multiplex. Quando avaliado no contexto de surtos, o cancro é mais comumente relatado entre minorias, particu-larmente afro-americanos e hispânicos. Os casos de cancro também são mais frequentemente relatados em homens do que em mulheres, o que é pelo menos parcialmente explicado por a doença ser mais facilmente diagnosticada em homens. A transmissão primariamente ocorre em heterossexuais, e há uma forte associação entre o cancro e o uso de drogas ilícitas, pessoas que se prostituem e pessoas que trocam sexo por drogas.

Nos CRLs, o cancro é uma causa principal de úlcera genital na África subsaariana, América Latina e sudeste asiático. No entanto, a prevalência verdadeira do cancro é desconhecida em muitas destas áreas endêmicas graças aos recursos limitados disponíveis para diagnóstico. As-sim como nos Estados Unidos, vários estudos realizados em países em desenvolvimento obser-varam recentes reduções nos casos de úlcera genital secundária ao *H. ducreyi*, com um subse-quente aumento na proporção de úlcera genital em virtude do vírus herpes simples (HSV). Esta redução na prevalência de cancro nos países de CRLs pode ser decorrente do aumento do ras-treio regular das infecções sexualmente transmissíveis (ISTs) e antibioticoterapia empírica para úlcera genital.

Manifestações clínicas

O período de incubação da infecção por *H. ducreyi* é geralmente de 2-5 dias desde a inoculação até o desenvolvimento de sintomas. Ulceração genital é a manifestação clássica do cancro mole. A infecção comumente começa como uma pápula, que rapidamente evolui para uma pústula antes de erodir em uma úlcera profunda, indefinida e purulenta. As úlceras típicas são dolorosas, moles, bem circunscritas com margens irregulares e, geralmente, com material necrótico cinza ou amarelo na base. Podem ocorrer múltiplas úlceras, e estas podem coalescer formando uma grande área de ulceração. Aproximadamente metade dos pacientes possui lin-fadenopatia inguinal regional com formação de bubão, que se pode tornar flutuante e romper espontaneamente (Figura 6.1). A ulceração pode-se resolver espontaneamente antes do desenvolvimento de adenopatia e supuração. Os sítios mais comuns de ulceração incluem a glande do pênis, a coroa da glande ou o prepúcio em homens, e os lábios ou introito vaginal em mulheres. *H. ducreyi* não se dissemina sistemicamente, porém lesões extragenitais raramente

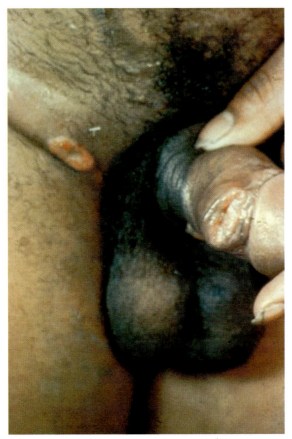

Figura 6.1. Lesão peniana do cancro mole e linfadenopatia inguinal. (Cortesia do *Centers for Disease Control and Prevention*, Divisão de Prevenção das DSTs, Fotografias Clínicas de DSTs.)

ocorrem, provavelmente em razão da autoinoculação. Úlceras não tratadas podem persistir por 1-3 meses sem tratamento. A presença de infecção concomitante pelo HIV pode levar a uma apresentação atípica do cancro, como múltiplas úlceras, maior duração da ulceração e lesões extragenitais.

O diagnóstico diferencial do cancro mole é amplo e consiste em outras causas de úlcera genital, incluindo sífilis primária com cancro, herpes genital, linfogranuloma venéreo e donovanose. Mais de um patógeno também pode estar presente em um único paciente, particularmente na coinfecção entre cancro mole e sífilis primária. Nos Estados Unidos, a causa mais comum de úlcera genital é o HSV, seguido pela sífilis e cancro. Causas não infecciosas de úlcera genital também devem ser consideradas, incluindo uma erupção fixa medicamentosa e a doença de Behçet.

Diagnóstico

O diagnóstico de cancro mole é difícil em decorrência da falta de disponibilidade de testes diagnósticos na maioria dos laboratórios, mesmo nas nações industrializadas. Em virtude dessas limitações, o diagnóstico clínico de cancro é comumente usado, embora já tenha sido demonstrado que este é frequentemente pouco sensível e/ou inespecífico. O CDC definiu os critérios clínicos para um diagnóstico provável de cancro como um guia para vigilância e início da terapia. O provável diagnóstico pode ser estabelecido quando todos os critérios a seguir são satisfeitos: (1) o paciente possui uma ou mais úlceras genitais dolorosas; (2) o paciente não possui evidência de infecção por *T. pallidum* pela microscopia de campo escuro do exsudato da úlcera ou por um teste sorológico para sífilis realizado pelo menos 7 dias após o início das úlceras; (3) a apresentação clínica, aparência das úlceras genitais e, quando presente, linfadenopatia regional são típicos do cancro mole; e (4) um teste para HSV realizado no exsudato da úlcera é negativo.

Um diagnóstico definitivo de cancro mole requer o isolamento laboratorial de *H. ducreyi*, devendo ser buscado para confirmação do diagnóstico sempre que possível. Coloração de Gram do exsudato da úlcera pode revelar pequenos cocobacilos Gram-negativos dispostos em cadeias (Figura 6.2) ou com um padrão clássico de "cardume de peixes", porém a sensibilidade é inferior a 50%. A identificação do *H. ducreyi* a partir da cultura do exsudato da úlcera ou aspirado da linfadenopatia supurativa confirma o diagnóstico, porém é difícil o crescimento laboratorial do microrganismo, que requer um meio seletivo não amplamente disponível. Desenvolvimentos no meio de cultura aumentaram o rendimento, com uma sensibilidade relatada de aproximadamente 75%. Outros métodos laboratoriais para detecção de *H. ducreyi*, especificamente a PCR, são as abordagens mais promissoras para diagnóstico. PCR multiplex para detecção de *H. ducreyi* foi associada a sensibilidades superiores a 95% em diversos estudos. Não existe um teste de PCR aprovado pela FDA para detecção de *H. ducreyi* nos Estados Unidos, porém a técnica pode ser realizada por laboratórios comerciais que tenham desenvolvido e verificado seu próprio teste. Infelizmente, esses testes não estão prontamente disponíveis para a maioria das doenças sexualmente transmissíveis (DSTs) e, quando realizados, os resultados não são imediatamente conhecidos. Portanto, as decisões de tratamento geralmente não são possíveis com base no teste microbiológico. Provas sorológicas para pesquisa de anticorpos têm sido usadas para estimar epidemiologicamente a prevalência do cancro, porém não são clinicamente úteis para determinar uma causa aguda de úlcera genital.

Tratamento

Com base na apresentação clínica típica com dados epidemiológicos de suporte, deve-se considerar o tratamento empírico na suspeita de cancro mole, enquanto os resultados dos exames laboratoriais estiverem pendentes. O tratamento bem-sucedido de cancro envolve a cura da infecção, a resolução dos sintomas clínicos e a prevenção da transmissão aos contatos sexuais.

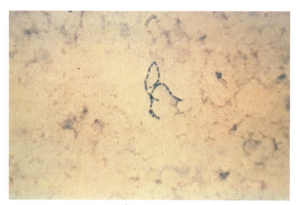

Figura 6.2. Coloração de Gram de *H. ducreyi*. (Cortesia do *Centers for Disease Control and Prevention*, Divisão de Prevenção das DSTs, Fotografias Clínicas de DSTs.)

6 Cancro mole e linfogranuloma venéreo • 57

Diversos agentes antibióticos foram usados no tratamento do cancro; terapia sob observação direta com dose única é desejável para assegurar que o tratamento apropriado seja concluído. Os regimes terapêuticos recomendados pelo CDC para tratamento do cancro incluem uma dose oral única de 1 g de azitromicina ou ceftriaxona 250 mg por via intramuscular. O tratamento com azitromicina foi associado a taxas de cura de aproximadamente 90%, com taxas de cura de até 98% no tratamento com ceftriaxona. Regimes terapêuticos alternativos incluem a administração oral de 500 mg de ciprofloxacina, 2 vezes ao dia por 3 dias, e eritromicina base, dose oral de 500 mg, administrada 3 vezes ao dia por 7 dias, porém estes regimes apresentam a desvantagem de necessitar de doses múltiplas por vários dias, que pode estar associada à não adesão ao tratamento. Ceftriaxona é o tratamento de escolha na gravidez. Foram relatados isolados de *H. ducreyi* resistentes a agentes antimicrobianos que eram previamente eficazes, como a resistência generalizada à combinação trimetoprim-sulfametoxazol. Rara resistência às quinolonas também foi relatada.

A melhora clínica geralmente ocorre logo após o início do tratamento, com alívio sintomático da dor em até 3 dias e melhora objetiva das úlceras em um período de 7 dias. Homens não circuncidados e pacientes infectados pelo HIV podem não responder tão rapidamente à terapia. Pacientes devem ser avaliados em 3 a 7 dias após início do tratamento. Se a resposta clínica não ocorrer em até 7 dias, deve-se considerar um possível diagnóstico incorreto, coinfecção com outra DST (especialmente sífilis), coinfecção com HIV, não adesão ao tratamento, ou resistência medicamentosa do *H. ducreyi*. Todos os pacientes tratados para cancro devem ser testados para sífilis e HIV, com repetição do teste 3 meses após um teste inicial negativo. Os parceiros sexuais de pacientes com cancro devem ser avaliados e tratados para cancro caso tenham tido contato sexual com o paciente em até 10 dias do início dos sintomas, mesmo se o contato for assintomático. Linfadenite flutuante deve ser tratada com punção aspirativa por agulha ou incisão e drenagem para prevenir o desenvolvimento de fístulas de drenagem ou úlceras secundárias. Casos avançados podem deixar cicatrizes mesmo com tratamento bem-sucedido.

> ### ★ DICAS & TRUQUES
>
> Tratamento sob observação direta com dose única de 1 g de azitromicina por via oral ou dose única de 250 mg de ceftriaxona por via IM é o tratamento de escolha para o cancro. Todos os pacientes tratados para cancro devem ser testados para HIV e sífilis antes do tratamento e após 3 meses. Os parceiros sexuais de pacientes com cancro devem ser tratados, mesmo quando assintomáticos, caso tenham tido contato sexual com o paciente em até 10 dias do início dos sintomas.

Linfogranuloma venéreo
(*Chlamydia trachomatis,* sorotipos L1, L2, L3)

Introdução

Linfogranuloma venéreo (LGV) é causado pelos sorotipos L1, L2, L3 da bactéria *Chlamydia trachomatis,* sendo caracterizado por ulcerações genitais e linfadenopatia. O LGV é endêmico nas regiões tropicais e subtropicais do mundo e causa doença esporádica nos países desenvolvidos. O diagnóstico é difícil somente com os sintomas clínicos e requer um alto grau de suspeita, assim como estudos laboratoriais adicionais para confirmação.

58 • Cancro mole e linfogranuloma venéreo

Etiologia microbiológica e patogênese

A *C. trachomatis* é uma das quatro espécies pertencentes à família *Chlamydiaceae*. Os membros da família *Chlamydiaceae* são organismos imóveis e intracelulares obrigatórios de células procariotas, com um único ciclo de vida bifásico. O corpo elementar é a forma extracelular transmissível do microrganismo que se liga a uma célula epitelial suscetível para iniciar o ciclo de vida. *C. trachomatis* pode, então, penetrar na célula por fagocitose, pinocitose ou endocitose mediada por receptor, embora estes mecanismos não tenham sido completamente elucidados. O corpo reticular é a forma intracelular da bactéria, replicando-se dentro da célula hospedeira. Em seguida, as clamídias abandonam a célula hospedeira no final do ciclo de crescimento por lise ou extrusão. O ciclo de vida da bactéria dura de 48 até 72 horas. Os sorotipos da *C. trachomatis* no LGV penetram no corpo através das células epiteliais da mucosa genital ou retal ou rupturas na pele, migrando, em seguida, para os linfonodos regionais por drenagem linfática. Pode ocorrer disseminação sistêmica com bacteriemia. As clamídias parecem induzir inflamação e lesão tecidual através da indução de citocinas, como interleucina-8 (IL-8). A endotoxina lipopolissacarídeo pode ser o principal antígeno clamidial que induz estas citocinas próinflamatórias. Dados sugerem que a *C. trachomatis* também é capaz de causar regulação negativa da resposta imune do hospedeiro para promover infecção de longa duração. Infecção natural por *C. trachomatis* confere proteção limitada contra reinfecção, embora tenham sido identificados mecanismos mediados por células e anticorpos que conferem imunidade parcial, geralmente de curta duração.

Epidemiologia

O LGV é endêmico na África, Índia, Sudeste Asiático, América do Sul e Caribe. Apesar da alta frequência de soropositividade à *C. trachomatis*, o LGV causa uma proporção geral relativamente baixa de úlcera genital nestas regiões quando comparado a outras etiologias, como HSV, sífilis ou cancro mole. No entanto, é difícil a determinação da prevalência real do LGV em um CRL, graças às limitações nas capacidades diagnósticas.

Embora relativamente raro nos países industrializados, o LGV tem tornado-se uma causa cada vez mais importante de surtos de retite na América do Norte, Reino Unido e Europa nos últimos 10 anos, particularmente em homens que fazem sexo com homens (HSH). Um sorotipo da *C. trachomatis* não descrito anteriormente, L2b, foi identificado como o principal sorotipo causador desta epidemia, sugerindo uma estreita ligação epidemiológica entre os surtos. Há uma forte associação entre o LGV e a infecção pelo HIV na população HSH, com uma prevalência de HIV entre os casos de LGV variando de 67-100% em uma metanálise de 13 estudos. Outros fatores de risco para LGV em HSH incluem coinfecção com o vírus da hepatite C, diagnóstico de outras infecções sexualmente transmissíveis e práticas sexuais de alto risco, como intercurso anal sem proteção, múltiplos parceiros sexuais e uso da internet e casas de sexo para encontro de parceiros sexuais. Ainda existe um forte debate com relação ao papel da colonização assintomática com os sorotipos da *C. trachomatis* no LGV como uma fonte desta infecção em HSH, com dados contraditórios sobre a prevalência da infecção subclínica.

Manifestações clínicas

A apresentação clássica do LGV ocorre em três estágios distintos. A infecção primária é caracterizada pelo desenvolvimento de uma lesão primária no sítio de inoculação, geralmente uma pápula pequena, úlcera ou reação inflamatória da mucosa. Os sítios mais comuns para as lesões primárias são o prepúcio ou glande do pênis em homens, e a vulva, parede vaginal ou colo do útero em mulheres. Outros possíveis sítios de infecção primária incluem a uretra e o reto. O período de incubação da infecção varia de 3 a 30 dias. A lesão primária é tipicamente indolor e autolimitada, normalmente se resolvendo em alguns dias sem deixar cicatrizes. Normalmente não é reconhecida pelo paciente até o desenvolvimento do estágio secundário. O estágio secundário da infecção ocorre dias a semanas após a infecção primária, e os sintomas estão relacionados com a extensão da infecção aos linfonodos regionais, causando linfadenopatia e sintomas frequentemente sistêmicos, como febre, mialgias e dor de cabeça. Os linfonodos envolvidos dependem do sítio inicial de inoculação, com envolvimento geralmente dos linfonodos inguinais em homens com infecção peniana primária (Figura 6.3), linfonodos inguinais e femorais em mulheres com infecção vulvar primária, e linfonodos ilíacos profundos na infecção primária anal.

A linfadenopatia é normalmente unilateral; o clássico "sinal do sulco" é indicado pela presença de adenopatia acima e abaixo do ligamento inguinal, que ocorre em aproximadamente 10-20% dos casos de LGV. A linfadenopatia pode coalescer formando um bubão ou massa inflamatória, que pode, espontaneamente, romper-se e formar fístulas ou trajetos fistulosos. Também pode ocorrer o desenvolvimento de uma síndrome anorretal, que é caracterizada por retocolite e uma massa inflamatória no reto e retroperitônio decorrente da proliferação do tecido linfático perirretal e intestinal. Esta síndrome pode resultar em complicações crônicas, como fístulas colorretais e estenoses. Os pacientes frequentemente apresentam sintomas sistêmicos, como febre, além da dor anorretal, secreção anal, constipação e/ou tenesmo. O terceiro estágio da infecção é caracterizado por inflamação crônica do trato genital, podendo causar fibrose e obstrução linfática com consequente elefantíase genital (Figura 6.4), fístulas, estenoses ou infertilidade.

O diagnóstico diferencial do LGV inclui outras causas de úlcera genital e linfadenopatia, incluindo sífilis primária, herpes genital, cancro mole e donovanose. Pode ocorrer coinfecção das lesões genitais e colorretais do LGV com outras infecções sexualmente transmissíveis, assim como superinfecção por bactérias não sexualmente transmissíveis.

Diagnóstico

O diagnóstico de LGV é difícil de estabelecer com base apenas nos sinais e sintomas clínicos, e a confirmação laboratorial da infecção pela *C. trachomatis* deve ser buscada sempre que possível. Para pacientes com infecção genital, amostras genitais ou de linfonodos (*swab* da lesão ou

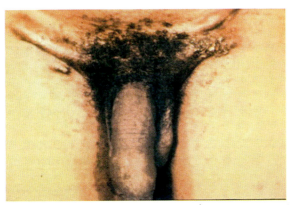

Figura 6.3. Linfadenopatia inguinal no linfogranuloma venéreo. (Cortesia do *Centers for Disease Control and Prevention*, Divisão de Prevenção das DSTs, Fotografias Clínicas de DSTs.)

60 • Cancro mole e linfogranuloma venéreo

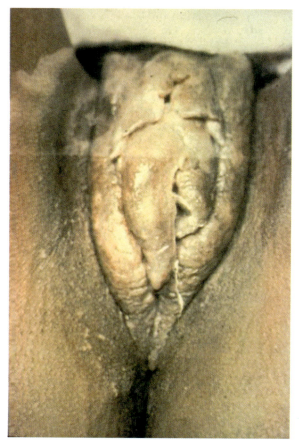

Figura 6.4. Elefantíase genital em uma mulher causada pelo linfogranuloma venéreo. (Cortesia do *Centers for Disease Control and Prevention*, Divisão de Prevenção das DSTs, Fotografias Clínicas de DSTs.)

aspirado do bubão inguinal) podem ser testadas para *C. trachomatis* por cultura, imunofluorescência direta ou detecção de ácidos nucleicos. No geral, o rendimento da cultura é baixo nos aspirados genitais e de linfonodos, com a bactéria sendo isolada por cultura a partir da secreção purulenta proveniente do bubão em aproximadamente 30% dos casos de LGV; a frequência de isolamento da bactéria é menor com amostras provenientes de outros sítios, como colo uterino ou uretra. Culturas específicas para clamídia também não estão amplamente disponíveis fora dos centros de referência. A detecção do antígeno por meio das provas de imunofluorescência direta (IFD) e imunoensaio enzimático (EIA) pode ser realizada com amostras obtidas na úlcera ou aspirado do linfonodo. A detecção do antígeno apresenta várias limitações, incluindo a necessidade de grande competência técnica para realização de IFD e a baixa sensibilidade de alguns testes de EIA e, portanto, essa modalidade diagnóstica foi em grande parte substituída pelos testes de amplificação do ácido nucleico (TAAN). TAANs detectam o DNA ou RNA clamidial e são altamente sensíveis e específicos. Adicionalmente, este método pode ser usado para diferenciar entre os sorotipos LGV e sorotipos não LGV por genotipagem com base em PCR. Os TAANs também podem ser usados nas amostras de *swab* retal, além de outros sítios. Infelizmente, esta tecnologia de genotipagem ainda não é amplamente acessível, porém, nos Estados Unidos, quando apropriada pode ser realizada pelo CDC por meio de laboratórios locais ou estaduais. Não existe um TAAN aprovado pela FDA para a detecção da *C. trachomatis* a partir de amostras retais, porém alguns laboratórios comerciais validaram seus próprios testes para uso clínico. A sorologia para clamídia, por fixação do complemento (FC) ou microimunofluorescência (MIF), não é diagnóstica, porém pode corroborar o diagnóstico de LGV no contexto clínico apropriado. A maioria dos testes sorológicos é limitada pela incapacidade de distinguir entre os sorotipos da *C. trachomatis* e pela não padronização da interpretação de um teste sorológico. No entanto, um título (IgG) > 1:64 pode fortalecer o diagnóstico de LGV no correto contexto clínico, e um título < 1:32 vai contra o diagnóstico, exceto na fase muito precoce da infecção. Alterações histopatológicas também são inespecíficas, porém podem corroborar o diagnóstico. Um teste cutâneo de hipersensibilidade tardia aos antígenos da clamídia, o teste de Frei, é de interesse histórico, porém não se encontra mais disponível.

Tratamento

O regime terapêutico de escolha recomendado pelo CDC para tratamento do LGV, incluindo retite, é o de uma dose oral de 100 mg de doxiciclina, administrada 2 vezes ao dia durante 21 dias. O regime terapêutico alternativo é a administração de eritromicina base de 500 mg, 4 vezes ao dia por 21 dias, que também é o tratamento de escolha durante a gravidez. Tratamento com 1 g de azitromicina, administrada semanalmente por via oral durante 3 semanas, e regimes prolongados à base de fluoroquinolonas também podem ser eficazes. O tratamento cura a infecção e detém lesão tecidual adicional, porém pode haver formação de tecido cicatricial mesmo com o tratamento adequado, quando este é fornecido tardiamente na evolução da infecção. A duração prolongada do tratamento recomendado é com base na experiência clínica de recorrência com o uso de terapia de curta duração e é corroborada por estudos demonstrando excreção prolongada do RNA clamidial de > 14 dias, mesmo após o início de terapia antimicrobiana apropriada. Todos os pacientes devem ser acompanhados até resolução dos sinais e sintomas da infecção, e pacientes com HIV podem ter um atraso na resolução e/ou necessitar de terapia mais prolongada. Pode ser necessária a punção aspirativa por agulha, ou incisão e drenagem, dos bubões inguinais para evitar o desenvolvimento de fístulas ou trajetos fistulosos relacionados com a ruptura. Todos os pacientes diagnosticados com LGV devem ser testados para HIV. Parceiros que tiveram contato sexual com um paciente com LGV em até 60 dias do início dos sintomas do paciente devem ser examinados, testados para infecção uretral ou cervical por clamídia, e tratados com um regime terapêutico padrão para infecções por clamídia, ou seja, com uma dose oral única de 1 g de azitromicina ou uma dose oral de 100 mg de doxiciclina, administrada 2 vezes ao dia durante 7 dias.

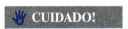

CUIDADO!

Um tratamento prolongado de 21 dias com doxiciclina é necessário para tratamento adequado do LGV. Pacientes com HIV podem ter um atraso na resposta ou necessitar de um período terapêutico estendido. Pode ocorrer recorrência da infecção com tratamento de menor duração.

62 • Cancro mole e linfogranuloma venéreo

Bibliografia

Batteiger BE, Xu F, Johnson RE, *et al.* Protective immunity to *Chlamydia trachomatis* genital infection: evidence from human studies. *J Infect Dis* 2010; **201** (Suppl 2): S178-S189.

Bong CT, Bauer ME, Spinola SM. *Haemophilus ducreyi:* clinical features, epidemiology, and prospects for disease control. *Microbes Infect* 2002; **4**: 1141-1148.

Centers for Disease Control and Prevention, Division of Sexually Transmitted Diseases. Sexually Transmitted Diseases Surveillance, Other Sexually Transmitted Diseases, 2009 National Report. (http://www.cdc.gov/std/stats09/other.htm). Accessed April 9, 2011.

Chen CY, Chi KH, Alexander S. A real-time quadriplex PCR assay for the diagnosis of rectal lymphogranuloma venereum and non-lymphogranuloma venereum *Chlamydia trachomatis* infections. *Sex Transm Infect* 2008; **84**: 273-276.

de Vries HJ, Smelov V, Middelburg JG, *et al.* Delayed microbial cure of lymphogranuloma venereum proctitis with doxycycline treatment. *Clin Infect Dis* 2009; **48**: 53-56.

Lewis DA. Chancroid: clinical manifestations, diagnosis, and management. *Sex Transm Infect* 2003; **79**: 68-71.

Mabey D, Peeling RW. Lymphogranuloma venereum. *Sex Transm Infect* 2002; **78**: 90-92.

Martin-Iguacel R, Llibre JM, Nielsen H, *et al.* Lymphogranuloma venereum proctocolitis: a silent endemic disease in men who have sex with men in industrialised countries. *Eur J Clin Microbiol Infect Dis* 2010; **29**: 917-925.

McLean CA, Stoner BP, Workowski KA. Treatment of lymphogranuloma venereum. *Clin Infect Dis* 2007; **44** (Suppl 3): S147-S152.

Mertz KJ, Trees D, Levine WC, *et al.* Etiology of genital ulcers and prevalence of human immunodeficiency virus coinfection in 10 US cities. The Genital Ulcer Disease Surveillance Group. *J Infect Dis* 1998; **178**: 1795-1798.

Moulder JW. Interaction of chlamydiae and host cells in vitro. *Microbiol Rev* 1991; **55**: 143-190.

Pathela P, Blank S, Schillinger JA. Lymphogranuloma venereum: old pathogen, new story. *Curr Infect Dis Rep* 2007; **9**: 143-150.

Ronn MM, Ward H. The association between lymphogranuloma venereum and HIV among men who have sex with men: systematic review and meta-analysis. *BMC Infect Dis* 2011; **11**: 70.

Sethi G, Allason-Jones E, Richens J, et at Lymphogranuloma venereum presenting as genital ulceration and inguinal syndrome in men who have sex with men in London, UK. *Sex Transm Infect* 2009; **85**: 165-170.

Spinola SM, Bauer ME, Munson RS Jr. Immunopathogenesis of Haemophilus ducreyi infection (chancroid). *Infect Immun* 2002; **70**: 1667-1676.

Taylor-Robinson D. Evaluation and comparison of tests to diagnose *Chlamydia trachomatis* genital infections. *Hum Reprod* 1997; **12**: 113-120.

Trees DL, Morse SA. Chancroid and *Haemophilus ducreyi:* an update. *Clin Microbiol Rev* 1995; **8**: 357-375.

Ward H, Alexander S, Carder C, *et al.* The prevalence of lymphogranuloma venereum infection in men who have sex with men: results of a multicentre case finding study. *Sex Transm Infect* 2009; **85**: 173-175.

Ward H, Martin I, Macdonald N, *et al.* Lymphogranuloma venereum in the United Kingdom. *Clin Infect Dis* 2007; **44**: 26-32.

Workowski KA, Berman S, Centers for Disease Control and Prevention (CDC). Sexually transmitted diseases treatment guidelines, 2010. *MMWR Recomm Rep* 2010; **59**: 1-110.

7

Vaginose Bacteriana

Jeanne M. Marrazzo

Division of Allergy and Infectious Diseases, University of Washington, and
Division of Infectious Diseases, Harborview Medical Center, Seattle, WA, USA

Introdução

Vaginose bacteriana (VB) é a forma mais prevalente de infecção vaginal em mulheres de idade reprodutiva, afetando 8-23%, e também é a etiologia mais comum de sintomas vaginais que induzem as mulheres a buscar cuidados médicos. VB representa uma condição em que os lactobacilos protetores da flora normal são substituídos por altas quantidades de anaeróbios comensais, resultando em vaginite sintomática em muitas mulheres. A VB sintomática, que é responsável por aproximadamente 60% de todos os casos, geralmente causa corrimento vaginal anormal em maior quantidade, tipicamente de cor cinza e uniformemente aderente à mucosa vaginal (Figura 7.1), e frequentemente de odor fétido. O odor, geralmente descrito como "de peixe", deriva da volatilização de aminas produzidas pelo metabolismo de um número abundante de bactérias anaeróbias característico deste distúrbio. Na prática clínica, a avaliação de mulheres com VB – ou, ainda, de mulheres com qualquer queixa vaginal – é geralmente complicada em razão do frequente uso de antifúngicos vaginais de venda livre para o autotratamento dos sintomas vaginais, que são, na realidade, provocados pela VB.

Globalmente, a VB é muito comum. Nos Estados Unidos, em um estudo realizado entre 2001 e 2004, das 3.739 mulheres inscritas em uma amostra nacionalmente representativa da população civil não institucionalizada, quase uma em três (29,2%; IC de 95%: 27,2-31,3) demonstrou VB pela coloração de Gram do fluido vaginal. Naquele estudo, a probabilidade de VB era maior em mulheres não caucasianas, em usuárias de duchas higiênicas íntimas, mulheres com um maior número de parceiros sexuais ao longo de suas vidas, fumantes, ou em mulheres que relataram ter tido relação sexual com outra mulher. Outros estudos identificaram riscos adicionais para a VB, incluindo uso de DIU, contracepção hormonal, tabagismo, menstruação e estresse crônico.

A VB é encontrada em 50% ou mais das mulheres que correm um risco maior de aquisição do HIV na África subsaariana e, em diversos estudos prospectivos, estima-se estar associada a um aumento de quase 2 vezes no risco de aquisição de HIV em mulheres.

CIÊNCIA REVISTA

Das 1.196 mulheres grávidas prospectivamente acompanhadas em Malawi (África subsaariana), o risco de soroconversão pelo HIV foi diretamente proporcional ao número cada vez maior de bactérias vaginais anormais, como mensurado pela coloração de Gram. Significativamente, de modo crítico, dados recentes demonstram que a VB em mulheres infectadas pelo HIV confere um maior risco de transmissão de HIV para os parceiros sexuais do sexo masculino. A VB pode elevar estes riscos de diversas maneiras, incluindo aumento na expressão de populações de células T relevantes pela alta carga de anaeróbios vaginais associados; níveis reduzidos de fatores protetores (defensinas, inibidor de protease leucocitária secretória) e níveis aumentados de fatores inflamatórios (certas citocinas) e perda de peróxido de hidrogênio, que é virucida.

Características clínicas e microbiológicas da VB

Nas mulheres de idade reprodutiva, um ambiente vaginal quantitativamente dominado por espécies de *Lactobacillus* produtores de peróxido de hidrogênio (H_2O_2) tipicamente possui um pH que é considerado normal (< 4,7), e tem sido consistentemente associado a gestações com bons resultados, ausência de sintomas vaginais anormais e risco reduzido de aquisição de patógenos sexualmente transmissíveis, incluindo o HIV. As espécies de *Lactobacillus* mais comumente isoladas associadas a este ambiente saudável são o *L. crispatus* e *L. jensenii*. Estes lactobacilos são automaticamente inibidos pelos altos níveis de H_2O_2, de modo que os níveis de lactobacilos produtores de H_2O_2 são autorregulados na vagina.

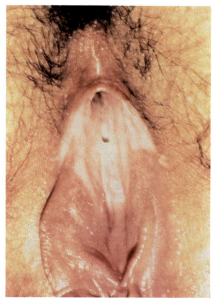

Figura 7.1. Típico corrimento vaginal causado pela vaginose bacteriana.

A VB sintomática, que é responsável por aproximadamente 60% de todos os casos, tipicamente causa um corrimento vaginal anormal de quantidade aumentada e, frequentemente, de odor fétido. O odor, normalmente descrito como "de peixe", é derivado da volatilização de aminas produzidas pelo metabolismo de bactérias anaeróbias que caracterizam este distúrbio. O intenso aumento nas concentrações de bactérias anaeróbias é caracterizado pela produção acentuada de sialidase (que degrada IgA), glicosidase, aminas voláteis e um perfil de citocinas característico. A elevação nos níveis de sialidase constitui a base para um rápido teste diagnóstico portátil, o BVBlue®.

O cultivo convencional de bactérias provenientes do fluido vaginal de mulheres com VB tipicamente revela um espectro de bactérias comensais primariamente anaeróbias: *Gardnerella vaginalis*, espécies de *Prevotella*, cocos anaeróbios Gram-positivos, espécies de *Mobiluncus*, *Ureaplasma urealyticum* e *Mycoplasma hominis*. Mais recentemente, técnicas moleculares, que evitam a necessidade de cultivo em meio de cultura laboratorial, têm sido empregadas para expandir o espectro microbiológico da VB. Além de confirmar a presença de bactérias cultiváveis associadas à VB previamente descritas, estes estudos detectaram as bactérias *Atopobium vaginae*, *Lactobacillus iners*, *Eggerthella*, *Megasphaera*, *Leptotrichia*, *Dialister*, *Bifidobacterium*, *Slackia* e bactérias relacionadas com os gêneros *Arthrobacter*, *Caulobacter* e *Butyrivibrio*. Estas técnicas também detectaram diversas bactérias recém-descritas na ordem *Clostridiales*, que são atualmente designadas BVAB1, BVAB2 e BVAB3.

Criticamente, desconhece-se o evento inicial que provoca a mudança para um ambiente vaginal com predominância anaeróbia que caracteriza a VB, embora dados sugiram que a prática sexual provavelmente contribui – pelo menos em algumas mulheres. A VB ocorre com maior frequência em mulheres que relatam novos ou maiores números de parceiros sexuais do sexo masculino, é comum e altamente concordante entre parceiras sexuais do sexo feminino, e raramente ocorre antes da iniciação sexual – padrões que mimetizam a epidemiologia de uma típica infecção sexualmente transmissível.

Evidências sugerem um papel para os parceiros masculinos na patogênese da VB, visto que algumas bactérias associadas à VB, incluindo a *G. vaginalis*, *A. vaginae*, BVAB1 e *Megasphaera* tipo 1, foram detectadas nos parceiros de mulheres com VB, com maiores quantidades nas amostras obtidas a partir de swab do sulco coronal; concentrações destas bactérias foram baixas ou indetectáveis nas amostras de mulheres sem VB e de seus parceiros masculinos. O uso de preservativos para prevenir a VB é discutido a seguir.

Alta prevalência de VB (27-52%) em lésbicas, e concordância do estado de VB em casais de mulheres, também sugere um papel para a transmissão sexual. As práticas sexuais que transmitem fluido vaginal entre mulheres aumentam o risco de VB. Gardner fracassou em causalmente implicar a *G. vaginalis* após inoculá-la na vagina de 13 mulheres saudáveis, visto que apenas uma desenvolveu VB. No entanto, 11 de 15 mulheres desenvolveram VB quando inoculadas com o fluido vaginal de mulheres com VB, sugerindo fatores transmissíveis. A prática de sexo oral receptivo também foi sugerida como um risco para VB ou flora vaginal "instável". Estes dados reforçam o papel dos fatores exógenos (aquisição sexual) na aquisição e/ou manutenção da VB.

Complicações associadas à VB

A VB está associada a sequelas graves relacionadas com o trato genital superior, elevando o risco de parto prematuro, aborto espontâneo no primeiro trimestre de gravidez em mulheres sendo submetidas a procedimentos de fertilização *in vitro*, infecções do líquido amniótico, corioamnionite, endometrite pós-parto e pós-aborto e doença inflamatória pélvica (DIP) pós-aborto. Nas mulheres não grávidas, a VB aumenta o risco de infecções pós-histerectomia e DIP. A própria VB pode estar associada à inflamação endocervical que se manifesta como cervicite mucopurulenta. Entre as mulheres infectadas pelo HIV, a quantidade do HIV excretado nas secreções vaginais naquelas com VB é quase 6 vezes maior com relação àquelas sem VB. A VB provavelmente aumenta a probabilidade de aquisição sexual do HIV pelas mulheres, possivelmente através da indução de alterações reversíveis na imunidade cervical ou de outra mucosa. O exato meio pelo qual a VB afeta adversamente o trato reprodutivo não é claro. As possíveis explicações incluem: perda dos compostos antimicrobianos produzidos pelos lactobacilos, destruição da camada de mucina secretada pelas células do epitélio vaginal/cervical através da inibição de bactérias anaeróbias produtoras de glicosidase, degradação das defesas imunes naturais locais, indução de um ambiente pró-inflamatório local e alteração no ambiente imune celular do colo uterino.

Diagnóstico

Na prática clínica, a VB é classicamente diagnosticada pelos critérios de Amsel, que incluem a presença de, no mínimo, três dos quatro achados a seguir: pH vaginal maior que 4,5; corrimento vaginal homogêneo ao exame; detecção de odor de peixe com a adição de hidróxido de potássio ao fluido vaginal ("teste das aminas" positivo) e a presença de um número significativo de células-guia (definidas como > 20% das células epiteliais vaginais totais observadas no exame microscópico da amostra diluída em solução salina, em magnificação de 100×; veja Figura 7.2). Outros testes diagnósticos portáteis apresentam a vantagem de serem métodos imediatos na detecção de altas concentrações de *Gardnerella vaginalis* (o teste AFFIRM®), de uma variedade de aminas que são proeminentes, incluindo sialidase (BVBlue®), trimetilamina e prolina aminopeptidase, ou uma combinação de aminas, pH anormal e/ou quantidade de bactérias (FemExam®). Apesar da facilidade no uso destes testes, os clínicos geralmente não buscam um diagnóstico específico das queixas vulvovaginais, confiando (geralmente incorretamente) na abordagem sindrômica para tratamento direto. Além disso, a exatidão dos critérios de Amsel na prática clínica é provavelmente reduzida pela falta de habilidade no uso do microscópio para detecção de células-guia e exclusão de outros achados importantes, incluindo tricomonadídeos e formas de levedura. Estas habilidades podem ser melhoradas com o uso contínuo destas ferramentas pelos clínicos no consultório.

A VB também pode ser diagnosticada usando uma pontuação aplicada às colorações de Gram do fluido vaginal, ou seja, os critérios de Nugent, que quantificam o número de lactobacilos com relação aos morfotipos bacterianos associados à VB para criar uma escala da flora variando de normal (escore 0-3) e intermediária (escore 4-6) até VB (escore 7-10) (Figura 7.3). O escore de Nugent é amplamente considerado como o padrão ouro para o diagnóstico de VB nos estudos de investigação. Mais recentemente, foram estudadas reações em cadeia da polimerase (PCR) quantitativas e qualitativas direcionadas para a detecção de diversas bactérias associadas à VB, porém essa técnica, embora possa oferecer alguma utilidade no futuro, não foi amplamente validada para diagnóstico de VB em populações grandes e diversas de mulheres e possui um alto custo. Além disso, a capacidade da PCR quantitativa em diferenciar entre mulheres que tenham flora intermediária e VB não foi bem estudada, como determinado pelo escore de Nugent. Mulheres com flora intermediária determinada por um escore de Nugent podem ter quantidades relativamente altas das bactérias, associadas à VB, *G. vaginalis* e *A. vaginae*, como determinado pela PCRq. O único painel comercialmente disponível usando a PCR oferece detecção de *G. vaginalis, Bacteroides fragilis, Mobiluncus mulieris* e *M. curtisii*, detectando, portanto, apenas uma pequena proporção das espécies bacterianas que caracterizam a VB. A aplicação de critérios ou metodologias moleculares como modalidade diagnóstica de próxima geração, tanto qualitativa como quantitativamente, ainda não foi determinada e, portanto, não é atualmente recomendada.

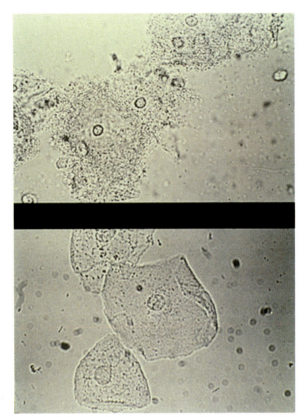

Figura 7.2. Microscopia do fluido vaginal com solução salina exibindo diversas células-guia em uma mulher com vaginose bacteriana.

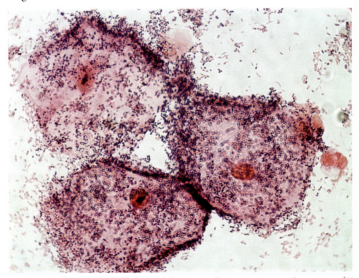

Figura 7.3. Coloração de Gram do fluido vaginal de uma mulher com vaginose bacteriana. (Cortesia de Lorna Rabe, Magee-Womens Research Institute, Pittsburgh, PA, USA.)

68 • Vaginose bacteriana

Culturas para *G. vaginalis* não devem ser utilizadas para diagnosticar VB, pois 36-55% das mulheres sem VB irão abrigar este microrganismo como parte da flora normal. *G. vaginalis* pode ser recuperada a altas concentrações – um milhão de organismos ou cópias (usando ensaios de PCR) por milímetro do fluido vaginal – mesmo em mulheres sem sinais ou sintomas clínicos de vaginose bacteriana. Mulheres com VB geralmente possuem 100 milhões de microrganismos/ mL de secreção vaginal.

Tratamento e prevenção da VB

As tentativas em aperfeiçoar o tratamento da VB foram limitadas pela falta de conhecimento sobre a etiologia do declínio inicial de lactobacilos produtores de peróxido de hidrogênio que precede a aumento de anaeróbios vaginais. Pelo fato de o evento causador ser desconhecido, o tratamento da VB visa a reduzir a carga vaginal destes anaeróbios e atenuar os sintomas concomitantes de corrimento vaginal anormal ou fétido. O tratamento farmacológico tradicional para VB episódica, detalhado na Tabela 7.1, inclui terapia oral ou intravaginal com metronidazol ou clindamicina. Ambas as drogas são ativas contra a maioria dos anaeróbios que predominam na VB e são relativamente inativos em um nível clinicamente significativo contra as espécies desejáveis de *Lactobacillus*. A eficácia do metronidazol oral e vaginal é similar. Oitenta e três por cento a 87% das mulheres apresentam melhora sintomática em 2 a 3 semanas com o tratamento oral com metronidazol por 7 dias. Melhora nos sintomas vaginais ocorre em 71-78% das mulheres que usam preparados intravaginais de metronidazol; a maioria dos dados disponíveis se refere a um regime de 2 doses diárias, embora um regime de 1 dose diária seja

Tabela 7.1. Antibioticoterapia em mulheres não grávidas com VB

Regimes terapêuticos recomendados

Metronidazol 500 mg, por via oral[a], 2 vezes ao dia por 7 dias

ou

Metronidazol gel, 0,75%, um aplicador intravaginal cheio (5 g), 1 vez ao dia por 5 dias

ou

Clindamicina creme 2%, um aplicador intravaginal cheio (5 g) na hora de dormir por 7 dias[b]

Regimes terapêuticos alternativos

Tinidazol 2 g, por via oral[c], 1 vez ao dia por 2 dias

ou

Tinidazol 2 g, por via oral, 1 vez ao dia por 5 dias

OU

Clindamicina 300 mg, por via oral, 2 vezes ao dia por 7 dias

ou

Clindamicina óvulos, 100 mg intravaginal, 1 vez na hora de dormir por 3 dias

[a]As pacientes devem ser orientadas a evitar o consumo de álcool durante tratamento com metronidazol oral e por 24 horas após o término do tratamento.
[b]Clindamicina creme e óvulos são à base de óleo e podem enfraquecer os preservativos masculinos de látex e os diafragmas (consultar o rótulo do produto de clindamicina para informações adicionais).
[c]Pacientes devem ser orientadas a evitar o consumo de álcool durante tratamento com tinidazol oral e por 72 horas após o término do tratamento.

usado rotineiramente e recomendado pelo *Centers for Disease Control and Prevention* (CDC). Um regime terapêutico consistindo em comprimidos de metronidazol de liberação prolongada (750 mg), tomados 1 vez ao dia durante 7 dias, também é aprovado pelo FDA.

A eficácia da clindamicina oral é geralmente equivalente àquela do metronidazol oral, embora a clindamicina vaginal tenha algumas vezes produzido taxas de cura um tanto menores do que aquelas dos regimes vaginais com metronidazol (48% em um estudo multicêntrico recente). Entretanto, nem todos os estudos mensuraram a taxa de cura em momentos similares com os mesmos critérios de cura.

Tanto a clindamicina oral como o metronidazol oral são recomendados para o tratamento de VB durante a gravidez (Tabela 7.2). Metronidazol gel vaginal também pode ser usado, porém a maioria dos especialistas enfatiza que a terapia sistêmica é preferível. As taxas de cura na gravidez são geralmente similares às de mulheres não grávidas.

Outros antibióticos que foram usados para o tratamento da VB incluem um creme vaginal contendo uma combinação de três sulfas, administrado durante 7 dias intravaginalmente. Em um recente estudo, melhora ocorreu em apenas 41% das mulheres tratadas com este regime; outros dados corroboram com este achado de baixa eficácia e, portanto, o creme de três sulfas não é recomendado para tratamento da VB.

Dado os resultados adversos associados, o tratamento da VB na gravidez tem sido objeto de considerável atenção. Uma metanálise dos ensaios clínicos terapêuticos para VB em mulheres grávidas incluiu 10 estudos com 3.969 mulheres inscritas. Os autores concluíram que o

Tabela 7.2. Antibioticoterapia de mulheres grávidas com VB

Metronidazol 500 mg, por via oral, 2 vezes ao dia por 7 dias

ou

Metronidazol 250 mg, por via oral, 3 vezes ao dia por 7 dias

ou

Clindamicina 300 mg, via oral, 2 vezes ao dia por 7 dias

Questões-chave

- A VB representa um grande desequilíbrio na ecologia da vagina, caracterizada pela perda de espécies de *Lactobacillus* produtores de peróxido de hidrogênio (principalmente o *L. crispatus*) e supercrescimento concomitante de anaeróbios comensais da vagina, muitos dos quais não podem ser cultivados usando os métodos de cultura tradicionais, necessitando de abordagens moleculares

- A VB é a etiologia mais comum dos sintomas vaginais de procura por assistência médica pelas mulheres

- Disfunção do sistema imune das mucosas durante a VB é complexa e pode facilitar a aquisição de outros patógenos do trato genital, incluindo *Chlamydia trachomatis*, *Neisseria gonorrhoeae* e HIV-1

- Embora antibióticos com potente atividade contra anaeróbios frequentemente resultem em uma resolução a curto prazo da VB e de seus sintomas associados, as taxas de recorrência da VB são muito altas

- Culturas para *G. vaginalis* não devem ser usadas para diagnosticar VB, pois 36-55% das mulheres sem VB irão abrigar este microrganismo como parte da flora normal

- O uso de probióticos na forma de lactobacilos vaginais humanos é um método intrinsecamente atrativo para tratar a VB, e está sendo estudado para esta finalidade

tratamento da VB resultou em uma significativa redução de parto prematuro em pacientes de alto risco que receberam regimes terapêuticos orais por $\geq$ 7 dias. Para pacientes de baixo risco, os efeitos foram insignificantes. Um estudo recentemente publicado demonstrou uma redução significativa no nascimento prematuro entre 2.058 gestantes que receberam tratamento para VB, em comparação a 2.097 de gestantes não tratadas (3 *versus* 5,3%; p = 0,001). Se todas as mulheres devem ou não ser testadas para VB durante a gravidez continua controverso; a maioria das evidências tende a ser contra, e diretrizes nacionais recomendam a realização do teste apenas na presença de sintomas de vaginite.

Tinidazol, um nitroimidazol relacionado com o metronidazol, foi aprovado para tratamento da VB (assim como para tratamento de tricomoníase, giardíase e amebíase). Este fármaco é bem absorvido, possui uma meia-vida longa com relação àquela do metronidazol e pode ser eficaz contra tricomoníase resistente ao metronidazol. As taxas de cura para VB parecem ser similares àquelas proporcionadas pelos regimes terapêuticos com metronidazol e clindamicina.

> ## ⚗ CIÊNCIA REVISTA
>
> É incerto o papel da resistência antibiótica entre as bactérias associadas à VB (BAVB) na promoção da falha terapêutica. Foram relatadas bactérias resistentes à clindamicina em mulheres tratadas com clindamicina vaginal, ainda que isto não estivesse associado a taxas de cura reduzidas. Embora o *Mobiluncus* seja frequentemente resistente ao metronidazol, estudos mais recentes indicaram que mulheres infectadas pela bactéria *Mobiluncus* e tratadas com metronidazol tiveram a mesma taxa de cura que as mulheres não colonizadas pelo *Mobiluncus*. Em um estudo prospectivo recente, a incidência de VB persistente aos 30 dias foi de 26% e significativamente maior em mulheres com detecção pré-tratamento de BVAB1, BVAB2, BVAB3, *Peptoniphilus lacrimalis* ou *Megasphaera* filotipo 2. Detecção destas bactérias no teste pós-tratamento foi associada à persistência, enquanto a atividade sexual pós-tratamento não. No conjunto, estes achados sugerem que bacilos Gram-negativos anaeróbios desempenham um papel mais central na etiologia da VB do que a *Gardnerella*, *Mobiluncus* ou os micoplasmas genitais.

VB recorrente

Embora uma resposta a curto prazo a regimes terapêuticos padrão seja aceitável, a VB sintomática persiste ou recorre em 11-29% das mulheres após 1 mês e em 50-70% após 3 meses. As taxas de recorrência a longo prazo podem aproximar-se a 80% em determinadas populações. As possíveis razões para estas taxas incluem: falha em suprimir continuamente o crescimento das bactérias associadas à VB; reinoculação com estes microrganismos a partir de uma fonte exógena (p. ex., sexualmente); persistência dos fatores de risco do hospedeiro (p. ex., uso de duchas higiênicas íntimas ou uso de dispositivo intrauterino); falha em recolonizar a vagina com lactobacilos produtores de H_2O_2; e infecção com um fagotipo de *Lactobacillus* que destrói os lactobacilos vaginais. Nenhum destes mecanismos explicou definitivamente as altas taxas de recorrência de VB, ou identificou mulheres em maior risco para incidência, recorrência ou sequelas de VB. Entretanto, o tratamento supressivo com metronidazol vaginal 2 vezes por semana (gel 0,75% usado nas noites de 2ª e 5ª feira) suprime a VB com eficácia, a base lógica para isso é que a supressão do supercrescimento de bactérias anaeróbias vaginais pode, pelo menos, oferecer um alívio sustentado dos sintomas e, eventualmente, aumentar a chance de a fisiologia vaginal voltar ao normal.

Diversos outros tratamentos foram tentados por pacientes e pesquisadores, pois a recorrência da VB é muito comum mesmo com excelente antibioticoterapia antianaeróbica. Preparações de *Lactobacillus* comercialmente disponíveis não contêm lactobacilos que aderem às células epiteliais vaginais de humanos e que não produzem peróxido de hidrogênio, um provável componente fundamental para a proteção conferida pelos lactobacilos vaginais humanos. Estas preparações comerciais também são frequentemente contaminadas com outros microrganismos entéricos, presumivelmente de origem bovina. Por estas razões, nem a terapia oral nem a intravaginal com preparações de venda livre de *Lactobacillus* são recomendadas. Iogurte pode conter diversas espécies de lactobacilos, porém nenhuma adere às células epiteliais vaginais ou confiavelmente produz peróxido de hidrogênio; portanto, não possui função no tratamento da VB. Mais recentemente, avanços no campo de probióticos introduziram uma nova energia nos estudos terapêuticos para VB. Probióticos são definidos como "um produto contendo microrganismos viáveis e definidos, em quantidades suficientes, que alteram a microflora (por implantação ou colonização) em um compartimento do hospedeiro e, com isso, produzem efeitos benéficos neste hospedeiro". A VB é um alvo lógico para tratamento com probióticos, visando a estabelecer uma recolonização vaginal sustentada com espécies apropriadas de *Lactobacillus*. Pelo menos uma cepa do *Lactobacillus crispatus* derivada de humanos está atualmente sendo estudada para tratamento da VB, porém não está comercialmente disponível no momento.

Substâncias que agem como acidificantes vaginais foram avaliadas em estudos de pequeno porte. BufferGel, um microbicida espermicida que acidifica o sêmen e o fluido vaginal, exibiu um efeito modestamente benéfico e está passando por uma avaliação mais aprofundada. Todavia, outro acidificante, o Acijel, falhou em demonstrar uma melhora na cura da VB em um estudo; consequentemente, os efeitos destes produtos podem ser imprevisíveis. Além disso, nenhum oferece um método que mantenha o pH vaginal baixo ao longo do tempo. Entretanto, um absorvente interno absortivo, que também libera ácido láctico e ácidos cítricos, foi aprovado pela FDA. Pelo fato de este produto não ter sido classificado como uma droga nova, evidências que sustentem qualquer eficácia em prevenir ou tratar a VB não foram incluídas no processo de aprovação. Finalmente, alguns investigadores recomendaram a instilação vaginal de H_2O_2, tanto na forma de uma ducha como em um absorvente interno saturado. Receios com esta abordagem incluem: o envolvimento de ducha, um procedimento que a maioria dos especialistas acha que deveria ser desencorajado; a simples aplicação de H_2O_2 pode produzir desinfecção de curta duração, porém não irá manter a resolução da flora anormal ao longo do tempo; e os lactobacilos produtores de H_2O_2 podem ser mortos pelas altas concentrações de H_2O_2. Estudos falharam em demonstrar a eficácia do Nonoxinol-9, um surfactante que pode agir como um microbicida, em prevenir a aquisição, ou tratar, da VB ou qualquer outra IST, incluindo HIV, não sendo, portanto, recomendado.

Prevenção da VB

É provável que o uso de nosso conhecimento sobre os principais fatores de risco durante a orientação centrada no paciente cause um impacto positivo na capacidade das mulheres em evitar futuros episódios. Primeiro, o uso de duchas íntimas é um fator de risco principal para VB, e para a perda de lactobacilos vaginais que estão associados ao desenvolvimento clínico de VB sintomática. Por este motivo, as mulheres devem ser orientadas a não usar duchas higiênicas íntimas, pois estas duchas também foram epidemiologicamente associadas à DIP, gravidez

72 • Vaginose bacteriana

ectópica e infecção cervical por clamídia, e também porque as duchas higiênicas íntimas não fornecem um benefício profilático conhecido contra infecção do trato genital. A observação de que a VB está associada a um novo parceiro sexual, múltiplos parceiros sexuais e sexo com uma parceira feminina sugere que o uso de métodos de barreira (camisinhas) pode proteger contra sua aquisição e contra sua persistência ou recorrência, se estes métodos forem usados no primeiro mês após tratamento da VB. Além disso, mulheres que compartilham brinquedos sexuais vaginais deveriam colocar camisinhas nestes brinquedos entre o uso compartilhado ou lavá-los completamente. Finalmente, dados limitados sugerem um papel para o intercurso anal receptivo e sexo oral; limitando estes comportamentos durante o tratamento da VB pode oferecer alguma proteção, embora dados nesta área sejam escassos.

> ## ⬡ CIÊNCIA REVISTA
>
> Esposas de homens que participaram de um ensaio aleatório de circuncisão para prevenir aquisição de HIV em Uganda foram acompanhadas para determinar os efeitos sobre as infecções vaginais. Durante o acompanhamento de mulheres sem VB na inclusão do ensaio, a VB foi significativamente menos comum nas esposas de homens que foram circuncidados, quando comparadas às esposas de homens que não foram circuncidados (relação entre a prevalência e o risco [RPR] de 0,80; IC de 95%: 0,65-0,97). Nas mulheres com VB na inclusão do ensaio, a persistência de VB persistente em 1 ano foi significativamente mais baixa no grupo de homens circuncidados do que nas mulheres no grupo-controle (RPR de 0,83; IC de 95%: 0,72-0,96). A avaliação das bactérias locais pré e pós-circuncisão nos 12 participantes revelou não apenas a existência de diversas famílias de bactérias anaeróbias no espaço subprepucial, como também a redução significativa em quantidade e diversidade de espécies após a circuncisão.

Apesar dos dados intrigantes, vários ensaios clínicos placebo-controlados demonstraram que o tratamento do parceiro não melhora o resultado clínico do tratamento da VB, ou reduz sua recorrência. A discrepância entre os dados, sugerindo a aquisição sexual da VB, e a ausência de benefício com o tratamento do parceiro continuam intrigantes, porém não excluem um papel para a transmissão sexual. Parte do problema pode ser que a seleção ou dose dos antibióticos usados nestes estudos realizados até o presente momento não foi apropriada ou adequada para erradicar um possível reservatório das bactérias associadas à VB em homens.

O acompanhamento de rotina de mulheres após tratamento para VB não é recomendado, exceto no reaparecimento dos sintomas.

Conclusão

Apesar dos consideráveis esforços de pesquisa e recentes avanços, a VB continua uma condição enigmática. As tentativas em vincular a VB a um único patógeno bacteriano, cultivado como a *Gardnerella vaginalis*, têm sido pouco convincentes. Ferramentas moleculares conquistaram alguns avanços. Por um lado, revelaram a microbiologia complexa da VB, expandindo o espectro ainda mais do que era possível com as técnicas de cultura. Entretanto, é possível que mesmo com a tecnologia mais avançada, espécies importantes ainda não estejam sendo detectadas. Algumas das bactérias associadas à VB recém-definidas possuem uma especificidade muito alta para VB, sugerindo que podem exercer alguma função crucial, porém não parecem atuar como patógenos causais únicos. Várias questões-chave ainda precisam ser respondidas. Quais as etapas cruciais na via causal para o desenvolvimento de VB? A que se deve a alta taxa de recorrência? Todas as BAVBs são suscetíveis aos antibióticos usados para tratar VB? Na VB, a formação de biofilme é crucial para a patogênese? Finalmente, e criticamente: Algumas comunidades ou espécies de BAVB são mais patogênicas – por exemplo, mais fortemente associadas a sequelas adversas, como o parto prematuro – do que outras?

A VB é provavelmente uma síndrome heterogênea causada por diferentes comunidades de bactérias vaginais, similar ao que ocorre em condições como uma periodontite ligada a alterações nas comunidades microbianas orais. Neste sentido, a VB provavelmente representa uma disbiose causada não por um único patógeno, mas por uma mudança na composição microbiana e estrutura da comunidade microbiana. O risco individual de uma mulher em adquirir uma determinada comunidade bacteriana vaginal pode depender das práticas específicas, como sexo vaginal sem proteção ou sexo oral. Futuras pesquisas de VB serão necessárias para enfatizar o estudo de amostras prospectivas da microbiota vaginal, com atenção especial às práticas higiênicas e sexuais concomitantes e, por fim, as características inatas da imunidade do hospedeiro. A caracterização dos reservatórios extravaginais para BAVB – incluindo o reto e orofaringe – também deveria esclarecer as vias pelas quais estas bactérias estabelecem dominância na VB.

★ DICAS & TRUQUES

Exame para vaginite

A avaliação de pacientes com suspeita de vaginite se baseia principalmente no exame físico da vulva, da vagina e do corrimento, e em um exame microscópico do corrimento e determinação de seu pH. Quantidade, consistência e localização do corrimento na vagina devem ser anotadas. Na ausência de exame, alguns testes diagnósticos portáteis são capazes de detectar a maioria dos patógenos comuns associados à vaginite, porém a oportunidade de avaliar o colo uterino como uma fonte de corrimento é perdida; isto pode ser crucial nas mulheres em risco de infecção cervical com gonorreia ou clamídia.

1. Examinar os lábios maiores e menores para a presença de qualquer sinal, incluindo fissuras, edema ou eritema (todos consistentes com a possibilidade diagnóstica de candidíase vulvovaginal, herpes genital ou diagnóstico não infeccioso alternativo).

2. Coletar uma amostra do corrimento presente na parede vaginal lateral com um *swab*, evitando contaminação com o muco cervical.

- Observar sua cor em comparação ao fundo branco do *swab*.
- Determinar o pH diretamente rolando o *swab* no papel indicador de pH. O pH do fluido vaginal normal está na faixa de 4-4,5.

(Continua)

74 • Vaginose bacteriana

> ⭐ **DICAS & TRUQUES** *(Cont.)*
>
> Coletar uma amostra adicional com outro *swab* e misturar separadamente em uma gota de solução salina e uma gota de KOH a 10% sobre uma lâmina de microscopia. Colocar uma lamínula sobre o exame a fresco com salina e outra sobre o exame citológico a fresco com KOH para exame microscópico.

Bibliografia

Amsel R, Totten PA, Spiegel CA, *et al*. Nonspecific vaginitis. Diagnostic criteria and microbial and epidemiologic associations. *Am J Med* 1983; **74:** 14-22.

Brotman RM, Klebanoff MA, Nansel TR, *et al*. A longitudinal study of vaginal douching and bacterial vaginosis – a marginal structural modeling analysis. *Am J Epidemiol* 2008; **168:** 188-196.

Centers for Disease Control and Prevention. Sexually transmitted disease treatment guidelines, 2010. *MMWR* 2010; RR-12.

Koumans EH, Sternberg M, Bruce C, *et al*. The prevalence of bacterial vaginosis in the United States, 2001-2004; associations with symptoms, sexual behaviors, and reproductive health. *Sex Transm Dis* 2007; **34:** 864-869.

Fredricks DN, Fiedler TL, Marrazzo JM. Molecular identification of bacteria associated with bacterial vaginosis. *New Engl I Med* 2005; **353:** 1899-1911.

Fredricks DN, Fiedler TL, Thomas KK, *et al*. Targeted PCR for detection of vaginal bacteria associated with bacterial vaginosis. *J Clin Microbiol* 2007; **45:** 3270-3276.

Gray RH, Kigozi G, Serwadda D, *et al*. The effects of male circumcision on female partners' genital tract symptoms and vaginal infections in a randomized trial in Rakai, Uganda. *Am I Obstet Gynecol* 2009; **200:** 42 el-7.

Hillier SL, Marrazzo JM, Holmes KK. Bacterial vaginosis. In: *Sexually Transmitted Diseases*, 4th edn. (Holmes KK,*et al.*, eds.). McGraw-Hill; New York, 2008; pp. 737-768.

Marrazzo JM, Martin DH, Watts DH, *et al*. Bacterial vaginosis: identifying research gaps. Proceedings of a Workshop Sponsored by DHHS/NIH/NIAID. *Sex Transm Dis* 2010; **37:** 732-744.

Nugent RP, Krohn MA, Hillier SL. Reliability of diagnosing bacterial vaginosis is improved by a standardized method of gram stain interpretation. *I Clin Microbiol* 1991; **29:** 297-301.

Sobel J. Current concepts: vaginitis. *New Engl J Med* 1997; **337:** 1896-1903.

Sobel JD, Ferris D, Schwebke J, *et al*. Suppressive antibacterial therapy with 0.75% metronidazole vaginal gel to prevent recurrent bacterial vaginosis. *Am J Obstet Gynecol* 2006; **194:** 12831289.

US Preventive Services Task Force. Screening for bacterial vaginosis in pregnancy to prevent preterm delivery: USPSTF recommendation. *Ann Intern Med* 2008; **148:** 214-219.

Wiesenfeld HC, Hillier SL, Krohn MA, *et al*. Bacterial vaginosis is a strong predictor of *Neisseria gonorrhoeae* and *Chlamydia trachomatis* infection. *Clin Infect Dis* 2003; **36:** 663-668.

8

Trichomonas Vaginalis

Ravindu Gunatilake ▪ **R. Phillips Heine**

Maternal-Fetal Medicine, Duke University School of Medicine, Durham, NC, USA

Introdução

Trichomonas vaginalis (TV) é a infecção sexualmente transmissível (IST) não viral mais comum no mundo todo. Embora uma grande maioria de mulheres possa permanecer assintomática, a infecção pelo TV pode resultar em consequências clínicas significativas. Diversas complicações associadas ao período reprodutivo como infertilidade tubária, ruptura prematura de membranas, baixo peso ao nascimento e parto prematuro são observadas com maior frequência na presença de TV. Embora o diagnóstico clínico de tricomoníase permaneça impreciso, novos testes laboratoriais ambulatoriais fundamentados em métodos de amplificação molecular, combinados com empenho no reconhecimento da falha terapêutica e etapas de tratamento apropriadas, podem ajudar a atenuar estes efeitos adversos. Este capítulo é especificamente projetado para fornecer ao clínico informações práticas sobre a patologia básica, desafios diagnósticos e avanços terapêuticos para tratar devidamente o paciente infectado com TV.

Epidemiologia e fatores de risco

Trichomonas vaginalis foi descoberto por Alfred Donne, em 1836. Munido com a nova tecnologia do exame microscópico, ele notou a presença de microrganismos móveis em mulheres com corrimento vaginal espumoso e prurido. Séculos depois, a infecção pelo TV continua um grande problema de saúde pública. O *Centers for Disease Control* (CDC) dos Estados Unidos estima que o TV infecta aproximadamente 5 milhões de indivíduos nos Estados Unidos a cada ano. A ausência de normas atuais de notificação pelas organizações americanas e internacionais de saúde pública sustenta o desafio de estimar a verdadeira prevalência mundial da tricomoníase. Apesar deste desafio previsível, a Organização Mundial da Saúde (OMS) estima que haja mais de 170 milhões de casos de tricomoníase no mundo todo. Esta prevalência de infecção pelo TV varia amplamente de acordo com a localização geográfica, e existe uma disparidade significativa na taxa de diagnóstico e tratamento da tricomoníase entre os países desenvolvidos e em desenvolvimento, favorecendo maior carga da doença em ambientes de poucos recursos. Ao contrário de outras ISTs, em que a prevalência é maior nas mulheres mais jovens (entre 16-25 anos de idade), estudos comparativos de métodos precisos de amplificação molecular em populações de "baixo risco" revelaram que a maior taxa de infecção por TV é tipicamente encontrada em mulheres mais velhas (36 a 40 anos de idade). O TV é igualmente prevalente durante a gravidez; entretanto, foram relatadas taxas de infecção subclínica de até 95% em algumas populações americanas durante o período pré-natal. Embora existam poucos estudos sobre a prevalência generalizada da tricomoníase em mulheres, há um número ainda menor de estudos epidemiológicos descritos em homens. Na maioria dos casos, os homens desconhecem seu estado infeccioso e podem servir como um reservatório assintomático, facilmente retransmitindo o TV para uma parceira previamente tratada.

Qualquer mulher sexualmente ativa pode adquirir o TV. Todavia, um parceiro infectado, baixo nível socioeconômico, uso de drogas, um histórico de vaginose bacteriana e práticas sexuais de alto risco (sexo sem proteção, múltiplos parceiros) são citados como fatores de risco. Em particular, mulheres que se prostituem e não usam preservativos correm um risco especialmente alto de reinfecção e podem servir como um reservatório de TV na comunidade. Este potencial em servir como reservatório constitui um obstáculo a qualquer programa de tratamento da tricomoníase fundamentado, amplamente, na comunidade e, ao contrário, justifica o desenvolvimento de um programa generalizado de vacinação. É importante observar que estes fatores de risco não são exclusivos da tricomoníase, estando comumente associados a outras ISTs.

Patologia

O TV é um protozoário parasita flagelado que se reproduz por divisão binária. A forma típica é piriforme ou, ocasionalmente, ameboide com um ciclo de vida primariamente anaeróbio. Os humanos são o único hospedeiro natural do *Trichomonas vaginalis*, que infecta apenas as superfícies mucosas da vagina, da uretra e da próstata. Espécies adicionais de *trichomonas* (*Trichomonas tenax* e *Pentatrichomonas hominis*) que infectam humanos não causam enfermidade significativa. Estudos sugerem que o TV é um microrganismo muito vigoroso, resistindo ao ambiente ácido da vagina. O protozoário vorazmente fagocita as células epiteliais vaginais, bactérias e eritrócitos. Após a infecção por TV, através da liberação de diversas moléculas citotóxicas, o TV causa lesão e descamação das células epiteliais vaginais e, rapidamente, erradica as espécies predominantes de *Lactobacillus*. O TV também realiza mimetismo, cobrindo-se com proteínas do hospedeiro na esperança de evitar o sistema imune do mesmo. A transmissão entre humanos de trofozoítos do TV ocorre através da relação sexual, enquanto a transmissão não sexual é extremamente rara. É importante observar que a apresentação sintomática da infecção por TV não é única. Uma gama de microrganismos alternativos deve ser considerada em uma mulher apresentando sintomas vaginais. *Chlamydia trachomatis, Neisseria gonorrhoeae, Candida albicans* e flora alterada da vaginose bacteriana "VB", com relativo supercrescimento de *Gardnerella vaginalis, Mycoplasma hominis* e bacilos anaeróbios Gram-negativos, devem ser considerados no diagnóstico diferencial.

Trichomonas e HIV

Similar a outras ISTs, como gonorreia e clamídia, a tricomoníase também aumenta a propensão à infecção pelo HIV, com estudos sugerindo um risco relativo de 1,5-3 para aquisição de HIV na presença de coinfecção pelo TV. Considerando-se a complexidade das interações entre o TV e o epitélio vaginal, diversos mecanismos moleculares foram propostos ser responsáveis por essa associação entre o TV e a infecção pelo HIV. A tricomoníase pode resultar em um aumento do pH vaginal decorrente da erradicação da flora vaginal normal, assim como na alteração do epitélio vaginal, levando, desse modo, à formação de pequenas hemorragias na mucosa. A alteração resultante na flora vaginal e a lesão epitelial podem aumentar a acessibilidade do HIV ao tecido vaginal subjacente. Infecção pelo TV também induz uma resposta inflamatória local, que pode, na verdade, predispor à aquisição do HIV através do recrutamento de células T CD4+, que são mais suscetíveis à infecção pelo HIV. Estudos também sugeriram que a presença de TV retarda a resolução da infecção cervical pelo HPV. O impacto deste atraso sobre a história natural de displasia cervical é desconhecido.

Trichomonas e gravidez

O espectro completo do risco perinatal associado à infecção pelo TV durante a gravidez provavelmente é desconhecido. Todavia, um número crescente de evidência implicou o TV com o parto prematuro. Mesmo após o controle das variáveis demográficas e clínicas, um estudo multicêntrico de grande porte constatou que o TV estava significativamente associado à ruptura prematura de membranas (RPM), baixo peso ao nascimento e parto prematuro. Em outro estudo, as taxas de RPM entre as pacientes com tricomoníase a termo foram aproximadamente o dobro das taxas de RPM nas pacientes sem tricomoníase. Os mecanismos desta associação permanecem, em grande parte, desconhecidos, embora a liberação de citocinas próinflamatórias após a infecção pelo TV tenha sido proposta como uma hipótese principal. Em uma grande população de mulheres grávidas de baixa renda, a tricomoníase sintomática foi associada a altas concentrações de leucócitos no fluido vaginal. Adicionalmente corroborando essa hipótese, citocinas pró-inflamatórias, como a Interleucina 1, 6, e TNF-alfa, contidas no líquido amniótico e secreções vaginais foram encontradas em elevadas concentrações nas mulheres que tiveram um parto prematuro. Embora estes prévios estudos sustentem a plausibilidade biológica da infecção pelo TV e parto prematuro, estudos adicionais são necessários para esclarecer a conexão específica.

Apresentação clínica

Mulheres com infecção pelo TV relatam ampla constelação de sintomas e não existe uma única apresentação patognomônica. Quando clinicamente aparente, os sintomas frequentemente incluem prurido vaginal, disúria, dispareunia e um corrimento de odor fétido. Infecções mais severas podem, ocasionalmente, estar associadas à vulvite e vaginite. O corrimento vaginal na presença de infecção pelo TV é tipicamente amarelo-esverdeado e "espumoso". *Colpitis macularis* ou "colo uterino com aspecto de morango", refletindo inflamação cervical, também pode estar presente no exame físico em cerca de 5% das mulheres com tricomoníase (Figura 8.1). No entanto, é importante ter em mente que aproximadamente *50% das mulheres com tricomoníase serão assintomáticas* em qualquer período de tempo. A Tabela 8.1 ilustra ampla gama da sintomatologia clínica associada à infecção pelo TV. Ao contrário das mulheres, o espectro da infecção clínica em homens é pouco caracterizado, embora seja considerado que mais de 75% dos homens sejam assintomáticos. Infrequentemente, a tricomoníase foi demonstrada como causadora de uretrite, cistite, epidídimo-orquite e prostatite em homens sintomáticos. Uma diferença adicional com relação às mulheres, em que a infecção pelo TV persiste por longos períodos de tempo, a tricomoníase, em homens, frequentemente se resolve relativamente rápido e sem tratamento, tipicamente se resolvendo em cerca de 2 a 16 semanas. A reinfecção pelo TV ocorre com uma frequência significativa, o que salienta a importância de consideração da repetição do rastreio 3-6 meses pós-tratamento ou na presença de sintomatologia recorrente.

Diagnóstico

Não existem sinais ou sintomas clínicos patognomônicos da infecção pelo *Trichomonas vaginalis* que dispensem o teste diagnóstico. Os métodos laboratoriais atuais empregados para diagnosticar a tricomoníase incluem citologia a fresco, cultura, detecção de antígenos e um teste de amplificação de ácidos nucleicos (TAAN) recém-disponível. Destas opções, a citologia a fresco permanece a técnica diagnóstica mais utilizada clinicamente, embora a literatura sugira ser um teste inferior (Figura 8.2). Quando comparada ao padrão ouro histórico das culturas de *swab* vaginal, as sensibilidades variam de 60-80%. As sensibilidades da microscopia

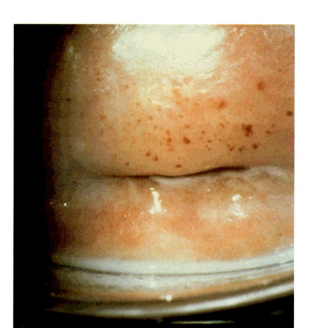

Figura 8.1. Colo do útero com aspecto de morango.

são maiores quando o teste é realizado em pacientes sintomáticas, como também nos casos em que a amostra é processada imediatamente para visualização. Um atraso no processamento mesmo de apenas 15 minutos reduz a sensibilidade. Também existe uma preocupação crescente de que a redução da utilização da microscopia tradicional tenha resultado em uma falha no treinamento adequado, que irá, por sua vez, reduzir a sensibilidade da citologia a fresco fora do cenário de pesquisa. A vantagem da citologia a fresco é que o diagnóstico pode ser efetuado ambulatorialmente, possibilitando terapia imediata. Além disso, apenas um teste baseado em cultura é comercialmente disponível, o *in-pouch*-TV™ (Biomed Diagnostics), que requer acesso a um laboratório com experiência em cultivo e microscopia.

Tabela 8.1. *Trichomonas vaginalis*: sinais e sintomas em mulheres

Corrimento vaginal – cor verde a marrom (40%)
Corrimento de odor fétido (50%)
Eritema ou edema (20-40%)
Prurido vaginal
Colpitis macularis, "colo uterino com aspecto de morango" (5%)
Disúria
Dor abdominal
pH vaginal elevado > 4,5
Leucócitos vaginais, aminas, corrimento purulento, eritema vulvar

8 *Trichomonas vaginalis* • 79

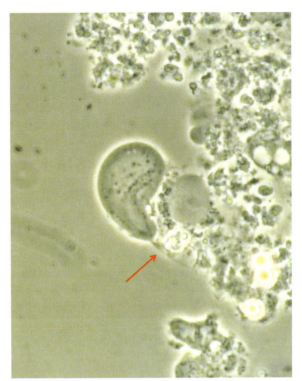

Figura 8.2. Citologia vaginal a fresco (× 800) exibindo um *trichomonas* no centro, com flagelos na porção anterior *(seta)*. Há restos celulares e polimorfonucleares no canto direito superior. (Reproduzida de Rogstad, K.E. *et al. ABC of Sexually Transmitted Infections*, 6th edn. Blackwell Publishing: Oxford, 2011, com permissão.)

Dois testes portáteis de detecção de antígenos estão disponíveis atualmente. OSOM TV^{TM} (Genzyme Diagnostics) é um teste portátil isento da CLIA, indicado somente para o diagnóstico de tricomoníase, enquanto o Affirm-VPIII (Becton-Dickinson) é um teste não isento da CLIA que também testa para vaginose bacteriana e infecções causadas por leveduras. O OSOM TV^{TM} é mais rápido (15 contra 45 minutos); porém, requer a realização de testes separados para vaginose bacteriana (VB) e levedura. As sensibilidades de ambos os testes são superiores à da citologia a fresco e equivalentes à da cultura. Utilizando um padrão ouro expandido que incorpore o TAAN, sensibilidades de aproximadamente 80-85% podem ser alcançadas em ambos os testes. As vantagens destes testes são a facilidade de processamento e a interpretação, assim como a rápida disponibilidade dos resultados. O acesso rápido aos resultados diagnósticos resulta no tratamento no local de prestação dos cuidados, que aumenta imensamente a adesão ao tratamento e pode contrabalancear o leve aumento na sensibilidade vista com o TAAN.

O desenvolvimento do TAAN aprimorou o diagnóstico de todas as doenças sexualmente transmissíveis, incluindo a tricomoníase. Em 2011, o ensaio APTIMA^{TM} *Trichomonas vaginalis* (Genzyme) foi o primeiro teste de amplificação de ácidos nucleicos para detectar *Trichomonas vaginalis* liberado pela *Food and Drug Administration*. Nos estudos comparando as quatro técnicas atualmente disponíveis, as sensibilidades do TAAN aproximaram-se a 100%, enquanto as sensibilidades da citologia a fresco foram de cerca de 50%. Maior sensibilidade, como também facilidade de manuseio da amostra e desempenho do ensaio são as duas principais vantagens do TAAN. O custo e o atraso no diagnóstico, com subsequente atraso no tratamento, são os principais obstáculos do uso difundido.

> **CUIDADO!**
> Citologia a fresco é um teste diagnóstico subideal para a tricomoníase, visto que detecta cerca de 50% das infecções. Adicionalmente, um atraso no processamento de uma amostra vaginal pode resultar em sensibilidade reduzida do teste.

Embora não utilizado como uma ferramenta diagnóstica primária para o diagnóstico da tricomoníase, o exame de Papanicolaou tem sido utilizado como um teste de triagem secundário. A sensibilidade do exame de Papanicolaou apresenta boa correlação com a microscopia a fresco, com a citologia em meio líquido sendo ligeiramente superior ao processamento da amostra padrão do esfregaço de Papanicolaou. Existem dados conflitantes com relação à especificidade do exame de Papanicolaou; porém, a maioria dos especialistas concorda que a realização de um teste confirmatório é apropriada, especialmente nas populações de baixa prevalência.

Uma amostra vaginal é o espécime de escolha para todas as metodologias de teste. Assim como para todos os testes de DSTs, a qualidade da amostra coletada está diretamente correlacionada à sensibilidade do teste. Amostras urinárias têm sido utilizadas para o TAAN; porém, as sensibilidades são reduzidas quando comparadas às amostras vaginais, tornando a urina um espécime subideal em mulheres sendo avaliadas para tricomoníase. O advento da amostragem vaginal tornou a autocoleta uma possível opção para a realização de rastreio. Estudos envolvendo testes laboratoriais remotos para detecção de antígeno e TAAN demonstraram resultados equivalentes ao comparar amostras coletadas pela paciente àquelas obtidas pelos clínicos. Visto que o TAAN se baseia somente na presença do microrganismo e não na viabilidade, programas de rastreio, utilizando a coleta pela paciente com envio da amostra para um centro diagnóstico por correio, pode ser possível. Esta abordagem de coleta da amostra pela paciente tem mostrado-se uma estratégia de rastreio eficaz para *Neisseria gonorrhoeae* e *Chlamydia trachomatis* e, provavelmente, será apropriada para o TV.

Tratamento

Nitroimidazóis permanecem a única terapia eficaz para infecção por *Trichomonas vaginalis*. Nos Estados Unidos, metronidazol e tinidazol são as duas drogas comercialmente disponíveis. Para a terapia inicial da tricomoníase, as diretrizes atuais do CDC recomendam uma dose oral única de 2 g de qualquer uma das duas drogas. Ambos os regimes terapêuticos possuem aproximadamente 85-95% de eficácia no tratamento das infecções iniciais causadas pelo *Trichomonas*. Se a paciente possui vaginose bacteriana coexistente ou tem dificuldade em tolerar a dose oral única substancial do tratamento, uma terapia estendida com 500 mg de metronidazol, administrado por via oral 2 vezes ao dia por 7 dias, é recomendada. Esta dose de metronidazol também é superior à dose única de 2 g para o tratamento da vaginose bacteriana. Embora não estudada, é provável que a terapia estendida com tinidazol seja igualmente eficaz para a tricomoníase. Em pacientes que não respondem à terapia de dose única, recomenda-se o uso de uma terapia estendida de 7 dias com metronidazol, ou uma dose oral única de 2 g de tinidazol se o metronidazol tiver sido o tratamento inicial. O médico deve estar ciente de que baixos níveis de resistência ao metronidazol ocorrem em aproximadamente 2-5% dos isolados de *trichomonas*. Felizmente, a maioria das infecções parece responder à terapia prolongada com metronidazol, ou à terapia com uma dose única de tinidazol. O tinidazol atinge maiores concentrações vaginais do que o metronidazol, o que pode ser responsável pela melhor eficácia entre as infecções resistentes.

Nas pacientes que falham em responder a este segundo ciclo de terapia, um ciclo estendido de alta dose de tinidazol ou metronidazol a 2 g por via oral, administrado 2 vezes ao dia por cinco dias, é recomendado. A Figura 8.3 detalha um algoritmo para abordagem da falha terapêutica. A terapia estendida é eficaz em aproximadamente 80% das pacientes refratárias ao tratamento. Nos 20% das pacientes em que ocorre falha terapêutica, uma consulta com um especialista deve ser obtida. O *website* do *Centers for Disease Control* (CDC) fornece informações de contato e pode providenciar para um teste de sensibilidade do isolado do *Trichomonas*, se apropriado. As pacientes devem ser orientadas a evitar o consumo concomitante de álcool com os nitroimidazóis, visto que reações severas do tipo dissulfiram foram relatadas. Pacientes alérgicas aos nitroimidazóis são raras e, se uma alergia verdadeira estiver presente, dessensibilização deve ser considerada, visto que os nitroimidazóis representam a única terapia eficaz. Terapia local com metronidazol gel não é uma terapia apropriada para infecção por TV. As taxas de cura com este tratamento são inferiores a 50%. Isto é, provavelmente, secundário à infecção das glândulas periuretrais, tornando a terapia vaginal ineficaz. Outros agentes tópicos, incluindo os cremes de mebendazol, paromomicina ou nonoxinol-9, têm sido utilizados com sucesso limitado. Seus usos devem ser limitados à terapia adjuvante para casos refratários controlados por um especialista local em doenças infecciosas.

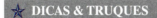

> ★ **DICAS & TRUQUES**
>
> Terapia com uma dose única de nitroimidazol cura 85-95% das infecções.

Todas as pacientes infectadas com TV e seus parceiros sexuais devem ser tratados. Uma população em particular que merece especial consideração é a gestante assintomática. Existem dados conflitantes com relação ao impacto da tricomoníase assintomática e os resultados da gravidez. Em um ensaio randomizado realizado nos Estados Unidos, o tratamento da tricomoníase assintomática com dois ciclos de metronidazol aumentou o risco de nascimento prematuro em aproximadamente 50%. Neste estudo, grande parte deste aumento foi limitada ao nascimento prematuro tardio entre 35 e 37 semanas de gestação, despertando uma preocupação com relação à adequação da inclusão no estudo. Um recente estudo realizado na África contradiz estes achados, demonstrando que a terapia para *Trichomonas vaginalis* reduziu o risco de nascimento prematuro. Em virtude destes dados contraditórios, assim como a patologia associada ao *Trichomonas vaginalis* em mulheres não grávidas, recomendamos o início do tratamento no momento do diagnóstico. Se a decisão em atrasar a terapia é feita, o tratamento deve ser iniciado entre 35-37 semanas de idade gestacional estimada, visto que a prematuridade não é mais uma preocupação. O tratamento do parceiro não deve ser adiado.

CUIDADO!

O uso de nitroimidazol pode resultar em uma reação grave tipo dissulfiram. Os pacientes devem ser orientados a evitar o consumo de álcool durante a terapia com nitroimidazólicos.

Terapia com metronidazol é considerada segura durante qualquer estágio de gravidez. Nas pacientes lactantes, foi recomendado que o aleitamento materno fosse descontinuado por 24 a 72 horas após terapia a fim de evitar exposição neonatal. Entretanto, esta recomendação atual é potencialmente infundada, visto que o metronidazol está presente em concentrações muito baixas no sangue neonatal, e segurança durante a gravidez foi bem estabelecida.

Em razão da alta eficácia da terapia de dose única, o teste de cura não é recomendado para pacientes com tratamento clínico bem-sucedido. Em vez disso, um novo rastreio das pacientes em 3-6 meses deve ser considerada, visto que cerca de 20% das pacientes irão se reinfectar dentro deste período. Como previamente mencionado, as pacientes infectadas pelo TV estão em alto risco para coinfecção com outras ISTs ou condições sexualmente associadas, como a vaginose bacteriana. Testes diagnósticos também devem ser realizados para gonorreia, clamídia, sífilis, HIV, como também para vaginose bacteriana em conjunto com qualquer teste diagnóstico para TV. Vacinas para prevenção da hepatite B e papilomavírus humano (HPV) também devem ser recomendadas na paciente apropriada.

Conclusão

O impacto epidemiológico e as consequências clínicas da infecção pelo TV ainda são pouco reconhecidos. A tricomoníase é uma infecção altamente prevalente, geralmente permanecendo em estado latente na maioria das mulheres assintomáticas afetadas. Mais importante, está associada a complicações perinatais e envolvida na aquisição e transmissão de HIV. Decorrente da baixa sensibilidade, os sintomas clínicos e microscopia são inadequados para um diagnóstico confiável. Amplificação molecular dos ácidos nucleicos do *Trichomonas vaginalis* é, atualmente, o método de teste padrão ouro moderno, enquanto a detecção rápida de antígenos é o teste diagnóstico mais prático, possibilitando tratamento ambulatorial. Tratamento com uma única dose de nitroimidazol cura a grande maioria (80-85%) das infecções por TV e a falha terapêutica infrequente pode geralmente ser evitada com terapia oral prolongada. O desenvolvimento de vacina parece ser uma área promissora de inovação e uma direção futura no controle da infecção.

8 Trichomonas vaginalis • 83

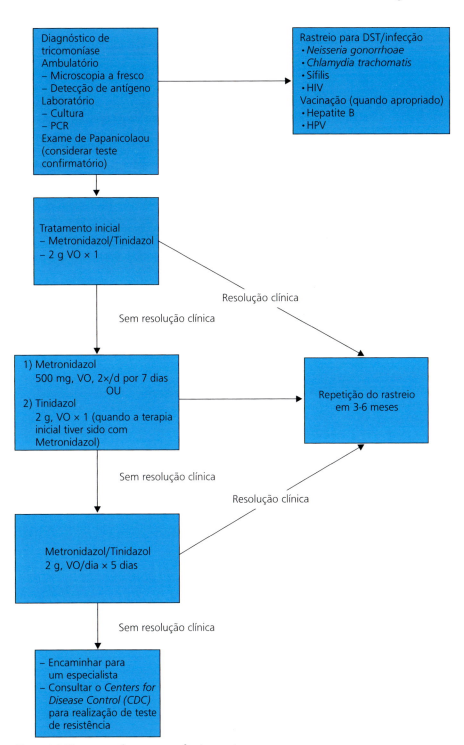

Figura 8.3. Fluxograma do tratamento da tricomoníase.

84 • *Trichomonas vaginalis*

Bibliografia

Andrea SB, Chapin KC. Comparison of Aptima Trichomonas vaginalis transcription-mediated amplification assay and BD affirm VPIII for detection of T. vaginalis in symptomatic women: performance parameters and epidemiological implications. *J Clin Microbiol* 2011; **49** (3): 866-869. PMCID: 3067695.

Cudmore SL, Delgaty KL, Hayward-McClelland SF, *et al.* Treatment of infections caused by metronidazole-resistant Trichomonas vaginalis. Clin *Microbiol Rev* 2004; **17** (4): 783-793, table of contents. PMCID: 523556.

Cudmore SL, Garber GE. Prevention or treatment: the benefits of Trichomonas vaginalis vaccine. *J Infect Public Health* 2010; **3** (2): 47-53.

Harp DF, Chowdhury I. Trichomoniasis: evaluation to execution. *Eur J Obstet Gynecol Reprod Biol* 2011; **157** (1): 3-9. Heine RP, McGregor

JA, Patterson E, *et al. Trichomonas vaginalis:* diagnosis and clinical characteristics in pregnancy. *Infect Dis Obstet Gynecol* 1994; **1** (5): 228-234. PMCID: 2366141.

Heisterberg L, Branebjerg PE. Blood and milk concentrations of metronidazole in mothers and infants. *J Perinat Med* 1983; **11** (2): 114-120.

Huppert JS, Hesse E, Kim G, *et al.* Adolescent women can perform a point-of-care test for trichomoniasis as accurately as clinicians. *Sex Transm Infect* 2010; **86** (7): 514-519.

Huppert JS, Mortensen JE, Reed JL, *et al.* Rapid antigen testing compares favorably with transcription-mediated amplification assay for the detection of Trichomonas vaginalis in young women. *Clin Infect Dis* 2007; **45** (2): 194-198.

Lowe NK, Neal JL, Ryan-Wenger NA. Accuracy of the clinical diagnosis of vaginitis compared with a DNA probe laboratory standard. *Obstet Gynecol* 2009; **113** (1): 89-95. PMCID: 2745984.

Nanda N, Michel RG, Kurdgelashvili G, Wendel KA. Trichomoniasis and its treatment. *Expert Rev Anti Infect Ther* 2006; **4** (1): 125-135.

Nye MB, Schwebke JR, Body BA. Comparison of APTIMA Trichomonas vaginalis transcription-mediated amplification to wet mount microscopy, culture, and polymerase chain reaction for diagnosis of trichomoniasis in men and women. Am *J Obstet Gynecol* 2009; **200** (2): **188** el-7.

Schwebke JR, Burgess D. Trichomoniasis. *Clin Microbiol Rev* 2004; **17** (4): 794-803, table of contents. PMCID: 523559.

Sobel JD, Nyirjesy P, Brown W. Tinidazole therapy for metronidazole-resistant vaginal trichomoniasis. *Clin Infect Dis* 2001; **33** (8): 1341-1346.

Stringer E, Read JS, Hoffman I, *et al.* Treatment of trichomoniasis in pregnancy in sub-Saharan Africa does not appear to be associated with low birth weight or preterm birth. *S Afr Med J* 2010; **100** (1): 58-64. PMCID: 3090676.

Workowski KA, Berman S. Sexually transmitted diseases treatment guidelines, 2010. *MMWR Recomm Rep* 2010; **59** (RR-12): 1-110.

9

Candidíase Vulvovaginal, Vaginite Inflamatória Descamativa e Vaginite Atrófica

Jack D. Sobel

Division of Infectious Diseases, Wayne State University School of Medicine, Detroit, MI, USA

Introdução

Sintomas vulvovaginais são extremamente comuns e representam a principal razão pela qual as mulheres buscam assistência médica. Os sintomas vaginais incluem um corrimento anormal, que pode ser causado por infecção vaginal ou cervical, ou pode ser decorrente de diversas causas não infecciosas. Outros sintomas comuns incluem prurido vulvovaginal, irritação, desconforto, queimação, odor fétido na vagina e variável desconforto ou dor durante ou após a relação sexual. A vaginose bacteriana e tricomoníase são tratadas em outros capítulos. As várias etiologias e síndromes vaginais estão listadas na Tabela 9.1, e a Tabela 9.2 descreve as síndromes vulvares e as etiologias conhecidas, comumente associadas.

As mulheres podem perceber uma alteração na secreção vaginal normal, refletindo uma alteração qualitativa ou quantitativa. Os clínicos não devem banalizar e dispensar esta queixa. Em vez, eles devem avaliar por completo os sintomas das mulheres por exame clínico e testes laboratoriais de rotina, como pH, microscopia e, ocasionalmente, cultura. Algumas pacientes possuem outras comorbidades, como atopia, dermatoses comuns, como eczema ou psoríase, que também podem necessitar de tratamento. Embora a vaginose bacteriana, candidíase vulvovaginal e tricomoníase sejam as entidades infecciosas mais comuns causando vulvovaginite, convém sublinhar que os sintomas vulvovaginais geralmente resultam de uma etiologia não infecciosa. Os clínicos não devem limitar o diagnóstico diferencial considerando apenas infecção cervical ou vaginal como a causa da sintomatologia. Os clínicos devem alcançar um diagnóstico específico e evitar empirismo. A prescrição de medidas empíricas, incluindo o uso de esteroides quando nenhum diagnóstico está disponível, deve ser evitada. A medicina sindrômica não é um padrão de cuidados aceitável nos países industrializados.

Vulvovaginite causada por *Candida*

Epidemiologia

A candidíase vulvovaginal (CVV) é extremamente comum em adolescentes e adultas. Cinquenta por cento das estudantes universitárias terão pelo menos um episódio diagnosticado pelo médico até os 25 anos de idade, e até 75% das mulheres pré-menopáusicas relatam ter

86 • Candidíase vulvovaginal, vaginite inflamatória descamativa e vaginite atrófica

Tabela 9.1. Síndromes vaginais e suas etiologias

Tipo	Etiologia
Infecciosa	
Vaginose bacteriana	Combinação de *Gardnerella vaginalis*, anaeróbios (*Prevotella sp., Porphyromonas sp., Bacteroides sp., Fusobacterium sp., Peptostreptococcus sp., Molibuncus sp.*) e micoplasmas genitais
Candidíase vulvovaginal	90% *Candida albicans*, 10% espécies de não *albicans* de *Candida*, raramente outros fungos
Tricomoníase	*Trichomonas vaginalis*
Bacteriana rara	Estreptococos do grupo A
Não infecciosa	
Vaginite atrófica	Pós-menopausa, pós-parto, pós-terapia antiestrogênica
Vaginite de contato	Dermatite de contato (hipersensibilidade)
Irritante químico	Sabonetes, detergentes, antimicóticos tópicos
Vaginite alérgica	Alérgenos
Vaginite inflamatória descamativa (VID)	Desconhecida (Bacteriana? Mecanismo imunológico?)
Líquen plano erosivo	Mecanismos imunológicos
Doenças vasculares do colágeno (LES)	Vasculite
Pênfigo e síndromes penfigoides	Mecanismos imunológicos

Tabela 9.2. Sintomas vulvares

Infecção	Etiologia
Infecciosa	
Candidíase vulvovaginal	> 90% *Candida albicans*
Bacteriana rara	Estreptococos do grupo A
Não infecciosa	
Vaginite inflamatória descamativa (VID)	Desconhecida
Vulvovaginite de contato	Absorventes
Vulvite por irritantes químicos	Sabonetes, detergentes
Vaginite alérgica	Alérgenos
Dermatite	
− Psoríase	
− Eczema	
− Seborreia	
Dermatose	
− Líquen plano erosivo	
− Líquen escleroso atrófico	

tido pelo menos um episódio, e 45% das mulheres têm dois ou mais episódios. A CVV é menos comum em mulheres na pós-menopausa, salvo se estiverem recebendo terapia de reposição estrogênica. Estima-se que 6-8% das mulheres adultas sofrem de candidíase vulvovaginal recorrente (CVVR), o que se traduz em milhões de mulheres mundialmente. A candidíase vulvovaginal recorrente, ou CVVR, é definida como quatro ou mais episódios em um determinado ano. No entanto, dados epidemiológicos são incompletos por diversas razões: (1) a CVV não é doença de notificação compulsória e, portanto, as estimativas da prevalência contam principalmente com histórias autorrelatadas do diagnóstico pelo médico; (2) a infecção é rotineiramente diagnosticada sem o benefício da microscopia ou cultura, e até metade das mulheres diagnosticadas com candidíase vulvovaginal podem ter outras condições; e (3) o uso disseminado de antifúngicos de venda livre dificulta a realização dos estudos epidemiológicos na maioria dos países. O autodiagnóstico e, portanto, autoterapia são prevalentes.

Patogênese

Os fungos do gênero *Candida* provavelmente ganham acesso à vagina via migração através da área perianal a partir do reto. Todavia, uma vez que ocorre a colonização, uma colonização prolongada frequentemente persiste por meses e anos. Após a colonização por *Candida*, os microrganismos persistem na presença da flora vaginal normal protetora sem causar sintomas até que fatores precipitantes adicionais alterem a relação delicada entre os microrganismos *Candida* e a microbiota vaginal, assim como as defesas do hospedeiro. Um grande número de fatores de risco subjacentes contribui tanto para a colonização, como para a doença sintomática (Figura 9.1).

Microbiologia

A *Candida albicans* é responsável por 90% ou mais dos episódios de CVV. O restante dos ataques é causado por espécies não *albicans* de *Candida*, que incluem *C. parapsilosis*, *C. glabrata*, *C. tropicalis* e uma variedade de espécies raras de *Candida*, uma ocasional levedura não *Candida* da espécie *Saccharomyces*. Alguns investigadores relataram uma frequência aumentada de espécies de *Candida* não *albicans*, particularmente a *glabrata*, porém isso não foi confirmado. As espécies de *Candida* não *albicans* parecem ser menos virulentas tanto nas pacientes, como nos modelos animais usados para estudar a patogênese. Contudo, estas espécies ainda são capazes de causar vaginite sintomática, embora seu papel causal necessite ser estabelecido em cada paciente. De forma correspondente, todas as espécies de *Candida* produzem sintomas vulvovaginais similares, embora a gravidade dos sintomas pareça ser menor com a *C. parapsilosis* e *C. glabrata*, quando comparado à *C. albicans*.

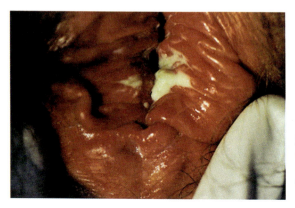

Figura 9.1. Características clínicas típicas da vulvovaginite por *Candida* com intenso eritema e edema do vestíbulo e vulva com secreção "grumosa" branca aderente.

Fatores de risco

Ataques esporádicos de CVV frequentemente ocorrem sem fatores precipitantes identificáveis. Todavia, existem vários fatores que predispõem à infecção sintomática:

- Um quarto a 1/3 das mulheres são predispostas à CVV durante ou após tratamento com antibióticos de amplo espectro. Nenhum antibiótico, tanto sistêmico como local, está livre desta complicação. O mecanismo em que os antibióticos induzem a vaginite por *Candida* ainda não foi totalmente estabelecido. Antigamente achava-se que os antibióticos inibiam a flora bacteriana primariamente no trato gastrointestinal ou possivelmente na vagina, possibilitando o supercrescimento de possíveis patógenos, como a *Candida*. Entretanto, confirmação desta hipótese não está disponível. Administração de probióticos com lactobacilos (oral ou vaginal) durante ou após a antibioticoterapia não previne a CVV pós-antibiótica.
- Níveis estrogênicos elevados. A CVV é rara antes da puberdade e tende a ser menos frequente nas mulheres pós-menopáusicas não tomando qualquer forma de estrogênio exógeno. De modo similar, os sintomas tendem a intensificar no período pré-menstrual de modo cíclico. A CVV parece ser mais comum em situações de níveis estrogênicos elevados, como com contraceptivos orais, especialmente quando a dose de estrogênio é alta, na gravidez e no tratamento com estrogênio na pré-menopausa, especialmente com o uso tópico de estrogênio.
- Diabetes melito. Mulheres com diabetes, especialmente aquelas com controle glicêmico deficiente, são mais propensas à CVV. Em particular, mulheres com diabetes tipo 2 parecem ser predispostas a infecções pela *C. glabrata*. Todavia, a maioria das mulheres com CVVR não sofre de diabetes, incluindo diabetes química e pré-diabetes. Os testes de tolerância à glicose de rotina não são indicados em mulheres com CVV, tanto esporádica, como recorrente.
- Imunossupressão. Infecções por *Candida* são mais comuns em pacientes imunodeprimidas, especialmente aquelas tomando corticosteroides ou infectadas pelo HIV.
- Dispositivos contraceptivos. Esponjas vaginais, diafragmas e DIUs foram associados à CVV em alguns estudos. Espermicidas não aumentam a CVV.
- Suscetibilidade genética. Embora o fator genético tenha sido suspeito por muitos anos, evidência confirmando esta relação não estava disponível até recentemente. Antigamente, as suspeitas eram com base em um histórico familiar e grupo sanguíneo, incluindo o estado secretor. É provável que mais do que um fator genético esteja envolvido na patogênese da CVV. Fatores genéticos podem ser importantes na colonização, assim como na determinação da resposta imune à presença de microrganismos se proliferando na vagina. Em conformidade, a CVV foi relatada com concentrações reduzidas *in vivo* de lectina ligadora de manose (MBL, do inglês *mannose binding lectin*) e concentrações aumentadas de IL-4. A variabilidade de dois polimorfismos específicos dos genes que codificam a MBL e IL-4 pode ser responsável por este achado em algumas mulheres de alto risco, porém sua relevância permanece controversa. A prevalência de uma variante do gene MBL é maior em mulheres com CVV do que nos controles sem candidíase. O reconhecimento de *C. albicans* pelo sistema imune inato do hospedeiro é mediado por receptores de reconhecimento padrão da família de receptores do tipo toll (TRL) e de receptores do tipo lectina. Mananas da parede celular da *Candida* são reconhecidas pelos receptores de manose, e o TLR4 e TLR2 reconhecem a polifosfomanana e colaboram com os receptores para β-glucana (dectina-1) no estímulo da produção de citocinas. A dectina-1 amplifica a produção de citocinas induzidas pelo TLR-2 e TLR-4 pelas células humanas, incluindo o TNF, IL-17, IL-6 e IL-10. Atualmente a deficiência da dectina-1 humana como causa de infecção fúngica mucocutânea já está estabelecida.
- Fatores comportamentais. Embora a CVV não seja considerada uma doença sexualmente transmissível (porque ocorre em mulheres celibatárias, e *Candida* é considerada parte da flora

vaginal normal), isto não significa que a transmissão sexual de microrganismos de *Candida* não ocorra, ou que a CVV não esteja associada à atividade sexual. Consequentemente, um aumento na frequência de CVV é observado no momento em que a maioria das mulheres inicia a atividade sexual regular. Os parceiros masculinos de mulheres infectadas são mais prováveis de ter colonização peniana do que os parceiros de mulheres não infectadas, e geralmente com a mesma cepa indicada pela tipagem das cepas.

- Não existem evidências de alta qualidade exibindo uma conexão entre a CVV e os hábitos higiênicos, ou o uso de roupas apertadas ou de tecido sintético.
- Infecção pelo HIV. A CVV ocorre com maior incidência e maior persistência, porém não em maior gravidade, entre as mulheres infectadas pelo HIV. Uma taxa significativamente elevada de infecção sintomática é confinada apenas a mulheres infectadas pelo HIV com contagens muito baixas de CD4 e carga viral muito alta – uma população provável de apresentar outras manifestações da AIDS. A indicação do teste para HIV em mulheres apenas por CVV recorrente não é justificada, visto que a recorrência da vaginite por *Candida* seja uma condição comum em mulheres sem infecção pelo HIV, e a maioria dos casos ocorre em mulheres não infectadas pelo HIV. Somente mulheres com fatores de risco para aquisição do HIV devem ser orientadas e ter o rastreio oferecido. A microbiologia da CVV recorrente em mulheres infectadas pelo HIV é a mesma que em mulheres HIV-negativas.
- Colonização da vagina por *Candida* em mulheres assintomáticas pode persistir por períodos prolongados de tempo, até que fatores exógenos precipitantes provoquem uma alteração no equilíbrio entre o hospedeiro e o patógeno. O fator desencadeador geralmente resulta de alterações no hospedeiro, em que os mecanismos vaginais defensivos anti*Candida* de ocorrência natural diminuem ou falham. Em seguida, ocorre proliferação da *Candida*, com aumento no número de microrganismos e expressão de fatores de virulência, incluindo formação de hifas e elaboração de proteases. O desenvolvimento de sintomas e sinais de inflamação vulvovaginal, no entanto, geralmente requer o envolvimento da resposta imune adaptativa do hospedeiro reagindo com os microrganismos em proliferação. É esta última resposta que é crucial para o desenvolvimento de CVV sintomática e pode ser vista como um subproduto desnecessário do sistema de defesa do hospedeiro reagindo contra os microrganismos.

Características clínicas

Prurido vulvar é a característica dominante da CVV. Mulheres também podem queixar-se de disúria, frequentemente descrita como externa em vez de interna, irritação, ardor e dispareunia. Geralmente há pouco ou nenhum corrimento e, quando presente, o corrimento é tipicamente branco e grumoso. O exame físico revela eritema da vulva e mucosa vaginal com edema vulvar (Figura 9.1). O corrimento é tipicamente descrito como grumoso e com aspecto de leite talhado. Entretanto, também pode ser fino e aquoso, indistinguível do corrimento de outras formas de vaginite. Algumas pacientes, particularmente aquelas com infecção por *C. glabrata*, apresentam pouco corrimento com apenas eritema no exame vaginal. A vulva está invariavelmente envolvida, e fissuras podem estar presentes. É importante reconhecer que, ao contrário da vaginose bacteriana, a infecção por *Candida* envolve tanto a vulva como a vagina.

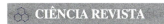

CIÊNCIA REVISTA

Aparentemente, há um forte componente de suscetibilidade genética em termos de colonização por levedura, como também a resposta imune a essa colonização.

Diagnóstico

O pH vaginal é tipicamente entre 4 e 4,5, distinguindo a CVV da tricomoníase ou vaginose bacteriana. O diagnóstico clínico deve ser confirmado pela detecção do microrganismo na citologia a fresco com solução salina e adicionando KOH a 10%, que facilita o reconhecimento microscópico de leveduras e hifas (Figura 9.2). Infelizmente, a microscopia pode ser negativa em 50% das pacientes com CVV confirmada. Tratamento empírico é geralmente considerado na presença de achados clínicos típicos, pH vaginal normal e nenhuma outra patologia visível na microscopia. Entretanto, uma cultura deve ser obtida quando um diagnóstico microscópico não é confirmado. Frequentemente, a terapia empírica pode ser adiada até que os resultados de testes adicionais estejam disponíveis. Culturas fornecem confirmação do diagnóstico em 48-72 horas e também revelam a espécie do microrganismo, facilitando a seleção do agente antifúngico apropriado. A cultura é o método diagnóstico mais importante, devendo ser realizada em todas as pacientes com sintomas persistentes ou recorrentes, pois muitas destas mulheres possuem infecções por *Candida* não *albicans* com suscetibilidade reduzida aos azóis. Na presença de microscopia positiva e um pH normal, uma cultura de rotina não é essencial, porém deve ser realizada nas pacientes com microscopia negativa.

Testes comerciais de baixo risco estão atualmente disponíveis como uma alternativa à cultura. Estes incluem: (1) Affirm®, em que a hibridização com uma sonda de DNA é particularmente útil e deve fornecer resultados em algumas horas para confirmar o diagnóstico clínico inicial. O teste Affirm® também proporciona a oportunidade de diagnosticar vaginose bacteriana ou tricomoníase. (2) PCR é amplamente disponível através dos laboratórios comerciais, sendo um método altamente sensível que fornece a espécie da *Candida* quando positivo. A relação custo-eficácia da tecnologia da PCR não foi avaliada, e os resultados podem demorar de 48 a 72 horas, similar à cultura microbiana. Embora a PCR ofereça um método de diagnóstico mais sensível, a relevância clínica desta sensibilidade aumentada é desconhecida. Do mesmo modo, é incerta a significância de um resultado de PCR positivo após a terapia antimicótica. O exame de Papanicolaou é positivo em cerca de 25% das pacientes com CVV sintomática e cultura positiva, sendo, portanto, de baixa sensibilidade, porém de alto valor preditivo positivo.

A mera demonstração da presença de *Candida* por qualquer um dos métodos diagnósticos citados de modo algum confirma o papel patogênico da *Candida* na paciente ou síndrome clínica específica, visto que 15-20% das mulheres saudáveis assintomáticas são colonizadas pela *Candida*. Consequentemente, a mera presença de *Candida* não implica culpa. A determinação

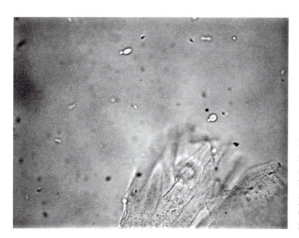

Figura 9.2. Exame citológico a fresco com campo de grande aumento, revelando leveduras em brotamento na ausência de polimorfonucleares, leucócitos ou elementos hifais em uma paciente infectada com *Candida glabrata*.

9 Candidíase vulvovaginal, vaginite inflamatória descamativa e vaginite atrófica • 91

da causa dos sintomas requer a exclusão de outros patógenos, incluindo o achado de um pH normal. Outras causas infecciosas não são responsáveis por sintomas vulvovaginais em um pH normal de 4-4,5.

> ### ★ DICAS & TRUQUES
> A detecção de *Candida* sem sintomas associados não justifica tratamento, visto que aproximadamente 15-20% das mulheres são colonizadas por levedura em algum momento.

Diagnóstico diferencial

Outras condições devem ser consideradas no diagnóstico diferencial de mulheres sintomáticas com pH vaginal normal, e estes incluem reações alérgicas e químicas, reações de hipersensibilidade e dermatite de contato. Estas condições são extremamente comuns e frequentemente causam sintomas na presença ou ausência de *Candida*. Se o pH vaginal exceder 4,5 ou um excesso de PMNs estiver presente, infecções mistas com vaginose bacteriana ou tricomoníase podem estar presentes. Com base nos critérios citados, não deve haver dificuldade em separar a vaginose bacteriana da vaginite por *Candida*. O autodiagnóstico de CVV é frequentemente impreciso. Da mesma forma, o diagnóstico da vaginite por *Candida* por telefone é falível e não deveria ser realizado.

> ### ★ DICAS & TRUQUES
> O autodiagnóstico e/ou diagnóstico por telefone das infecções vaginais por levedura (e todas as síndromes de vaginite) é altamente inexato, não devendo ser realizado dada a alta possibilidade de diagnóstico e tratamento incorretos.

Tratamento

Tratamento é indicado para o alívio dos sintomas vulvovaginais. Não há indicação para tratar colonização assintomática em mulheres com cultura positiva. Diversos antifúngicos orais e intravaginais altamente eficazes estão disponíveis (Tabela 9.1). Nistatina é o antifúngico menos eficaz, com taxas de cura na faixa de 70-75%. Os outros antifúngicos possuem eficácias publicadas na faixa de 80-88%. Dos imidazóis intravaginais, o clotrimazol, miconazol, butoconazol e tioconazóis são medicamentos isentos de prescrição (MIPs) nos Estados Unidos, enquanto o terconazol pode ser obtido somente com receita médica. Todos estes agentes tópicos são altamente eficazes e são receitados na forma de terapia de dose única à terapia de sete dias. Aparentemente, não há superioridade de um regime sobre outro. Terapias tópicas são bem toleradas com poucos efeitos adversos, embora ardor possa ocorrer ocasionalmente. Doença leve é mais bem tratada com regimes terapêuticos mais curtos (Tabela 9.3).

Nos Estados Unidos, agentes orais estão disponíveis para o tratamento de vaginite por *Candida*, incluindo o fluconazol, que é fornecido na forma de um comprimido oral único de 150 mg, itraconazol e cetoconazol. Apenas o fluconazol é aprovado pelo FDA para tratamento da CVV.

92 • Candidíase vulvovaginal, vaginite inflamatória descamativa e vaginite atrófica

Tabela 9.3. Tratamento para candidíase vaginal

Fármaco	Agentes tópicos e formulação	Regime posológico
Butoconazol[a]	Creme a 2%	5 g × 3 d
Clotrimazol[a]	Creme a 1%	5 g × 7-14 d
	Creme a 2%	5 g × 3 d
	100 mg comp vag	1 comp × 7 d
	100 mg comp vag	2 comp × 3 d
	500 mg comp vag	1 comp dose única
Miconazol[a]	Creme a 2%	5 g × 7 d
	Creme a 4%	5 g × 3 d
	100 mg sup vag	1 sup × 7 d
	200 mg sup vag	1 sup × 3 d
	1.200 mg sup vag	1 sup dose única
Econazol	150 mg comp vag	1 comp × 3 d
Fenticonazol	Creme a 2%	5 g × 7 d
Ticonazol[a]	Creme a 2%	5 g × 7 d
	Pomada a 6,5%	5 g dose única
Terconazol	Creme a 0,4%	5 g × 7 d
	Creme a 0,8%	5 g × 3 d
	80 mg sup vag	80 mg × 3 d
Nistatina	100.000 U sup vag	1 comp × 14 d
	Agentes orais	
Cetoconazol	400 mg 2 vezes ao dia	× 5 d
Itraconazol	200 mg 2 vezes ao dia	× 1 d
	200 mg	× 3 d
Fluconazol	150 mg	Dose única

[a]MIP nos Estados Unidos.
vag = vaginal; comp = comprimidos; sup = supositório.

A seleção do agente antifúngico apropriado e a duração da terapia foram facilitadas pela classificação da CVV em CVV complicada e não complicada (Tabela 9.4). A maioria das mulheres (CVV não complicada), sendo saudável, hospeda o microrganismo com episódios infre-

Tabela 9.4. Classificação da candidíase vulvovaginal

Não complicada	Complicada
CVV esporádica/infrequente *e*	CVV recorrente *ou*
CVV leve à moderada *e*	CVV grave *ou*
Provável de ser *C. albicans e*	Candidíase não *albicans ou*
Hospedeira normal, não grávida	Hospedeira anormal, p. ex., debilitada por diabetes não controlada, imunossupressão

CVV = candidíase vulvovaginal.

9 Candidíase vulvovaginal, vaginite inflamatória descamativa e vaginite atrófica • 93

quentes leves a moderados de vaginite decorrente de *C. albicans*. Nestas circunstâncias, as pacientes respondem a todas as drogas azólicas, tópicas ou sistêmicas, com uma taxa de sucesso superior a 90%, independente da duração da terapia.

Em contraste, a resposta à terapia com um ciclo curto de drogas azólicas é menor em mulheres com CVV complicada. Consequentemente, mulheres com o sistema imune comprometido e vaginite grave devem receber um tratamento antimicótico convencional mais prolongado, geralmente de 7 dias. O tratamento de mulheres infectadas com espécies de *Candida* não *albicans* permanece problemático. Infecção pela *C. krusei* é, felizmente, extremamente rara, e resistente ao fluconazol, porém responde rapidamente a outros azóis. Vaginite em razão da *C. glabrata* é, entretanto, refratária a todas as formas de terapia com drogas azólicas, com uma taxa de sucesso de apenas 50%. Resultados um pouco melhores são alcançados com ácido bórico vaginal, com taxas de erradicação de 60-70%. Os melhores resultados ocorrem após terapia vaginal com flucitosina creme 17%. O último precisa ser manipulado, não está disponível comercialmente, e o custo é extremamente alto na maioria dos cenários. Mais importante do que selecionar um agente antifúngico é a decisão em tratar os sintomas vulvovaginais na presença de uma cultura positiva para *C. glabrata*. O mero achado de *C. glabrata* não sugere cumplicidade na patogênese da síndrome clínica. Com frequência, a *C. glabrata* é um espectador inocente, e regimes terapêuticos intensivos direcionados a *C. glabrata* frequentemente falham. Além disso, mesmo quando bem-sucedido, a eliminação do microrganismo não é acompanhada por um alívio concomitante ou erradicação dos sintomas. Na experiência de alguns pesquisadores, menos de 25% dos sintomas de pacientes sintomáticas positivas para *C. glabrata* podem ser atribuídos à *C. glabrata* isoladamente. Todavia, quando nenhuma outra explicação para os sintomas está disponível, o teste terapêutico é claramente justificado, porém os clínicos não devem trivializar a relação complexa entre esta levedura e os sintomas vulvovaginais.

Tratamento da candidíase vulvovaginal recorrente

Como descrito anteriormente, a CVVR ocorre em 5-8% da população feminina no período reprodutivo. É provável que fatores genéticos atuem na maioria esmagadora de tais pacientes. Todavia, mecanismos precipitantes secundários estão frequentemente presentes e variam de paciente para paciente. Portanto, embora todas as pacientes compartilhem uma predisposição genética subjacente, os desencadeadores de episódios sintomáticos variam consideravelmente. Resistência dos microrganismos às drogas azólicas é uma causa rara de vaginite por *Candida* recorrente.

Antes de iniciar qualquer protocolo de tratamento, o diagnóstico deve ser confirmado por cultura, que inclui a determinação da espécie do microrganismo. Testes de suscetibilidade a antifúngicos não são regularmente indicados, salvo na ocorrência de infecção na vigência de profilaxia ou doença refratária ao tratamento apropriado com drogas azólicas. Todos os esforços devem ser feitos para controlar os mecanismos desencadeadores, incluindo o uso de antibióticos, controle da diabetes e fatores predisponentes locais, como a dermatose vulvar concomitante. Uma vez que esses fatores sejam excluídos ou tratados, um tratamento de indução com um antimicótico, seguido por tratamento de manutenção supressivo de longa duração, é indicado. Embora isto possa ser realizado com tratamentos tópicos, a duração e a frequência da terapia sugerem que a terapia oral é mais conveniente e oferece uma solução mais realista. Convém ressaltar que o tratamento selecionado visa a controlar os episódios sintomáticos em vez de garantir que a cura seja alcançada. O uso de regimes de manutenção supressivos de longa duração foi confirmado em diversos estudos prospectivos controlados. Assim sendo, após um tratamento de indução com fluconazol 150 mg, administrado a cada 72 horas por 3 doses, um tratamento semanal de manutenção com fluconazol 150 mg, administrado 1 vez por semana, é sugerido. A

94 • Candidíase vulvovaginal, vaginite inflamatória descamativa e vaginite atrófica

resolução completa dos sintomas ocorre algumas semanas após o início da terapia, e a paciente permanece assintomática durante o período de tratamento, que é recomendado por 6 meses. Durante este período, a paciente permanece invariavelmente cultura-negativa e assintomática. Quando a terapia é descontinuada após 6 meses, aproximadamente 50% das pacientes são rapidamente recolonizadas e desenvolvem sintomas recorrentes de CVV. No entanto, 50% das pacientes irão retornar à vida livre de doença com risco similar às mulheres de baixo risco. Quando a recorrência sintomática rapidamente segue a descontinuação da terapia, recomenda-se a reindução e terapia de manutenção por, pelo menos, 12 meses. Frequentemente, tratamentos de manutenção ainda mais prolongados são recomendados e necessários.

Vaginite atrófica

Vaginite atrófica, também chamada de atrofia urogenital, refere-se à condição extremamente comum que é caracterizada por atrofia da vagina, vestíbulo e vulva, e causada por uma deficiência de estrogênio. O alvo dominante da deficiência de estrogênio é o epitélio vaginal, que perde sua rugosidade e sofre progressivo adelgaçamento e atrofia. Simultaneamente, porém geralmente menos proeminente, ocorre o adelgaçamento progressivo do epitélio vestibular. Atrofia do revestimento epitelial da vagina é acompanhada pela redução da síntese de glicogênio; isto serve como um substrato crucial para as bactérias residentes que quebram o glicogênio para produzir ácido orgânico, em especial o ácido láctico, posteriormente resultando na perda de espécies de *Lactobacillus*, que representa o componente dominante da microbiota vaginal. Por conseguinte, uma consequência consistente da deficiência de estrogênio é a elevação do pH vaginal, geralmente acima de 5,0. Baixos níveis de estrogênio reduzem as secreções vaginais, resultando em secura vaginal. Todavia, não infrequentemente, e paradoxalmente, uma secreção vaginal é detectável, ou pode, na verdade, manifestar-se como uma secreção aquosa. A vaginite atrófica tipicamente ocorre em mulheres na menopausa, porém também pode ocorrer em mulheres de qualquer idade que possuam uma redução no estímulo estrogênico para esta área da genitália. Em mulheres na pré-menopausa, as situações hipoestrogênicas incluem o puerpério, lactação e durante a administração de drogas antiestrogênicas. Atrofia vaginal secundária ao declínio gradual na produção de estrogênio está frequentemente associada a manifestações em outros locais além da vagina, incluindo o assoalho vesical e a uretra. Consequentemente, sintomas uretrais e vesicais podem ser uma manifestação da deficiência estrogênica, incluindo disúria. Perda de estrogênio também possui um efeito sobre o revestimento da bexiga, facilitando o desenvolvimento de cistite bacteriana em mulheres idosas. Outro impacto da deficiência de estrogênio está relacionado com a perda do tônus muscular, dilatação do introito vaginal e contribuição ao desenvolvimento de prolapso da bexiga, do útero e do reto.

Manifestações clínicas

Os primeiros efeitos da deficiência de estrogênio são atrofia progressiva e diminuição das secreções vaginais, que se manifestam como secura vaginal durante a relação sexual. Embora os sintomas iniciais possam ser aliviados em parte pelo uso de lubrificantes vaginais, invariavelmente, a deficiência progressiva de estrogênio não será compensada pelo uso de tais lubrificantes. Por fim, lubrificação vaginal adequada para uma relação sexual sem dor irá necessitar de um efeito estrogênico adequado no epitélio vaginal em muitas mulheres. A secura vaginal é frequentemente experimentada por mulheres muito antes do início da amenorreia ou do desenvolvimento de sintomas vasomotores sistêmicos, sendo geralmente seguida por dispareunia. Esta é inicialmente superficial ou de introito, porém com a progressão da atrofia vaginal o desconforto será completo e, após o intercurso, o desconforto, a irritação e, até mesmo, o pru-

9 Candidíase vulvovaginal, vaginite inflamatória descamativa e vaginite atrófica • 95

rido pode persistir por vários dias. Com atrofia avançada, as pacientes podem queixar-se de sangramento pós-coito como resultado da suscetibilidade do epitélio vaginal adelgaçado aos efeitos do trauma e fricção local.

Diagnóstico

Atrofia vaginal e deficiência de estrogênio podem ser facilmente diagnosticados sem o uso de testes sofisticados. O pH vaginal eleva-se para mais de 4,5, podendo alcançar níveis superiores a 6. O pH vaginal é um excelente marcador da deficiência de estrogênio. O pH elevado é uma consequência da perda de bactérias produtoras de ácido láctico e outros ácidos orgânicos. Bactérias produtoras de ácido láctico são substituídas em parte por microrganismos Gram-negativos (geralmente coliformes), que não são por si só patogênicos. Na citologia a fresco, a escassez dos típicos morfotipos bacterianos em forma de bastão é aparente. Outra característica diagnóstica importante é a aparência das células epiteliais parabasais, refletindo uma falta de maturação das células basais e parabasais na ausência de estímulo de estrogênio adequado para alcançar um efeito de maturação completa. É desnecessário solicitar o índice de maturação que alguns laboratórios oferecem. Um simples aumento no número de células parabasais irá confirmar o diagnóstico de vaginite atrófica na presença de pH elevado e flora bacteriana alterada. Também é desnecessário e frequentemente ilusório mensurar os níveis séricos de estradiol. O último teste é redundante e não concorda com os achados vaginais. Também é importante mencionar que o recebimento de produtos estrogênicos orais ou transcutâneos não impede o desenvolvimento de atrofia vaginal.

Tratamento

Um dos fenômenos biológicos mais notáveis é a natureza reversível da atrofia vaginal. Após adequada reposição estrogênica, especialmente pela via vaginal, uma rápida transformação pode ser antecipada com reversão do adelgaçamento vaginal e reconstituição da flora bacteriana saudável e protetora com um morfotipo dominante de lactobacilo, assim como o retorno do pH vaginal normal e desaparecimento das células parabasais. Esta mudança drástica pode ser esperada em 4 a 6 semanas de adequada terapia de reposição estrogênica. Diversos tratamentos vaginais locais podem ser usados para corrigir a vaginite atrófica. Estes incluem estradiol intravaginal (Premarin®, Estrace®) na forma de creme ou supositórios vaginais de estradiol (Vagifem®). Alternativamente, estriol intravaginal pode ser usado. Embora muitos médicos se apoiem no estradiol sistêmico para garantir a saúde vaginal e prevenir atrofia, muitas vezes a atrofia vaginal persiste e progride na presença de terapia de reposição estrogênica sistêmica. Assim sendo, a terapia local intravaginal deve sempre ser usada para este diagnóstico. Uma alternativa mais recente é o uso de anéis vaginais que liberam estrogênio, que estão disponíveis em diversos tipos. Pode-se esperar o retorno da saúde vaginal em 1 a 2 meses, embora o uso de lubrificantes durante a relação sexual ainda possa ser necessário, não acarretando quaisquer implicações negativas.

> ★ **DICAS & TRUQUES**
>
> O tratamento com estrogênio vaginal é altamente eficaz na melhora dos sintomas de vaginite atrófica e deve ser utilizado em mulheres com os achados clínicos característicos.

Vaginite inflamatória descamativa (VID)

Vaginite inflamatória descamativa (VID) é uma síndrome clínica crônica relativamente incomum e de etiologia desconhecida, caracterizada por vaginite purulenta com achados variados nos tecidos vaginal, vestibular e vulvar.

Epidemiologia

A VID ocorre mais frequentemente em mulheres na perimenopausa e pós-menopausa. Ocasionalmente, pode ocorrer em mulheres na 4ª década de vida. Esta síndrome foi documentada quase exclusivamente em mulheres caucasianas. É um achado extremamente raro em mulheres afro-americanas, e a ocorrência em mulheres asiáticas é desconhecida. Os achados únicos em mulheres mais velhas sugerem uma possível conexão com a deficiência de estrogênio.

Patogênese

A causa da síndrome ainda é desconhecida. Dada a natureza purulenta da secreção vaginal e o aumento das células inflamatórias, a VID foi inicialmente considerada ser de etiologia infecciosa. Entretanto, vários estudos atuais usando antibióticos fracassaram em demonstrar qualquer benefício, sugerindo uma causa alternativa. Subsequentemente, uma resposta drástica foi demonstrada com o uso intravaginal tópico de clindamicina a 2%, e a teoria da causa infecciosa foi renascida. Entretanto, várias tentativas de identificar um único patógeno não renderam nenhuma dica microbiana ou patógenos. Além disso, a resposta excelente obtida após o uso de esteroides tópicos mais uma vez forçou os pesquisadores a considerar uma etiologia não infecciosa. Comorbidades, como distúrbios autoimunes, não foram relatadas.

Características clínicas

Mulheres com VID apresentam queixas de irritação vaginal, ardor e dispareunia que persiste por meses e, frequentemente, anos. A queixa dominante é a de um corrimento vaginal bastante profuso, que é descrito como sendo de cor amarronzada ou verde-amarelada. Não há odor fétido associado a este corrimento. Dispareunia está presente quase invariavelmente, que foi previamente atribuída pelos médicos à deficiência de estrogênio ou a causas desconhecidas.

As pacientes demonstram um corrimento abundante, purulento e amarelado indistinguível daquele da tricomoníase, exceto pela ausência de odor fétido. Achados clínicos, embora quase sempre presentes na vagina, frequentemente estendem-se ao vestíbulo e vulva. Existe um espectro clínico que varia de eritema difuso a áreas eritematosas localizadas e focais, que podem ser vistas melhor como uma erupção eritematosa anular. A erupção é frequentemente mais grave no terço superior da vagina e no colo uterino, resultando em uma aparência similar a um morango (Figura 9.3). Esta erupção tem sido chamada de colpite macular ou colpite papular.

Embora inicialmente consideradas por representar alterações focais, erosivas ou ulcerativas, estas lesões anulares são atualmente consideradas por representar um sítio focal de intensa inflamação local, resultando na aparência papular. Além das lesões anulares, lesões equimóticas ocasionais são evidentes e particularmente aparentes no vestíbulo. Outras manifestações vaginais incluem alterações eritematosas lineares semelhantes a placas eritematosas. Alterações inflamatórias inespecíficas envolvendo o vestíbulo e os pequenos lábios são frequentemente descritas em pelo menos 1/3 das pacientes e, ocasionalmente, alterações inflamatórias similares a uma erupção cutânea são evidentes nos grandes lábios (Figura 9.4).

9 Candidíase vulvovaginal, vaginite inflamatória descamativa e vaginite atrófica • 97

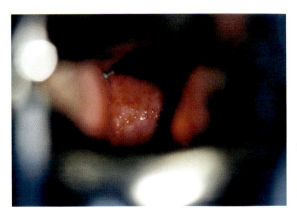

Figura 9.3. Lesões vaginais eritematosas anulares, semelhantes à aparência de um "morango" em paciente com vaginite inflamatória descamativa (VID).

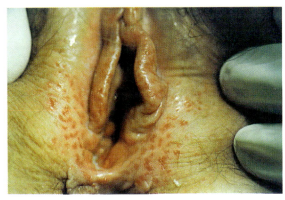

Figura 9.4. Erupção "com aspecto de morango" da VID, envolvendo os pequenos lábios e a vulva.

Diagnóstico

A característica cardinal da VID é o pH vaginal superior a 5 ou, frequentemente, ainda mais elevado. Na microscopia com solução salina, há um aumento de células inflamatórias, que variam de leucócitos polimorfonucleares (PMNs) até células mononucleares. Invariavelmente presente é um aumento nas células parabasais (Figura 9.5). A microbiota vaginal sofre gran-

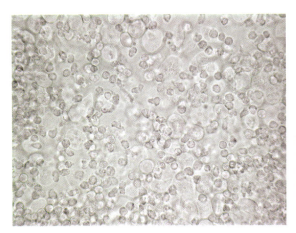

Figura 9.5. Microscopia a fresco com solução salina em campo de grande aumento, revelando a presença de células inflamatórias, tanto polimorfonucleares, como mononucleares e células parabasais indicativas de VID.

98 • Candidíase vulvovaginal, vaginite inflamatória descamativa e vaginite atrófica

des alterações, sendo evidenciada como uma flora mista, porém claramente anormal, na microscopia a fresco. Testes diagnósticos adicionais não estão atualmente disponíveis. O diagnóstico é, portanto, clínico, com base na aparência do corrimento purulento, achados físicos, junto com o pH elevado, e achados inflamatórios incluindo a presença essencial de células parabasais. Todos os critérios mencionados são necessários para um diagnóstico seguro.

Tratamento

Um estudo realizado, em 1993, relatou uma drástica melhora nos sintomas clínicos com o uso de 5 g de clindamicina creme a 2%, administrado diariamente por 4-6 semanas, com uma melhora clínica inicial em mais de 90% das pacientes. Todavia, um alto índice de recidiva também foi relatado. Em um estudo de acompanhamento publicado em 2011, em que mais de 100 mulheres foram acompanhadas, o índice de recidiva variou de 25-35% na interrupção de 4 semanas da terapia com clindamicina. As mulheres com alta recidiva, entretanto, responderam à reintrodução da terapia com clindamicina, que foi fornecida na forma de terapia de manutenção usando um volume reduzido e dosagem mais infrequente. Portanto, a cronicidade da síndrome clínica foi reconhecida junto com a necessidade de recomendar terapia por meses, se não anos, a fim de controlar, se não curar, as pacientes. As taxas de cura a longo prazo continuam desconhecidas, embora a grande maioria das pacientes seja rapidamente controlada. Experiência com hidrocortisona a 10% intravaginal, que infelizmente não está comercialmente disponível, ou com clobetasol gel, similarmente resultou em excelentes taxas de resposta precoce, porém sem nenhuma evidência de superioridade sobre a clindamicina tópica. Ambos os regimes terapêuticos representam a utilização em indicações não aprovadas, incluindo a necessidade de preparação da cortisona em farmácias de manipulação. As pacientes devem ser acompanhadas regularmente, visto que é realizada uma titulação descendente da dose terapêutica intravaginal. Deve-se considerar a terapia tópica de estrogênio quando a resposta clínica for incompleta, em virtude da frequente deficiência de estrogênio não reconhecida. Além disso, inflamações vulvar e vestibular podem ocasionalmente justificar adicional terapia esteroide tópica.

Bibliografia

Berg, AO, Heidrich, FE, Fihn, SD, *et al.* Establishing the cause of genitourinary symptoms in women in a family practice: Comparison of clinical examination and comprehensive microbiology. *J Am Med Assoc* 1984; **251:** 620.

Donders G, Bellen G, Byttebier G, *et al.* Individualized decreasing-dose maintenance fluconazole regimen for recurrent vulvovaginal candidiasis (ReCiDiF trial). *Am J Obstet Gynecol* 2008 Dec; **199** (6): 613. e1-9.

Donders GG, Babula O, Bellen G, *et al.* Mannose-binding lectin gene polymorphism and resistance to therapy in women with recurrent vulvovaginal candidiasis. *Br J Gynecol* 2008; **115** (10): 1225-1231.

Duerr, A, Helig, CM, Meikle, SF, *et al.* Incident and persistent vulvovaginal candidiasis among human immunodeficiency virus-infected women: Risk factors and severity. *Obstet Gynecol* 2003; **101:** 548.

Eckert LO. Clinical practice. Acute vulvovaginitis. *New Engl J Med* 2006; **355:** 1244-1252.

Ferwerda B, Ferwerda G, Plantinga TS, *et al.* Human dectin-1 deficiency and mucocutaneous fungal infections. *New Engl J Med* 2009; **361:** 1760-1767.

Fleury, FJ. Adult vaginitis. *Clin Obstet Gynecol* 1981; **24:** 407.

Giraldo, PC, Babula, O, Goncalves, AK, *et al.* Mannose-Binding Lectin Gene Polymorphism, Vulvovaginal Candidiasis, and Bacterial Vaginosis. *Obstet Gynecol* 2007; **109:** 1123.

Messinger-Rapport BJ, Thacker HL. Prevention for the older woman. A practical guide to hormone replacement therapy and urogynecologic health. *Geriatrics* 2001; **56:** 32-34, 3738 40-42.

9 Candidíase vulvovaginal, vaginite inflamatória descamativa e vaginite atrófica • 99

Netea MG, Brown GD, Kullberg BJ, Gow NA. An integrated model of the recognition of Candida albicans by the innate immune system. *Nat Rev Microbiol* 2008; **6:** 67-78.

North American Menopause Society. The role of local vaginal estrogen for treatment of vaginal atrophy in postmenopausal women: 2007 position statement of The North American Menopause Society. *Menopause* 2007; **14:** 355-369

Nyirjesy P, Peyton C, Weitz MV, *et al.* Causes of chronic vaginitis: analysis of a prospective database of affected women. *Obstet Gynecol* 2006; **108:** 1185-1191.

Pappas PG, Kauffman CA, Andes D, *et al.* Clinical practice guidelines for the management of candidiasis: 2009 update by the Infectious Diseases Society of America. *Clin Infect Dis* 2009; **48:** 503-535.

Patel DA, Gillespie B, Sobel JD, *et al.* Risk factors for recurrent vulvovaginal candidiasis in women receiving maintenance antifungal therapy: results of a prospective cohort study. *Am J Obstet Gynecol* 2004; **190:** 644-653.

Pirotta, M, Gunn, J, Chondros, P, *et al.* Effect of lactobacillus in preventing post-antibiotic vulvovaginal candidiasis: a randomised controlled trial. *Br Med J* 2004; **329:** 548.

Ray D, Goswami R, Banerjee U, *et al.* Prevalence of Candida glabrata and its response to boric acid vaginal suppositories in comparison with oral fluconazole in patients with diabetes and vulvovaginal candidiasis. *Diabetes Care* 2007; **30:** 312-317.

Sobel JD. Desquamative inflammatory vaginitis: a new subgroup of purulent vaginitis responsive to topical 2% clindamycin therapy. *Am J Obstet Gynecol* 1994; **171:** 1215-1220.

Sobel JD. Non-trichomonal Purulent Vaginitis: Clinical Approach. *Curr Infect Dis Rep* 2000; **2:** 501-505.

Sobel JD, Chaim W. Treatment of Torulopsis glabrata vaginitis: retrospective review of boric acid therapy. *Clin Infect Dis* 1997; **24:** 649-652.

Sobel JD. *Management of patients with recurrent vulvovaginal candidiasis. Drugs* 2003; **63:** 1059.

Sobel JD, Wiesenfeld HC, Martens M, *et al.* Maintenance fluconazole therapy for recurrent vulvovaginal candidiasis. *New Engl J Med* 2004; **351:** 876.

Sobel JD. Vulvovaginal candidosis. *Lancet* 2007; **369:** 1961-1971.

Sobel JD, Reichman O, Misra D, Yoo W. Prognosis and treatment of desquamative inflammatory vaginitis. *Obstet Gynecol* 2011; **117:** 850-855.

Stockdale CK. Clinical spectrum of desquamative inflammatory vaginitis. *Curr Infect Dis Rep* 2010; **12:** 479-483.

Tabrizi SN, Pirotta MV, Rudland E, Garland SM. Detection of Candida species by PCR in self-collected vaginal swabs of women after taking antibiotics. *Mycoses* 2006; **49:** 523-524.

10

Papilomavírus Humano

Suzanne M. Garland

Department of Microbiology and Infectious Diseases, The Royal Women's Hospital, Department of Obstetrics and Gynaecology, University of Melbourne, and Murdoch Children's Research Institute, Parkville, Victoria, Australia

O vírus HPV

O papilomavírus humano (HPV) pertence a uma grande família de vírus heterogêneos *(Papillomavirideae)* e espécie-específicos, que constituem pequenos vírus de DNA de fita dupla que infectam especificamente o epitélio mucoso e o escamoso. Esses vírus não são propagados de maneira eficiente pelas técnicas tradicionais de cultura viral, pois o ciclo de vida viral dos HPVs tem íntima ligação com a maturação do epitélio escamoso e, dessa forma, a produção completa de vírion ocorre apenas nas células epiteliais escamosas terminalmente diferenciadas. O ciclo completo, desde o início da infecção das células basais até a expressão de vírus totalmente infecciosos em epitélio diferenciado completamente infectado, leva de 2 a 3 semanas. Em virtude dessa complexidade, a detecção do HPV depende de tecnologias moleculares que, ao serem aplicadas em bons estudos epidemiológicos, vêm determinando que o câncer de colo de útero é o primeiro câncer a ser praticamente 100% causado por um vírus. Existem quase 130 genótipos de HPV identificados extensivamente pelo sequenciamento do gene que codifica a L1, a principal proteína do capsídeo. Na grande quantidade de HPVs, existe tropismo para infecção de tecidos diferentes por vários genótipos; isto é, tipos cutâneos (HPVs 1-4, 10, 26-29, 37, 38, 46, 47, 49, 50, 57) e tipos genitais, que consistem em cerca de 30-40 (como HPVs 6, 11, 16, 18, vários 30s, 40s, 50s, 60s, 70s). Os tipos genitais são divididos em de alto potencial oncogênico, em especial os HPVs 16, 18, 30s (31, 33, 35, 39), 45, 50s (52, 54, 56, 58, 59), 60s (68) e possíveis (HPVs 26, 53, 66, 67, 73, 82) ou de baixo risco (6, 11, 40, 42, 43, 44, 54, 70).

Potencial oncogênico do HPV para doença do colo uterino

O HPV 16 e o HPV 18 são vírus mais virulentos, sendo responsáveis por uma proporção maior de doença do colo do útero (cerca de 50 e 20%, respectivamente, dos cânceres), causando doença mais precoce e, provavelmente, persistindo mais que os outros tipos de HPV de alto risco. É importante observar que os tipos 16 e 18 no mundo inteiro contribuem para cerca de 70% de todos os cânceres de colo uterino de célula escamosa e para 80% dos adenocarcinomas. Estudos epidemiológicos moleculares (estudos de caso-controle) vêm mostrando que a força da associação entre HPV 16/18 é muito forte, com razão de chances ("odds ratio", OR) de várias centenas de vezes, sendo muito superior à associação de 10 vezes entre tabagismo e câncer de pulmão. Depois desses dois tipos, os seguintes mais comuns contribuem para uma proporção menor individualmente. Por exemplo, em todo o mundo, os HPVs 33, 45 e 31 são o terceiro, quarto e quinto tipos mais frequentes, respectivamente, e juntos são responsáveis por mais de 10% dos casos de câncer de colo uterino. Existem algumas variações geográficas: por exemplo, na Ásia, os tipos 58, 33 e 52 são observados de maneira mais proeminente depois do 16 e do 18 do que em qualquer outro lugar do globo. Quando se fala especificamente de adenocarcinomas – um câncer que se esquiva da detecção por rastreamento citológico – é válido notar que o HPV 18 desempenha um papel maior do que nos cânceres de células escamosas. Os HPVs 18, 16 e 45 são o primeiro, segundo e terceiro tipos mais comuns, respectivamente, sendo, juntos, responsáveis por quase 90% de todos os casos. Além do câncer de colo uterino, os HPVs 16 e 18 produzem juntos 50% das lesões pré-cancerosas de alto grau (neoplasia intraepitelial do colo uterino [NIC] de grau 2/3 tanto de células escamosas quanto adenocarcinoma ACIS) e cerca de 1/4 (de aproximadamente 13-25%) de NIC de baixo grau (NIC I).

Cofatores

Cofatores reconhecidos que atuam em conjunto com a infecção oncogênica por HPV aumentando o risco de câncer invasivo do colo uterino incluem: tabagismo, idade jovem na primeira relação sexual, paridade elevada, uso de longo prazo de pílula contraceptiva e outras infecções sexualmente transmissíveis (como *Chlamydia trachomatis*, herpes simples anogenital). Entretanto, no geral, cada um desses fatores apresentar chances *(OR)* na ordem de dois ou menos, e alguns podem ser confundidos com o comportamento sexual.

Epidemiologia

O câncer de colo do útero é o segundo câncer mais comum que acomete mulheres em todo o mundo. O impacto do ônus é produzido pelo mundo em desenvolvimento amplamente em razão da falta de programas de rastreio efetivos para detectar e tratar lesões pré-cancerosas. A incidência geral está na ordem de meio milhão de casos por ano, com quase 1/4 de milhão de mortes por ano em todo o mundo. É preciso observar que o câncer do colo do útero acomete mulheres relativamente jovens, entre os 40 e 50 anos de idade – idade em que muitas ainda contribuem de maneira significativa para a formação da família.

Potencial oncogênico do HPV para doença que não do colo uterino

Os HPVs oncogênicos também têm forte ligação com um subgrupo de outros cânceres anogenitais femininos, em especial vulvar, vaginal e cânceres anais, estando associado em cerca de 40, 40 e 90%, respectivamente.

Nos homens, os cânceres anogenitais relacionados com o HPV incluem o anal e o peniano, dos quais cerca de 90 e 50%, respectivamente, estão associados ao HPV. Além dos cânceres anogenitais, alguns tipos de HPV oncogênicos (em particular o tipo 16) têm sido associados a uma porcentagem (~ 15-25%) de cânceres orofaríngeos. Em todo o mundo, cerca de 4% de todos os cânceres são associados ao HPV.

Doença relacionada com o HPV de baixo risco: verrugas genitais

Os tipos de HPV de baixo risco causam algumas lesões no colo do útero de baixo grau, bem como lesões benignas e hiperproliferativas comumente chamadas de verrugas genitais (ou condiloma acuminado). As verrugas genitais (VG) constituem a doença sexualmente transmissível mais frequente, sendo ocasionadas pelos HPVs 6 e 11 em cerca de 90% dos casos. Em geral, a prevalência tem pico na idade de 25 anos; a infectividade é alta, com 2/3 dos parceiros sexuais queixando-se de verrugas. O período de tempo desde a infecção por HPV até o desenvolvimento da VG é curto, de 2 a 3 meses. É válido ressaltar que a incidência de VG vem aumentando ao longo das últimas décadas. A principal indicação para o tratamento de VG é o alívio dos sintomas (prurido, sangramento, queimação, hipersensibilidade) e do estresse psicossocial. Se não tratada, a VG pode-se resolver de maneira espontânea, aumentar de tamanho e quantidade ou permanecer inalterada. O tratamento é simples, sendo amplamente destrutivo (crioterapia, eletrocautério, *laser*, cirurgia), quimiotóxico ou imunomodulador com imiquimode. A escolha é orientada pela preferência da paciente, quantidade de lesões, localização anatômica e custo. Não existem evidências definitivas que sugerem que um tratamento é superior ao outro. Os regimes de tratamento são aplicados ao paciente pelo próprio ou pelo médico. Uma vez que todos os regimes apresentem suas falhas, alguns médicos usam a terapia combinada.

Medicamentos aplicados pelo próprio paciente incluem:

(a) Aplicação tópica de creme de podofilotoxina a 0,15% ou tintura a 0,5% em cada verruga, 2 vezes ao dia, por 3 dias, seguido por uma pausa de 4 dias; depois disso, repete-se semanalmente por até quatro ciclos ou até as verrugas desaparecerem. A podofilotoxina, embora barata e de uso relativamente fácil, é um antimitótico e não deve ser usado durante a gravidez. Recomenda-se que a primeira aplicação seja feita pelo médico para que o método apropriado seja demonstrado. Irritação ou dor leve à moderada podem ocorrer.

(b) Outra alternativa aplicada pelo paciente é o creme de imiquimode a 5% – um modulador da resposta imune que estimula a produção de interferon e outras citocinas; é aprovado para o tratamento de VGs externas, mas não para administração na vagina, no colo do útero ou na uretra. O creme deve ser aplicado 1 vez ao dia na hora de dormir, 3 vezes por semana. A área do tratamento precisa ser lavada 6-10 horas após a aplicação. Reações inflamatórias locais, como hiperemia, irritação e formação de vesículas, podem ser observadas, ao mesmo tempo em que alguma hipopigmentação comum pode ocorrer. É válido notar que o imiquimode pode enfraquecer preservativos e diafragmas vaginais, e que sua segurança ainda não foi determinada durante a gravidez.

(c) Outra opção é a pomada de sinecatequina a 15%, um extrato de chá-verde com produto ativo (catequina). A pomada deve ser aplicada 3 vezes ao dia com o dedo para garantir a cobertura por uma fina camada da pomada até o desaparecimento total da verruga. Esse produto não deve ser continuado por mais de 16 semanas e não precisa ser enxaguado após a aplicação.

Regimes administrados pelo médico:

(a) Crioterapia com nitrogênio líquido ou criossonda. A aplicação é repetida a cada 1-2 semanas. A crioterapia é destrutiva pela citólise termoinduzida. Pode ser dolorosa e acompanhada por necrose e, não raro, formação de bolhas.

(b) Ácido tricloroacético (TCA) a 80-90%. O TCA é um agente cáustico, e a coagulação bioquímica de proteínas destrói as VGs. Em virtude da baixa viscosidade, é preciso ter cuidado na hora da aplicação para garantir que não se espalhe para a pele normal adjacente. É preciso verificar se secou antes de liberar o paciente. Esse tratamento pode ser aplicado semanalmente, conforme a necessidade.

(c) Remoção cirúrgica, tanto por excisão tangencial por tesoura, excisão tangencial por lâmina, como curetagem, eletrocirurgia ou *laser* de dióxido de carbono. Em geral, é reservada para os casos de quantidade elevada de VG, em particular em outros locais anatômicos, como uretra, porém requer experiência cirúrgica. Muitas vezes, o tratamento pode ser doloroso e, com frequência, resulta em insatisfação considerável do paciente graças às taxas de recorrência relativamente elevadas. Deve ser bastante discutida com o paciente antes do início da terapia. Além disso, as verrugas genitais também podem representar uma angústia psicossocial, similar àquela da displasia de alto grau. Ademais, acarretam uma carga financeira grande.

Papilomatose laríngea recorrente

A PLR é uma doença rara que ocorre com incidência de 0,3-1,0/100.000, com tipos de surgimento pediátrico e adulto. Acarreta morbidade e mortalidade significativas, amplamente atribuídas aos tipos 6 e 11 do HPV. No tipo juvenil (PLRJ), acredita-se que o HPV seja transmitido verticalmente da mãe para o filho durante o processo de nascimento. Em cerca de 1/3 das crianças com PLRJ, as lesões se espalham na traqueia e brônquios com risco de obstrução respiratória.

História natural da infecção por HPV

Mulheres

Em geral, as infecções genitais causadas por HPV (conforme determinado pela detecção do DNA do HPV) são muito comuns. De fato, a maioria dos indivíduos sexualmente ativos (entre 60-80%) é infectada em algum momento ao longo da vida. Além disso, grande parte das infecções genitais causadas pelo HPV é adquirida pelo sexo, ocorrendo infecção logo após a iniciação sexual. A transmissão também pode ocorrer pelo contato íntimo, como contato pele a pele das genitais sem relação sexual com penetração. Portanto, na hora de discutir a infecção por HPV com os pacientes é importante informar que a infecção é frequente e que o HPV não é como uma infecção sexualmente transmissível tradicional, devendo, portanto, ser desestigmatizada. A maioria das infecções por HPV é transitória (o DNA do HPV não pode mais ser detectado pelos ensaios altamente sensitivos como reação em cadeia da polimerase) e apenas uma pequena quantidade se torna crônica ou persistente (mesmo genótipo positivo pelo menos 6 meses depois).

Com a frequência dessa infecção e sua alta transmissibilidade, as curvas de prevalência nas mulheres em geral demonstram elevação acentuada após a iniciação sexual com pico aos 25 anos e queda lenta depois disso até o nível de 5 a 10% naquelas com mais de 30 anos de idade. Globalmente, a prevalência do HPV constatada em uma grande metanálise realizada com quase 160.000 mulheres de citologia normal foi estimada pouco acima de 10%. As Figuras 10.1 e 10.2 mostram, respectivamente, a variabilidade dos padrões de prevalência idade-específica em mulheres de diferentes regiões desenvolvidas e em desenvolvimento do mundo, mais as variabilidades regionais. É possível observar que, em algumas populações, um segundo pico menor é visto por volta dos 40 anos de idade. As várias explicações para isso incluem mudanças no comportamento sexual, efeito de coorte ou reflexão da senescência imune relativa na reativação da infecção latente.

É válido observar que o HPV também pode ser transmitido da mãe para o filho durante o nascimento: logo, uma criança pequena com verrugas genitais pode ter contraído a infecção da mãe e não necessariamente ter sofrido abuso sexual. Esses casos precisam de avaliação cuidadosa realizada por especialistas na área. Algumas poucas vezes, essa transmissão de mãe para filho também pode resultar em PLR.

As verrugas genitais podem certamente crescer de maneira extensiva durante a gravidez e ser de difícil tratamento graças à alta taxa de recorrência até o término da gestação. Os regimes seguros durante a gravidez incluem crioterapia e cirurgia. Decorrente do grande volume, a VG

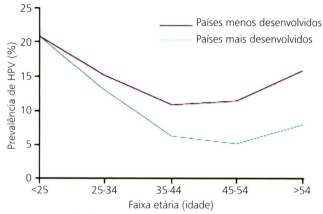

Figura 10.1. Estimativas mundiais da prevalência idade-específica de HPV por estado de desenvolvimento específico do país. Estimativas da prevalência idade-específica do HPV derivadas de uma metanálise aplicada à população feminina classificada em grupos etários de 10 anos por área de desenvolvimento. Os países foram classificados como mais ou menos desenvolvidos, de acordo com o Globocan. (Reproduzida de De Sanjose *et al.*, *Lancet Infectious Diseases* 2007; **7**: 453-459, com permissão de Elsevier.)

pode causar obstrução da saída pélvica e requerer parto cesariano. Entretanto, a cesariana não é recomendada para evitar a transmissão do HPV e evitar PLR.

A depuração da maioria das infecções ocorre durante um curto período de tempo, grande parte se resolvendo em 12 meses. No entanto, em uma pequena proporção (10-20%), o HPV permanece crônico (os determinantes de persistência e progressão não são totalmente entendidos, mas é bem provável que sejam fatores genéticos e/ou ambientais), e as mulheres se encontram sob risco de desenvolvimento de anormalidades celulares de displasia de alto grau, o precursor obrigatório do câncer.

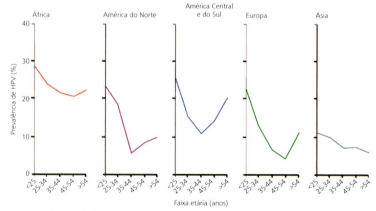

Figura 10.2. Prevalência idade-específica de HPV entre mulheres com citologia normal por região mundial. As áreas sombreadas representam 95% de IC. (Reproduzida de De Sanjose *et al.*, *Lancet Infectious Diseases* 2007; **7**: 453-459, com permissão de Elsevier.)

Homens

Em contraste com as mulheres, a história natural do HPV em homens é amplamente desconhecida. Em várias pesquisas de prevalência realizadas com homens em comparação às feitas com mulheres, a prevalência mostra uma linha reta (Figura 10.3). Ainda não se sabe o que isso realmente quer dizer. Em um estudo recente de coorte realizado com um pouco mais de 1.100 homens saudáveis, foi relatada incidência de nova infecção genital por HPV de 38,4 por 1.000 pessoas-mês. Não surpreendentemente, a infecção por HPV oncogênico foi associada de maneira significativa a um número mais alto de parceiras sexuais de longa duração e de parceiros sexuais anais masculinos. A mediana da duração da infecção causada por HPV foi de 7,5 meses para qualquer HPV e de 12 meses para o HPV 16. A eliminação do HPV foi menor nos homens com maior quantidade de parceiras.

Infecção por HPV latente

Uma pequena quantidade de indivíduos infectados por HPV está propensa à infecção latente (isto é, o vírus pode permanecer nas células epiteliais basais parado ou em replicação muito lenta, porém indetectável pela tecnologia atual de DNA). Essas infecções latentes podem reativar-se, em particular na situação de senescência imune ou imunossupressão. A extensão a que a latência ocorre atualmente é desconhecida, porém explica bem a exacerbação de lesões pré-cancerosas no colo uterino ou verrugas genitais, sobretudo em mulheres com imunidade

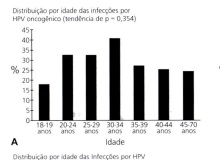
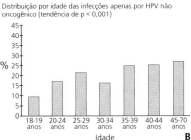
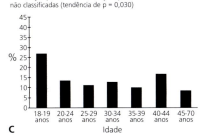

Figura 10.3. Prevalência de HPV nos registros por idade: (**A**) infecção por qualquer HPV oncogênico; (**B**), apenas infecção por HPV não oncogênico; (**C**) infecções não classificadas. (Adaptada e reimpressa com permissão de American Association for Cancer Research: Anna R. Giuliano, Eduardo Lazcano-Ponce, Luisa L. Villa *et al.*, The human papillomavirus infection in men study: human papillomavirus prevalence and type distribution among men residing in Brazil, Mexico and the United States. *Cancer Epidemiol Biomarkers Prev* 2008; **17**: 2036-2043.)

mediada por célula defeituosa ou conforme observado com o envelhecimento, ainda sem reinfecção ou nova exposição ao HPV. Portanto, no aconselhamento de um casal fixo, monogâmico há anos, deve ser reconhecido e discutido que a latência pode ser a explicação para a nova lesão displásica.

> **🖐 CUIDADO!**
>
> - O HPV genital é uma infecção muito comum transmitida predominantemente pelo contato sexual, sendo a maioria das infecções transitórias.
> - É tão frequente que não deve ser tratada como IST tradicional ao aconselhar os pacientes, e sim desestigmatizada.

Manifestações citológicas no colo uterino do HPV

Reconhece-se hoje em dia que a NIC1 representa o efeito citopático da infecção viral por HPV sobre o tecido e não necessariamente o começo da progressão para o câncer como já se acreditou um dia. A NIC1 é causada tanto por HPV de alto risco quanto de baixo e, geralmente, é transitória, resolvendo-se com o desenvolvimento da resposta imune mediada pela célula hospedeira. O HPV nas lesões da NIC1 é mantido na forma epissomal, com replicação viral completa e disseminação viral infecciosa do epitélio terminal. Em contraste com as lesões de alto grau ou NIC2/3, são amplamente causadas por HPV de alto risco, havendo desregulação, em particular nos genes E6/E7 e replicação viral incompleta. Na NIC3, há envolvimento de espessura total do epitélio, com características histológicas de lesões geneticamente instáveis sendo observadas com aneuploidia. Em alguns casos, o HPV se torna incorporado no genoma hospedeiro como HPV integrado.

NIC3: a verdadeira lesão precursora do câncer de colo de útero

Atualmente, aceita-se que a NIC2 ou NIC3 possa ocorrer *de novo* e não resultar de um contínuo de lesões NIC1. De fato, a verdadeira lesão precursora do câncer é a NIC3, com muitos percebendo agora que casos de NIC2 constituem um grupo misto de lesões de alto grau verdadeiras e de baixo grau. As lesões da NIC3, se não tratadas, apresentam taxa de progressão para câncer de cerca de 30-40% e, consequentemente, o tratamento é sempre recomendado. Decorrem, na maioria das vezes, de HPV de alto risco. A determinação de qual vai regredir e qual vai progredir tem estimulado o estudo de outros biomarcadores de progressão, embora nenhum esteja pronto em nível diagnóstico e que não possa guiar a necessidade definitiva de tratamento de certas lesões NIC3. Devemos observar, também, que a maioria das NIC3 e cânceres ocorrem em torno da zona de transformação (ZT) do colo; a ablação adequada das lesões precursoras e da ZT evita de maneira efetiva o desenvolvimento de cânceres do colo do útero.

Infecção persistente por HPV oncogênico precedente à NIC3

Em uma pequena proporção de mulheres, a infecção persiste, permanecendo inalterada durante anos. É a infecção persistente por um vírus oncogênico que coloca a mulher em risco de desenvolvimento de NIC3. Além disso, vários grupos mostraram que aquelas infectadas por HPV de alto risco (AR) (conforme medido pelo teste de captura híbrida 2) e com esfregaço de Papanicolaou normal, que foram acompanhadas por 10 anos, revelaram risco de problema citológico das anormalidades escamosas atípicas ou piora. Em 5 anos, a taxa fica em torno de 20% ou, para NIC2+, de 10%.

Olhando para o valor preditivo positivo de 10 anos de um único teste de DNA de HPV de AR positivo para previsão citológica de NIC3+, ela fica em torno de 20%. Ao avaliar os resultados daqueles com dois testes de HPV AR aos 5 e 10 anos, esse risco aumenta de cerca de 9 para 20%, respectivamente. Particularmente importante é o valor de um teste negativo de HPV de alto risco concomitante em mulheres com citologias normais; portanto, isso carreia um valor preditivo negativo de longo prazo elevado, sendo superior a 99% para NIC2+ e NIC3+, sugerindo que o intervalo de rastreamento pode ser aumentado com segurança. Por esta razão, alguns apoiam o uso do teste de detecção do DNA do HPV com citologia oncótica para rastreamento. Ao observar os genótipos específicos do HPV, a detecção e a diferenciação das infecções por HPVs 16 e 18 dos outros tipos potencialmente oncológicos podem identificar melhor as mulheres em risco de desenvolvimento de NIC3.

Prevenção do câncer de colo de útero pelo rastreamento e tratamento de lesões pré-neoplásicas

Nos países em que existem programas efetivos de rastreamento citológico do colo do útero de alta qualidade e ampla cobertura, que não apenas visam à população apropriada, como também resultam em tratamento e acompanhamento adequados, a incidência e a mortalidade de câncer de colo de útero caíram de maneira significativa. Bons programas de rastreamento citológicos do colo do útero implicam não apenas alto custo monetário, como também de infraestrutura e manutenção de técnicos altamente treinados e qualificados. Onde os programas são oportunistas, têm pouca cobertura, e as medidas de controle são de baixa qualidade, um impacto mínimo é observado. Portanto, para países com poucos recursos, outros métodos de rastreamento com custos menores têm sido avaliados; por exemplo, a inspeção visual com ácido acético (IVA) tem sido analisada, entretanto também requer equipe bem treinada para "ver e tratar" as áreas esbranquiçadas. Análises mais rápidas e recentes de DNA do HPV foram avaliadas e parecem bastante promissoras, sendo mais objetivas na determinação das lesões de base para o tratamento.

Imunologia

A resposta imune hospedeira contra a infecção natural causada pelo HPV envolve tanto o compartimento humoral, quanto o mediado por células. Entretanto, a resposta humoral ocorre lentamente e, em geral, é fraca. Apenas cerca de 50-60% dos indivíduos DNA de HPV-positivos revelam uma resposta por anticorpo mensurável. Apesar desse achado constatado em humanos, estudos realizados em animais mostram que a neutralização dos anticorpos de infecções primárias por papilomavírus é protetora. É preciso observar que a resposta de um anticorpo é amplamente tipo-específica. Assim, acredita-se que exista uma imunidade natural contra infecção, embora provavelmente incompleta. Isso se baseia na observação das sequências de genótipo de indivíduos infectados inicialmente por HPV que, quando acompanhados longitudinalmente com testes positivos intermitentes, mostram a mesma sequência de HPV, sugerindo reativação da infecção original, mais que apenas uma reinfecção. A eliminação da infecção por HPV e a resolução das lesões clínicas, como verrugas genitais, são caracterizadas por uma resposta imune mediada por células efetivas.

Também deve ser observado que vários ensaios sorológicos foram usados em estudos soroepidemiológicos, bem como em experimentos com vacinas. Não são recomendados para uso clínico em diagnóstico.

Vacinas profiláticas contra HPV

Até hoje, foram licenciadas duas vacinas profiláticas de primeira geração contra o HPV, e ambas constituem vacinas de subunidades proteicas; utilizam tecnologia de DNA recombinante pela qual o gene da proteína tardia do HPV (L1), que codifica o capsídeo viral externo, é expressado em um vetor como células eucarióticas (células do fungo *Saccromyces cerevisiae* ou células do ovário do *Spodoptera frugiperda* (Sf9), o hospedeiro natural do baculovírus). Essas PSVs de capsídeo vazio se agrupam nas então chamadas "partículas semelhantes a vírus" (PSV) e imitam efetivamente uma infecção viral por HPV natural, porém não são infecciosas, uma vez que não contêm qualquer DNA. As vacinas diferem, a quadrivalente Gardasil® consiste em PSV de L1 dos HPVs 6, 11, 16 e 18 com o adjuvante sulfato de hidroxifosfato de alumínio. A vacina bivalente, conhecida como Cervarix®, consiste em PSV de L1 dos HPVs 16 e 18 com um complexo adjuvante formado de hidróxido de alumínio e monofosforil lipídio A, ASO4.

Eficácia

A vacina quadrivalente contra o papilomavírus humano (HPVs 6, 11, 16 e 18) e a vacina bivalente (HPVs 16 e 18) foram licenciadas para uso em prática clínica em junho de 2006 e maio de 2007, respectivamente. A licença teve como base experimentos clínicos de fase 3, que mostraram alta eficácia contra as doenças causadas pelas cepas da vacina cobertas pelas respectivas vacinas e promoção de alta imunogenicidade, bem como excelentes perfis de segurança. Especificamente para a vacina quadrivalente, experimentos clínicos de fase 3 realizados com mulheres de 16 a 26 anos de idade mostraram quase 100% de eficácia contra lesões relacionadas com os HPVs 16 e 18 precursoras de câncer de colo do útero, vulva e vagina; isto é, neoplasias intraepiteliais de colo uterino, vulva e vagina de grau 2/3 (NIC2/3, NIV2/3, NIVa2/3), respectivamente, para aquelas que não tinham HPV 16 e 18.

Experimentos clínicos de fase 3 mais recentes e similares realizados com homens de 16 a 26 anos de idade mostraram alta eficácia (cerca de 90%) contra lesões genitais externas relacionadas com os HPVs 6, 11, 16 e/ou 18, inclusive lesões precursoras de neoplasia intraepitelial anal (NIA2/3, como um substituto de câncer anal) e neoplasia intraepitelial peniana (NIP2/3, como substituto de câncer peniano). Eficácia profilática de quase 100% também foi mostrada contra verrugas genitais relacionadas com os HPV 6 e 11 tanto em homens quanto em mulheres.

⊗ CIÊNCIA REVISTA

Experimentos clínicos de fase 3 controlados por placebo realizados com a vacina quadrivalente (HPVs 6, 11, 16, 18) em quase 20.000 mulheres jovens e meninas e com um pouco mais de 4.000 homens jovens e meninos, com idade entre 16 e 26 anos, de cerca de 20 países, e mostraram alta imunogenicidade, excelente segurança e eficácia contra verrugas genitais externas em ambos os gêneros, bem como contra lesões intraepiteliais de alto grau no colo do útero, vagina e vulva em mulheres e no ânus em homens, daqueles sem HPVs 6, 11, 16 e/ou 18.

Especificamente para a vacina bivalente, na análise final (acompanhamento médio de 35 meses) foi mostrada eficácia muito alta de proteção contra infecção (80 e 76% de proteção contra HPV 16 ou 18 por 6 meses e 12 meses, respectivamente) e displasia de colo uterino de alto grau (93%) naquelas sem HPV 16 e/ou 18 (tanto por DNA de HPV quanto sorologia). Uma análise foi realizada para designar provável casualidade: a eficácia contra NIC2+ por 16/18 naquelas não afetadas foi de 98%. Dados do acompanhamento mais extensos estão por vir.

> ### ⬡ CIÊNCIA REVISTA
>
> - Experimentos clínicos controlados por placebo de fase 3 realizados com a vacina bivalente (HPVs 16, 18) e quase 20.000 mulheres jovens e meninas, com idade entre 16 e 26 anos e de 14 países dos quatro cantos do mundo (América do Norte, América Latina, Europa e Ásia-Pacífico) mostraram alta imunogenicidade, excelente segurança e eficácia contra lesões intraepiteliais de alto grau no colo uterino daquelas não afetadas pelo HPV 16 e/ou 18.

Ambas as vacinas mostram alguma proteção cruzada contra infecção e doença causada por genótipos de HPV filogeneticamente relacionados com o 16 e 18. Na vacina quadrivalente, isso é amplamente dirigido pela proteção contra o HPV 31, enquanto na vacina bivalente houve proteção significativa contra infecção persistente (6 meses) causada pelo HPV 31 (79%), 33 (46%) e 45 (76%) e por infecção por 12 meses causada pelo HPV 31 (79%), 33 (38%) e 45 (63%). Essa proteção cruzada se estendeu à proteção significativa contra doença NIC2+ causada por HPV 31 (92%), bem como NIC2+ causada por 12 tipos oncogênicos combinados, não incluindo o 16 ou o 18 em 54%. É válido notar que houve redução importante do ponto de vista estatístico nos encaminhamentos para colposcopia (10%), assim como para procedimentos ablativos cervicais (25%) naqueles vacinados.

A durabilidade e a importância clínica dessa proteção cruzada serão percebidas pelo acompanhamento a longo prazo dos recipientes da vacina.

Segurança

Dor no local da injeção, hiperemia e edema foram significativamente mais frequentes entre os sujeitos que receberam a vacina quadrivalente ou bivalente do que aqueles que receberam placebo ou vacina para hepatite A, respectivamente. O perfil de segurança também para aqueles vacinados com as duas vacinas é alto. As taxas estimadas de urticária ou síncope (sozinha) causada por vacina quadrivalente são de 78 casos por milhão de doses, de síncopes com convulsões de 28 casos por milhão de doses e de anafilaxia de 7,8 casos por milhão de doses.

> ### ★ DICAS & TRUQUES
>
> - Recomenda-se que as vacinas profiláticas contra HPV não sejam administradas durante a gravidez. Entretanto, se uma mulher for inadvertidamente vacinada durante a gestação, isso não constitui uma indicação para interrupção da gravidez. As vacinas são subunidades não vivas e não apresentam DNA; o acompanhamento do uso inadvertido na gravidez não mostrou qualquer efeito adverso a mais.

Eficácia da vacina nas situações da vida real

Nas situações da vida real em que a vacina quadrivalente está sendo usada com ampla cobertura populacional (meninas em idade escolar de 11 ou 12 anos com alcance até 26), reduções importantes estão sendo vistas já das doenças com período de incubação mais curto, isto é, diminuição das verrugas genitais (para essa faixa etária no sexo feminino e no sexo masculino decorrente de imunidade de grupo), bem como das anormalidades citológicas de alto grau do colo do útero em mulheres jovens. Dados similares da vacina bivalente estão sendo esperados para logo.

Para aqueles com infecção passada e ausência de DNA de HPV (positivo sorologicamente, porém negativo para DNA de HPV), existem evidências de que este subgrupo, quando vacinado com a vacina quadrivalente ou bivalente, fica protegido das lesões contínuas graças ao tipo relacionado com a vacina que foram natural e previamente infectadas.

Populações-alvo

Uma vez que ambas as vacinas bivalente e quadrivalente sejam profiláticas, o maior impacto sobre a prevenção da infecção e doença causada pelo tipo de HPV da vacina é conseguido com a administração das vacinas em meninas e/ou meninos sem experiência sexual.

Populações com experiência sexual

Ambas as vacinas mostram eficácia, segurança e imunogenicidade em mulheres adultas, já sexualmente ativas. Entretanto, o ganho não é tão grande quanto naquelas que não foram infectadas previamente; logo, o alvo primário da vacinação são as meninas antes da iniciação sexual.

Além disso, já que ambas as vacinas são profiláticas e não terapêuticas, aquelas com infecções ou doenças prevalentes antes ou no momento da vacinação apenas adquirem a proteção contra os tipos não contraídos antes. No entanto, uma mulher jovem atualmente infectada pelo HPV 16, mas não pelos 6, 11 e 18 (no caso da quadrivalente), vai adquirir proteção contra os HPVs 6, 11 e 18, e não contra o 16 (no caso da vacina quadrivalente). Ela vai obter proteção contra o 18 (no caso da vacina bivalente) e não contra o 16, porém não da mesma forma se não fosse afetada por nenhum dos quatro ou dois tipos, respectivamente.

Além disso, nas mulheres jovens sexualmente ativas que foram vacinadas (com ambas as vacinas) e tratadas contra lesões no colo uterino subsequentemente (e para a vacina quadrivalente, aquelas submetidas a tratamento de verrugas genitais externas), ocorre uma grande redução nas lesões incidentais contínuas em comparação àquelas não vacinadas.

⭐ DICAS & TRUQUES

Mesmo que as pessoas sexualmente ativas possam adquirir proteção contra infecção e/ou doença pela qual ainda não foram infectadas, não existe ensaio sorológico diagnóstico de rotina usado para rastrear indivíduos quanto à exposição passada. Além do mais, em nível de saúde pública, não se recomenda rastrear indivíduos quanto à presença de DNA de HPV, já que isso não define se um indivíduo em particular foi prévia, atual, transitória ou persistentemente infectado.

Desafios

Os regimes atuais de vacinação requerem injeções intramusculares de 3 doses ao longo de 6 meses. Pesquisas correntes estão examinando o impacto de regimes diferentes, bem como a eficácia dos regimes de 2 doses. Atualmente, os maiores desafios são: garantir preços acessíveis por essas vacinas efetivas para que sejam aprovadas pelos governos e políticos e para garantir a cobertura adequada com objetivo de traduzir em redução real da doença – sobretudo nos países com os maiores surtos da doença.

> ### ✋ CUIDADO!
>
> - Mesmo que a eficácia da vacina contra HPVs 16 e 18 seja extremamente alta, esses tipos contribuem para cerca de 70% das doenças do colo uterino de alto grau; por conseguinte, todas as mulheres que foram vacinadas (quando meninas em idade escolar ou quando mulheres adultas sexualmente ativas) precisam ser encorajadas de maneira ativa a dar continuidade aos rastreamentos citológicos do colo uterino para detectar lesões no colo do útero.

Mesmo que a eficácia da vacina contra HPVs 16 e 18 seja extremamente alta, esses tipos contribuem para cerca de 70% das doenças do colo uterino de alto grau; por conseguinte, todas as mulheres que foram vacinadas (quando meninas em idade escolar ou quando mulheres adultas sexualmente ativas) precisam ser encorajadas de maneira ativa a dar continuidade aos rastreamentos citológicos do colo uterino para detectar lesões no colo do útero.

Cânceres da vagina e da vulva

O câncer da vulva é uma doença menos comum que a do colo do útero, com taxas globais de incidência, variando de 0,1 a 3,5 por cada 100.000 mulheres durante os anos de 1998-2002. Todavia, juntos, o câncer vulvar e o vaginal são responsáveis por cerca de 6% de todos os cânceres ginecológicos. Em contraste com os programas secundários de prevenção de câncer do colo do útero, nenhum programa como esses existe para as malignidades vaginais e vulvares. A taxa de progressão anual da neoplasia intraepitelial vulvar (NIV3) não tratada para câncer invasivo é de, pelo menos, 10%, enquanto de NIC3 para câncer é de cerca de 2%. Pacientes com neoplasia intraepitelial vaginal (NIVa) apresentam risco de 2% de desenvolvimento de câncer invasivo. O diagnóstico de NIV e NIVa é difícil, assim como seu tratamento que pode ser desfigurante e requerer acompanhamento de muito longo prazo, já que a recorrência da doença é frequente. Decorrente da natureza multifocal do HPV, aquelas com doença de colo de útero são mais propensas à NIV e/ou NIVa relacionada com o HPV; o corolário também é verdade.

Câncer anal

HPVs oncogênicos também foram associados a cerca de 90% dos cânceres anais. Na avaliação das taxas de incidência ajustadas para a idade de câncer anal primário por gênero e ano do diagnóstico, ocorreu um aumento constante nas taxas em homens, bem como nas mulheres, nas últimas 4 décadas.

Dado o risco e a incidência mais elevados de câncer anal, o reconhecimento da progressão da neoplasia intraepitelial anal de alto grau (NIA2/3) para carcinoma de célula escamosa anal em homens HIV-positivos que têm relação sexual com outros homens (HSH), alguns médicos propõem o rastreamento de NIA em HSH HIV-positivos e, possivelmente, em mulheres HIV-positivas (e também daqueles imunocomprometidos como os recipientes de transplantes), usando citologia anal, anuscopia de alta resolução (AAR) com biópsia guiada por AAR para o diagnóstico definitivo. A implementação dessas estratégias de rastreamento requer citologistas treinados em citologia anal, médicos treinados em AAR, bem como tratamento e acompanhamento apropriados de NIA2/3. Além disso, enquanto alguns recomendam a ablação de NIA2/3 quando diagnosticada, outros a mantêm sob vigilância cuidadosa. Uma vez que existem visões divergentes com relação ao rastreamento e manejo de NIA2/3, diretrizes adequadas para o cuidado são necessárias.

Câncer de pênis

HPVs oncogênicos também têm sido associados a cerca de 40% dos cânceres penianos, que são bastante raros e constituem menos de 1% de todo os cânceres masculinos. As taxas de incidência registradas são de 1 para cada 100.000. O HPV é relacionado com uma porcentagem das lesões displásicas de alto grau pré-cancerosas de neoplasias intraepiteliais penianas (NIP).

Câncer orofaríngeo

HPVs oncogênicos também são associados a 15-25% dos cânceres orofaríngeos, mais notoriamente o tonsilar, com relatos de até 70% de HPV16-positivo. Mais uma vez, assim como com o câncer vulvar, a epidemiologia sugere dois tipos distintos: (1) aqueles que afetam indivíduos mais velhos associados a tabagismo e ingestão alcoólica e não relacionados com o HPV e (2) os cânceres relacionados com o HPV que acomete indivíduos jovens sem associação aos cofatores mencionados, cujo prognóstico é melhor como um todo. Enquanto a incidência daquele que acomete pessoas mais velhas não mudou, o índice de câncer orofaríngeo relacionado com o HPV está crescendo. Nos estudos que observaram a carga oral do HPV, a prevalência foi relatada em torno de 10%.

Bibliografia

Agorastos T, Chatzigeorgiou K, Brotherton JM, *et al.* Safety of human papillomavirus (HPV) vaccines: a review of the international experience so far. *Vaccine* 2009; **27** (52): 7270-7281.

Belinson S, Smith, JS, Myers E, *et al.* Risk factors for cervical intra-epithelial neoplasia grade 2 appear more similar to grade 1 than grade 3. *Cancer Epidemiol Biom Preven* 2008 Sept.; **17** (9): 2350-2355.

Brotherton JML, Fridman M, May CL, *et al.* Early effect of the HPV vaccination programme on cervical abnormalities in Victoria, Australia: an ecological study. *Lancet* 2011; **377**: 2085-2092.

De Sanjose S, Quint WGV, Alemany L, *et al.* (On behalf of the RIS HPV TT Study Group.) Human papillomavirus genotype attribution in invasive cervical cancer: a retrospective cross-sectional worldwide study. *Lancet Oncol* 2010; **11**: 1048-1056.

Donovan B, Franklin N, Guy R, *et al.* Quadrivalent human papillomavirus vaccination and trends in genital warts in Australia: analysis of national sentinel surveillance data. *Lancet* 2010; **11** (1): 39-44.

Fox P. Anal cancer screening in men who have sex with men. *Curr Opin HIV AIDS* 2009; **4**: 64-67.

Garland SM, Steben M, Sings H, *et al.* Natural history of genital warts: analysis of the placebo arm of two randomized phase 3 trials of a quadrivalent HPV (types 6, 11, 16, 18) vaccine. *J Infect Dis* 2009. Mar; **199** (6): 805-814.

Giuliano AR, Lee JH, Fulp W, Villa LL, Lazcano E, *et al.* Incidence and clearance of genital human papillomavirus infection in men (HIM): a cohort study. *Lancet.* 2011 Mar; **377** (9769): 932-940.

Hagensee ME, Yaegashi NM, Galloway DA. Self-assembly of human papillomavirus type 1 capsids by expression of the Ll protein alone or by coexpression of the Ll and L2 capsid proteins. *J Virol* 1993; **67** (1): 315-322.

10 Papilomavírus humano • 113

Munk C, Nielsen A, Kjaer S (eds.). Penile cancer – incidence in Danish men 1978-2003. The 25th International Papillomavirus Conference, Malmo, Sweden, 2009.

Paavonen J, Naud P, Salmeron J, *et al.* (for the HPV, PATRICIA, Study, Group). Efficacy of human papillomavirus (HPV)-16/18 ASO4-adjuvanted vaccine against cervical infection and precancer caused by oncogenic HPV types (PATRICIA): final analysis of a double-blind, randomised study in young women. *Lancet* 2009; **374:** 301-314.

Palefsky JM. Anal cancer prevention in HW-positive men and women. *Curr Opin Oncol* 2009; **21:** 433-438.

Rose RC, *et al.* Expression of human papilloma-virus type 11 Ll protein in insect cells: in vivo and in vitro assembly of viruslike particles. J *Virol* 1993; **67** (4): 1936-1944.

Stanley M. Review: Potential mechanisms for HPV vaccine-induced long-term protection. *Gynecol Oncol* 2010; **118:** S2-S7.

Smith JS, Lindsay LJ, Hoots B, *et al.* Human papillomavirus type distribution in invasive cervical cancer and high-grade cervical lesions: a meta-analysis update. *Int J Cancer* 2007; **121** (3): 621-632.

Wallboomers JM, Jacobs MV, Manos MM, *et al.* Human papillomavirus is a necessary cause of invasive cervical cancer worldwide. J *Pathol* 1999; **189:** 12-19.

11

Ectoparasitas – Pediculose Púbica e Escabiose

Amber Naresh ▪ Richard H. Beigi

Department of Obstetrics, Gynecology and Reproductive Sciences,
Division of Reproductive Infectious Diseases, Magee-Womens Hospital of the
University of Pittsburgh Medical Center, Pittsburgh, PA, USA

Pediculose púbica

Fundamentos

A pediculose púbica, comumente chamada de chato, é causada pelo piolho-caranguejo *Pthrirus pubis*. O organismo tem 1 ou 2 mm de comprimento, tem cor cinza-amarelada e forma quadrada. Suas seis pernas terminam em uma garra adaptada para se prender aos pelos. É menor e de aparência mais achatada em comparação ao piolho da cabeça ou do corpo (Figura 11.1).

O piolho-caranguejo prefere os pelos púbicos, axilares e corporais, embora raramente sejam encontrados na barba, couro cabeludo, sobrancelha e cílios. É bem provável que a explicação disso seja o espaçamento entre os cabelos; os espaços de 2 mm entre os pelos púbicos são iguais à extensão das pernas do organismo com as quais ele se agarra aos pelos. O sangue humano é o único alimento desses organismos. O chato perfura a pele do hospedeiro com a boca e bebe o sangue de um capilar. Pode permanecer fixado a esse local por várias horas. O piolho morre se for removido do hospedeiro por mais de 24 horas.

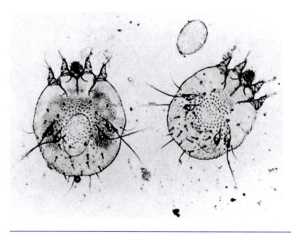

Figura 11.1. *Pediculose púbica*. Observe as garras adaptadas para se agarrar aos pelos. (Reproduzida de Rogstad, K.E. *et al. ABC of Sexually Transmitted Infections*, 6th edn. Blackwell Publishing: Oxford, 2011, com permissão.)

11 Ectoparasitas – pediculose púbica e escabiose • 115

Os ovos (lêndeas) são deixados na haste capilar perto da raiz e permanecem firmemente fixados a ela por uma substância similar ao cimento. Os ovos se rompem após 5 a 10 dias, e os organismos, então, passam por três mudas para se tornarem adultos, o que leva mais 2 ou 3 semanas. A procriação ocorre algumas horas após o piolho alcançar a idade adulta. As fêmeas colocam ovos em uma frequência de cerca de 4 ovos/dia ao longo da sua vida média de 3 a 4 semanas. Em geral, há 10 adultos ou menos presentes no hospedeiro humano por período.

A infestação por piolho púbico acomete homens e mulheres, é encontrada em todo o mundo e afeta todas as etnias. É encontrada com mais frequência em pessoas solteiras de 15 a 25 anos de idade e menos comumente em pessoas com mais de 35 anos.

O piolho púbico é transmitido quase exclusivamente pelo contato sexual. A pediculose púbica é mais contagiosa do que qualquer outra doença sexualmente transmissível, existindo uma chance de 95% de contração da infestação em um único encontro sexual. Fomites, como roupa de cama, podem desempenhar papel mínimo na transmissão. Os animais não têm função na transmissão da pediculose púbica.

Avaliação

As manifestações clínicas da infestação por *Pthirus pubis* são prurido e irritação da área púbica. Às vezes, o paciente consegue ver o piolho ou as lêndeas na pele ou no pelo. Pode demorar 1 mês para que os sintomas se desenvolvam após a exposição ao parceiro infestado. Este é o tempo necessário para o crescimento da população de piolhos e para o desenvolvimento da resposta imune do hospedeiro, que é responsável pela maioria dos sintomas. Em alguns casos, quando o paciente recebe muitas picadas ao longo de um curto período de tempo, linfadenopatia inguinal ou, raramente, manifestações sistêmicas leves, como mal-estar e febre baixa, podem ocorrer.

O exame revela piolhos ou lêndeas nas áreas infestadas. Pequenas picadas pontuais eritematosas são vistas perto do folículo capilar, que podem lembrar foliculite em alguns casos. Escoriações e áreas com infecções secundárias podem ser observadas. Raramente, máculas cerúleas são vistas, uma mácula cinza-azulada indolor sem branqueamento que consiste em uma picada seguida por uma pequena hemorragia na pele.

> ⭐ **DICAS E TRUQUES**
>
> Os pacientes infestados com *Pthirus pubis* podem exibir manchas na roupa íntima cor de ferrugem do tamanho da cabeça de um alfinete, que representam os locais de picadas que sangraram ou excremento dos piolhos. Esses podem ser os primeiros sinais de infestação do paciente.

Não há exames laboratoriais para o *Pthirus pubis,* e o diagnóstico depende da visualização do piolho ou das lêndeas no paciente. Uma lupa de mão pode ser útil na identificação dos organismos. Sua cor cinza-amarelada pode misturar-se com a pele caucasiana, sendo mais facilmente identificados após a refeição sanguinolenta quando adquirem a cor de ferrugem. Se identificado em áreas não púbicas, eles precisam ser distinguidos do piolho corporal ou da cabeça pela forma. A microscopia pode ser usada com esse propósito. Muitas vezes, é mais fácil visualizar os ovos do que os organismos em si, podendo ser distinguidos das escamas de pele por sua firme fixação na haste capilar. As lêndeas permanecem aderidas ao pelo após a terapia e vão sendo conduzidas para fora, conforme o pelo vai crescendo. Essas lêndeas não indicam infestação ativa; apenas novos ovos próximos à base da haste capilar são preocupantes e sinais de insucesso do tratamento.

Tratamento

Os tratamentos recomendados pelo *Centers for Disease Control* (CDC) contra a infestação por *Pthrirus pubis* estão detalhados na Tabela 11.1.

A área afetada deve ser lavada com água e sabão e secada com toalha antes da aplicação do medicamento. O pelo deve estar completamente seco antes da aplicação do xampu de lindano. O medicamento na forma de loção, musse ou xampu deve ser aplicado nas áreas afetadas de forma que o pelo fique saturado com a medicação, sendo totalmente lavado após o período de tempo adequado. Após o tratamento, as lêndeas estarão mortas, porém permanecerão presas às hastes capilares, podendo ser removidas por pente fino.

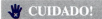

CUIDADO!
O lindano deve ser evitado na mulher grávida e lactante, assim como em bebês e crianças, idosos, pessoas com distúrbio convulsivo, com irritação na pele e com peso inferior a 55 kg. Nessas populações, o lindano é mais facilmente absorvido, sendo mais provável a manifestação de efeitos adversos.

Se piolhos ou lêndeas forem encontrados na sobrancelha ou nos cílios, esses medicamentos não devem ser usados. Todos os organismos visíveis devem ser manualmente removidos. Pomada oftálmica oclusiva deve ser aplicada nas margens dos cílios 2 vezes ao dia por 10 dias. O petrolato normal não deve ser usado já que pode irritar os olhos.

Os pacientes devem ser reavaliados 1 semana após o tratamento em caso de persistência dos sintomas. Eles devem ser tratados novamente se forem encontrados piolhos vivos ou lêndeas nas bases das hastes capilares. Um regime alternativo deve ser usado no novo tratamento.

Todas roupas, toalhas e roupa de cama usadas nos 3 dias antes do tratamento devem ser lavadas na máquina com água quente (pelo menos 55°C) e secadas na secadora. Itens que não podem ser lavados devem ser lavados a seco ou armazenados em sacolas plásticas seladas por, pelo menos, 2 semanas, o que mata os organismos.

Os parceiros com os quais o paciente teve relação sexual no mês anterior também devem ser tratados. Pacientes e parceiros devem evitar contato sexual até que ambos tenham sido reavaliados e constatados livres da infestação. Os familiares não precisam ser tratados.

Tratamento na gravidez

Mulheres grávidas e lactantes devem ser tratadas com permetrina (categoria B) ou piretrinas com butóxido de piperonila (categoria C). O CDC recomenda que o lindano e a ivermectina sejam evitados, quando possível.

Escabiose

Fundamentos

A escabiose é uma dermatose causada pelo ácaro *Sarcoptes scabiei var. hominis*. A fêmea adulta, que é a principal responsável pela erupção cutânea, apresenta 400 a 300 micrômetros de ta-

11 Ectoparasitas – pediculose púbica e escabiose • 117

Tabela 11.1. Tratamentos contra infestação por *Pthirus pubis*

Nome	Tipo de paciente	Dosagem/quantidade de aplicações	Aprovado pelo FDA	Comentários
Loção de permetrina a 1%	• Pode ser usada na gravidez e durante a lactação	• Aplicar na área afetada e lavar após 10 min	S	• Disponível sem receita médica
				• A resistência ao medicamento está crescendo
Musse de butóxido de piperonila e piretrina	• Pode ser usado na gravidez e durante a lactação	• Aplicar na área afetada e lavar após 10 min	S	• Disponível sem receita médica
				• A resistência ao medicamento está crescendo
Xampu de lindano	• Pessoas que não obtiveram sucesso com outros medicamentos ou não os toleraram	• Aplicar o xampu direto no cabelo seco	S	• Apenas com prescrição
	• Evite em bebês, crianças, idosos e pessoas com distúrbio convulsivo, mulheres grávidas e lactantes, pessoas com irritação da pele e com menos de 55 kg	• Aplicar em todo o cabelo e permitir a permanência por 4 min		• Não é terapia de primeira linha em virtude da toxicidade
		• Depois, adicionar uma pequena quantidade de água ao cabelo até formar espuma		
		• Enxaguar imediatamente toda a espuma		
Loção de malatião a 0,5%	• Deve ser usada quando a falha do tratamento é decorrente de resistência ao medicamento	• Aplicar na área afetada e lavar após 8-12 horas	N	• Apenas com prescrição
				• Odor ruim
Ivermectina	• Evitar durante a gravidez e a lactação	• 200 mcg/kg via oral	N	• Terapia oral
		• Repetir a dose em 2 semanas		
		• Administrar com água e o estômago vazio		

manho, é transparente, pouco visível a olho nu (Figura 11.2) e mais bem visualizada com uma lente de mão.

O ácaro fêmea adulto e fertilizado cava a camada mais externa da epiderme, o estrato córneo, usando as mandíbulas e os membros. Ela cava essa camada para chegar ao estrato granuloso, onde deixa seus ovos. Lá, alimenta-se dos resíduos celulares e de líquido tecidual. O ácaro continua a estender o túnel ao longo do estrato córneo por 0,5 a 5 mm, deixando vários ovos a cada dia. Esse processo continua ao longo de toda a vida da fêmea que consiste em 1 ou 2 meses. Após 3 ou 4 dias, os ovos eclodem, e as larvas se movem até a superfície da pele e criam túneis separados, chamados bolsas de muda. Lá são submetidos a várias mudas e amadurecem em ácaros adultos em cerca de 10 dias. Após o macho adulto copular nas bolsas de muda, as fêmeas fertilizadas vão para a superfície da pele do hospedeiro e começam o processo mais uma vez. A quantidade média de ácaros em uma pessoa infestada é de 11, e 50% dos pacientes com escabiose são infestados com apenas um a cinco ácaros por vez.

> **CIÊNCIA REVISTA**
>
> Uma vez que a pele do hospedeiro se renove com regularidade, os túneis são empurrados para mais perto da superfície da pele e, eventualmente, são eliminados. A ação de coçar e lavar acelera esse processo, resultando em quantidade relativamente mais baixa de ácaros no paciente médio com escabiose.

A escabiose é comum em todo o mundo, sendo igualmente prevalente entre homens e mulheres. Afeta todas as faixas etárias e são vistos com mais frequência em brancos do que em negros.

O *Sarcoptes scabiei* é transmitido pelo contato prolongado da pele com a pele, logo, pode ser transmitido pelo sexo, e é muitas vezes transmitido por outras interações entre as pessoas. Não raro, a transmissão ocorre dentro das famílias. Em alguns ambientes quentes e úmidos, os ácaros podem sobreviver longe do hospedeiro por 2 a 3 dias. Portanto, embora fomites, como roupas e roupa de cama, não sejam um meio importante de transmissão, a possibilidade de

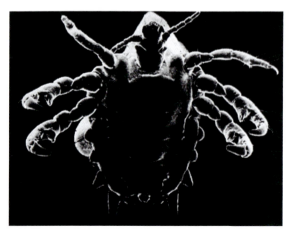

Figura 11.2. *Sarcoptes scabiei*. (Reproduzida de Rogstad, K.E. *et al. ABC of Sexually Transmitted Infections*, 6th edn. Blackwell Publishing: Oxford, 2011, com permissão.)

11 Ectoparasitas – pediculose púbica e escabiose • 119

transmissão indireta existe. Os *Sarcoptes scabiei* são hospedeiro-específicos, e uma cepa do ácaro que infecta um animal não pode efetivamente infectar outro; logo, a maioria das transferências do animal para o homem é provavelmente autolimitada.

Avaliação

A manifestação clínica da infestação pelo *Sarcoptes scabiei* é a erupção prurítica. Os sintomas são resultantes da resposta imune do hospedeiro e requerem sensibilização aos antígenos dos ácaros. Os sintomas podem levar, portanto, algumas semanas para manifestarem-se após a infestação inicial. Nas infestações repetidas, os sintomas precisam apenas de um período de 1 a 4 dias para se desenvolverem. A coceira é muitas vezes mais intensa à noite e pior quando o ambiente ao redor é quente. O ácaro é mais encontrado nas mãos e nos punhos, mas também é observado nas superfícies flexoras dos cotovelos, axilas, aréolas de mulheres, linha da cintura, nádegas, região superior da coxa e genitália.

> ### ⭐ DICAS E TRUQUES
>
> Os ácaros são encontrados infestando os punhos e as mãos em mais de 80% dos casos. O segundo local mais acometido é os cotovelos, pés e genitálias, cada um infestado em cerca de 40% das vezes.

Classicamente, os túneis estão presentes, que aparecem como uma fina linha acinzentada e serpiginosa de 2 a 15 mm de extensão. Uma pequena vesícula contendo um minúsculo ácaro marrom e branco pode ser vista ao final do túnel – ver Figura 11.3 A e B. Mais comumente, pequenas pápulas eritematosas com um halo de eritema são observadas. Escoriações, nódulos ou lesões eczematosas também podem ser vistos. Com menos frequência, urticária, vasculite ou lesões com infecção secundária estão presentes. A escabiose nodular pode ser vista poucas vezes. Os nódulos são firmes, marrom-avermelhados e podem persistir após o tratamento; são cheios com um infiltrado inflamatório e podem representar uma reação imunológica aos antígenos que permanecem na pele. Não é usual a presença de partes de ácaros. Uma forma de escabiose chamada de crostosa (norueguesa) é vista em pacientes imunologicamente incompetentes. Escamas espessas em crosta que lembram psoríase estão presentes. Não raro, as escamas contêm uma grande quantidade de ácaros (até 2 milhões) e são muito contagiosas.

O diagnóstico de escabiose deve ser confirmado por exame laboratorial, se possível. Muitas vezes, a sensibilidade desses exames depende da habilidade do examinador e varia de 30-90%. A coleta de fragmentos de pele, curetagem ou biópsia por raspagem de uma pápula não escoriada pode ser feita. A amostra resultante é colocada em uma gota de óleo mineral e examinada sob microscópio com magnificação de 50 vezes. Ácaros adultos ou na forma de larvas, ovos de *S. scabiei* ou grânuloss fecais (cíbalos) podem ser observados. Alternativamente, o teste da coloração das "tocas" pode ser empregado. A pápula ou "toca" é coberta com tinta de uma caneta tinteiro, e a tinta é removida com álcool. O resultado positivo é observado, quando a tinta penetra na pápula e na toca, fazendo uma linha ondulada escura sobre a pele. A tetraciclina tópica pode ser usada em lugar da tinta, e a lâmpada de Wood é usada para revelar uma linha fluorescente verde-amarelada marcando a toca. O teste da cola também vai ser diagnóstico em alguns casos. Uma gota de cola de metacrilato é aplicada em uma lâmina de vidro, e a lâmina é firmemente aplicada à lesão intacta. Permite-se que a cola seque, sendo, em seguida, removida rapidamente da lesão. O processo é repetido mais 2 vezes. Depois disso, a lâmina é examinada sob

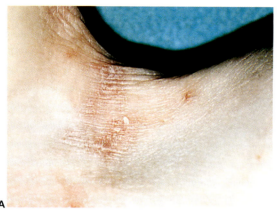

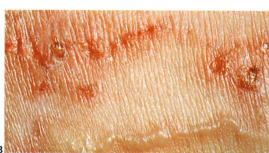

Figura 11.3. A e B Toca do ácaro da escabiose em uma fenda do dedo. (Reproduzida de Rogstad, K.E. *et al. ABC of Sexually Transmitted Infections*, 6th edn. Blackwell Publishing: Oxford, 2011, com permissão.)

microscopia que permite a visualização dos organismos. O teste da fita de celofane emprega uma premissa similar: uma fita de celofane limpa é aplicada à pele e, então, energicamente removida. A fita é colocada em uma lâmina microscópica. Se esses métodos não revelarem o organismo, uma biópsia com bisturi circular pode ser feita. A amostra de 2 mm de uma lesão não escoriada é geralmente suficiente.

Tratamento

Os tratamentos recomendados pelo CDC contra escabiose se encontram detalhados na Tabela 11.2. Na maioria dos adultos e crianças, loção ou creme escabicida deve ser aplicado em todo o corpo do pescoço para baixo. Nos bebês e nas pessoas debilitadas, o escabicida deve ser aplicado também em toda a cabeça e pescoço. O escabicida deve ser aplicado à pele limpa após o banho, exceto no tratamento com lindano.

Na maioria dos casos, o prurido começa a se resolver após 2 dias de terapia; no entanto, em alguns casos, os sintomas de erupções cutâneas e prurido podem persistir por até 2 semanas. Os sintomas que persistem além de 2 semanas podem ser decorrentes do insucesso do tratamento, dermatite alérgica ou dermatite irritativa pelo uso excessivo de escabicidas. A presença de ácaros domésticos também pode fazer com que os sintomas persistam em virtude da reatividade cruzada entre antígenos. O insucesso do tratamento pode ser causado por resistência aos escabicidas, aplicação inadequada do escabicida, persistência dos ácaros debaixo das unhas ou reinfecção por membros da família ou fomites.

11 Ectoparasitas – pediculose púbica e escabiose • 121

Tabela 11.2. Tratamentos contra infestação por *Sarcoptes scabiei*

Nome	Tipo de paciente	Dose/quantidade de aplicações	Aprovado pelo FDA	Comentários
Creme de permetrina a 5%	• Pessoas com pelos menos 2 meses de idade	• 30 g de creme por aplicação	S	• Tratamento de escolha
	• Mulheres grávidas e lactantes	• Lavar após 8-14 horas		• Seguro e eficaz
		• Em geral, uma aplicação é curativa		
		• Duas ou mais aplicações em intervalos de 1 semana podem ser necessárias		
Creme ou loção de crotamitona a 10%	• Adultos	• 30 mL de loção ou 30 g de creme por aplicação	S (apenas adultos)	• Relatos frequentes de insucesso do tratamento
	• Pode ser usado em crianças e mulheres grávidas e lactantes	• Repetir a aplicação 24 horas após a 1ª aplicação		• A aplicação pode fornecer alívio sintomático
		• Lavar depois de mais 48 horas		
		• Segundo curso da terapia frequentemente necessário		
Loção de lindano a 1%	• Evitar em bebês, crianças, idosos, pessoas com distúrbios convulsivos, mulheres grávidas ou lactantes, pessoas com irritação da pele, pessoas com menos de 55 kg	• 30 mL de loção ou 30 g de creme por aplicação	S	• Não é terapia de 1ª linha em razão da toxicidade
		• Lavar totalmente após 8 horas		• As toxicidades incluem toxicidade do SNC e anemia aplásica
		• Não aplicar diretamente após o banho		• Baixo custo
		• Em geral, uma aplicação é curativa		

(Continua)

122 • Ectoparasitas – pediculose púbica e escabiose

Tabela 11.2. Tratamentos contra infestação por *Sarcoptes scabiei* (*Cont.*)

Nome	Tipo de paciente	Dose/quantidade de aplicações	Aprovado pelo FDA	Comentários
		• A 2ª aplicação é recomendada se não houver melhora clínica após 2 semanas		
Ivermectina	• Usar em pacientes com falha no tratamento ou que não toleram os medicamentos tópicos aprovados pelo FDA	• 200 mcg/kg via oral	N	• Terapia oral
	• A segurança não é determinada em crianças com menos de 15 kg e em mulheres grávidas	• Administrado com água e estômago vazio		• Resposta clínica mais rápida do prurido
		• Duas ou mais doses separadas por, pelo menos, 7 dias, podem ser necessárias		

O regime ideal para o tratamento da escabiose crostosa (norueguesa) ainda não foi determinado. O insucesso do tratamento muitas vezes ocorre com a terapia com um único escabicida tópico ou ivermectina oral. O CDC sugere o tratamento duplo com um escabicida tópico e ivermectina oral nos 1º, 2º, 8º, 9º e 15º dias. Tratamentos adicionais com ivermectina nos 22º e 29º dias podem ser necessários. A ivermectina deve ser combinada com o creme de permetrina a 5% ou creme de benzoato de benzila a 5%. Esses agentes tópicos devem ser aplicados diariamente por 7 dias e, depois disso, 2 vezes por semana até a cura. O lindano deve ser evitado.

Roupa de cama, toalhas, vestuário e outros itens usados pelas pessoas infestadas e/ou os contatos íntimos devem ser lavados em água quente e secados no calor da secadora, lavadas a seco ou seladas em uma bolsa plástica por, pelo menos, 72 horas para matar os organismos.

Os parceiros sexuais e familiares da pessoa infectada devem ser tratados contra escabiose. Além disso, todos os outros contatos pessoais íntimos que tiveram contato pele a pele prolongado com a pessoa infestada no último mês devem receber tratamento. Todas as pessoas devem ser tratadas ao mesmo tempo para evitar a reinfestação. Uma vez que a escabiose possa não ser sintomática por várias semanas após a infestação, é fundamental tratar todos os contatos diretos mesmo que assintomáticos.

Tratamento durante a gravidez

A permetrina é recomendada para o tratamento da escabiose em mulheres grávidas e lactantes (categoria B). O CDC recomenda que o lindano e a ivermectina sejam evitados, quando possível.

Bibliografia

http://www.cdc.gov/parasites/Accessed May 3, 2011.

Morse SA, Long J. Infestations. In: *Atlas of Sexually Transmitted Disease and AIDS,* 3rd edn. (Morse SA, *et al.,* eds.). Mosby: Edinburgh, 2003; pp. 349-363.

Orkin M, Maibach HI (eds.). *Cutaneous Infestations and Insect Bites.* Marcel Dekker: New York; 1985.

Sexually Transmitted Diseases Treatment Guidelines. *MMWR* 2010; **59** (RR-12).

Sweet RL, Gibbs RS. (eds.). *Infectious Disease of the Female Genital Tract,* 5th edn. Lippincott Williams & Wilkins: Philadelphia, 2009; pp. 74-76.

12

Patologias Dermatológicas e Úlceras Genitais Não Infecciosas

Kathleen McIntyre-Seltman

Department of Obstetrics, Gynecology and Reproductive Sciences,
Division of Reproductive Infectious Diseases, Magee-Womens Hospital of the
University of Pittsburgh Medical Center, Pittsburgh, PA, USA

Introdução

A vulva é uma região única; possui mucosa e pele com e sem pelo adjacentes uma a outra em uma área pequena. O ambiente é úmido e quente, muitas vezes com oclusão causada por roupas. As glândulas sudoríparas apresentam secreções quimicamente distintas em comparação a outras glândulas cutâneas. Além disso, há presença de urina, material fecal e secreções vaginais que podem afetar a pele. A vulva é colonizada por inúmeras bactérias, inclusive da flora cutânea, vaginal e fecal. Todos esses fatores conspiram para que as condições dermatológicas da vulva sejam diferentes daquelas encontradas em outros locais da pele, tornando os diagnósticos um desafio.

Sintomas e avaliação

Aproximadamente 50% das mulheres com doença vulvar são assintomáticas. Os sintomas, quando se manifestam, são muito inespecíficos. Prurido, queimação, dor, em especial com a atividade sexual, edema ou nódulo e sangramento são os sintomas usuais relatados pelas mulheres. A avaliação deve consistir em palpação e inspeção cuidadosa. Embora não necessária, a ampliação pode ser extremamente útil na distinção de áreas suspeitas de neoplasia e na determinação dos locais de biópsia. A aplicação de agentes tópicos, como ácido acético, azul de toluidina ou solução iodada de Lugol, tem uso limitado.

A biópsia vulvar é importante tanto para estabelecer um diagnóstico preciso, quanto para detectar neoplasia. Anestesia local deve ser usada. Alguns médicos preferem agentes tópicos como cremes de lidocaína ou EMLA, entretanto, esses agentes levam de 30 a 60 minutos para serem efetivos. A lidocaína, com ou sem um vasoconstritor, pode ser injetada por seringa dental ou de insulina com a menor agulha disponível. (O uso de biópsia por pinça circular *[punch]* é considerado o meio mais útil e preciso de obtenção de tecido para avaliação patológica, sendo as biópsias por raspagem desencorajadas, já que a avaliação da derme subjacente é a chave para o diagnóstico de muitos distúrbios vulvares.) A hemostasia pode ser assegurada pela aplicação de uma solução adstringente, como nitrato de prata ou subsulfato ferroso ou por uma fina sutura absorvível. As pacientes devem ser informadas de que as soluções adstringentes podem deixar

12 Patologias dermatológicas e úlceras genitais não infecciosas • 125

partículas escuras sob a pele graças à deposição dos sais de metal. As úlceras devem ser submetidas à biópsia na margem da área erodida para garantir a inclusão de epitélio, enquanto o centro das lesões não ulceradas deve ser submetido à biópsia. Pequenas lesões são mais bem removidas com uma excisão elíptica que acompanhe as linhas cutâneas para que melhores resultados estéticos sejam obtidos (veja Quadro 12.1).

Quadro 12.1. Técnicas de biópsia da vulva

- Use anestesia local!
- Evite a biópsia por raspagem
- Recomenda-se a biópsia por pinça circular (*punch*)
- Obtenha a hemostasia com nitrato de prata, subsulfato ferroso ou cautério
- Raramente há necessidade de sutura
- Para lesões focais, a biópsia excisional pode ser preferível

---

★ DICAS & TRUQUES

O uso de biópsia por pinça circular (*punch*) é considerado o meio mais útil e preciso de obtenção de tecido para avaliação patológica, as biópsias por raspagem não são recomendadas já que a avaliação da derme subjacente é a chave para o diagnóstico de muitas patologias vulvares.

Preocupações da paciente

Muitas mulheres relutam em discutir os sintomas vulvares com seu médico, logo é importante perguntar especificamente sobre prurido, irritação, queimação, dor ou lesões relacionadas na vulva, bem como questionar sobre dor durante a relação sexual, inclusive ao toque, contato oral e/ou penetração. É também importante examinar a vulva na hora do exame pélvico de rotina, já que as mulheres podem ter doença significativa, porém estarem assintomáticas. Às vezes, os médicos encaram a vulva apenas como um conduto para o espéculo, sem dedicar tempo para separar as pregas labiais e inspecionar com cuidado o introito.

Mulheres com sintomas vulvares podem ter medo e vergonha, sendo, em grande parte das vezes, medrosas sobre a possibilidade de câncer ou origem sexualmente transmíssivel do problema. Ademais, distúrbios vulvares acarretam um impacto importante sobre a imagem corporal e função sexual. Uma vez que muitas mulheres não compartilhem suas preocupações, é importante que os médicos abordem essas questões, independente se a paciente as mencionou ou não. Todas as mulheres com distúrbios vulvares devem ser informadas sobre a etiologia da condição e o risco (ou falta de risco) de transmissão sexual. Mesmo que a paciente não afirme atividade sexual, uma discussão sobre os efeitos do sexo sobre o distúrbio, bem como do distúrbio sobre o sexo, deve ser iniciada pelo médico. Os sintomas associados ao problema vulvar muitas vezes são exacerbados pela atividade sexual, inclusive pelo toque e sexo oral, bem como pela penetração. O uso de lidocaína tópica antes, durante e após o contato sexual pode aliviar o desconforto sem efeito significativo sobre o parceiro. Além disso, lavar com água gelada para remover os irritantes locais e o uso de gelo após o sexo podem ser úteis.

126 • Patologias dermatológicas e úlceras genitais não infecciosas

Os médicos que lidam com mulheres portadoras de distúrbios vulvares precisam estar atentos ao forte estresse psicológico que muitas vezes acompanha essas condições. Depressão, ansiedade e isolamento social podem ser exacerbados. A interrupção do sono decorrente do prurido ou dor pode ter consequências funcionais. A distorção da imagem corporal também pode ser uma preocupação importante. Ao lidar com condições crônicas, é comum que as mulheres se sintam incompetentes e desesperançosas. É importante rastrear evidências de distúrbio da função física e psicológica durante as primeiras visitas e as de acompanhamento. O encaminhamento para um médico-especialista em saúde mental, quando há indicação, é uma parte importante do cuidado de mulheres com distúrbios vulvares.

A maioria das mulheres com doenças vulvares não infecciosas consegue obter alívio moderado dos sintomas por meio de um simples regime de cuidado da vulva (veja Quadro 12.2). Todos os agentes tópicos que a paciente vem usando (tanto os prescritos quanto os não prescritos) devem ser descontinuados, inclusive os esteroides, antibióticos e agentes antifúngicos. Outros agentes químicos, como sabões, agentes de higiene feminina, lenços infantis ou adultos prémedicados e substâncias químicas comumente usadas em casa, inclusive vinagre e bicarbonato de sódio, também devem ser suspensos. Grande parte das mulheres considera muito inconveniente se banhar na banheira, por isso a vulva e o períneo devem ser limpos em banhos de assento de água morna e enxaguados com uma garrafa borrifadora ou com o aparato que acompanha o banho de assento. O uso de toalhas ou esponjas deve ser desestimulado, já que as mulheres se esfregam com muita força e lesam a pele. A lavagem é seguida por secagem natural ou por secador gelado. Todo medicamento novo prescrito deve ser aplicado na pele limpa e seca. Recomenda-se o uso de roupas e roupas íntimas não oclusivas.

Quadro 12.2. Medidas de higiene da vulva

- Lave sem sabão
- Faça banhos de assento pelo menos 2 vezes ao dia, usando água *morna*
- Seque a vulva suavemente ou com secador de cabelo com vento *frio*
- Aplique pomada de esteroide na pele limpa e seca
- Use pomadas emolientes como petrolato ou Eucerin® sem aditivos entre as doses do medicamento
- Use gel ou pomada de lidocaína conforme a necessidade
- Use garrafa com borrifador ou lave com água em vez de usar papel higiênico após utilizar o banheiro
- Evite medicamentos vendidos sem prescrição, cremes, produtos desodorantes ou de limpeza
- Lave as roupas íntimas separadamente com sabonete sem cheiro e seque sem amaciante de roupas
- Evite roupas apertadas, oclusivas (roupa íntima não respirável, *lycra, cintas, collants* e meias-calças) e roupas com costuras espessas na região da vulva (*jeans*)
- Se possível, evite o uso de roupa íntima e calças de pijama para dormir
- Trate a incontinência

Medicamentos para distúrbios vulvares

Esteroides tópicos constituem o pilar da terapia de muitos distúrbios da vulva. Ainda que muitos médicos se preocupem com uso de esteroides de potência muito alta na vulva, a experiência clínica revela que esses agentes podem ser usados sem medo de atrofia na pele ou estriação. Por razões desconhecidas, a vulva é bastante resistente aos efeitos colaterais dos esteroides que foram observados em outras áreas de pele. Além disso, lesões hiperceratóticas requerem esteroides de alta potência para penetrar no epitélio espessado. Por essas razões, agentes de alta potência, como o clobetasol, constituem o medicamento de escolha quando existe indicação de esteroide tópico. Esteroides de baixa potência devem ser evitados, exceto quando usados como parte de um regime de manutenção após obtenção do controle da doença. É essencial informar as pacientes sobre a segurança dos esteroides tópicos, já que a bula e as instruções farmacêuticas geralmente contêm alertas proeminentes contra o uso genital, bem como a longo prazo. A não ser que essa questão seja abordada de maneira específica pelo médico, quando a medicação é prescrita, muitas vezes, as pacientes vão ter medo de usá-los.

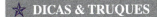

> ★ **DICAS & TRUQUES**
>
> As mulheres devem ser diretamente informadas sobre a segurança do uso a longo prazo de esteroides tópicos de alta potência com certas condições dermatológicas da vulva graças às informações contraditórias contidas nas bulas.

Os veículos em creme, gel e loção tendem a ser pouco tolerados na vulva; causam irritação e queimação à aplicação. Veículos em pomada quase sempre precisam ser usados. Pode haver necessidade de trabalhar com o farmacêutico responsável pela composição, quando as pacientes apresentam reações alérgicas ou irritativas aos preservativos ou outros agentes contidos no medicamento comercialmente produzido (veja Quadro 12.3).

Para muitos distúrbios, a pomada tópica de lidocaína a 5% ou o gel a 2% pode ser um complemento útil no controle do prurido, queimação e dor. A lidocaína pode ser aplicada com a frequência necessária para alívio dos sintomas e pode ser especialmente útil antes da prática de exercício ou atividade sexual em mulheres com vulvodinia. Outros anestésicos tópicos usados com frequência, como benzocaína, devem ser evitados, pois muitas vezes causam sensibilização alérgica (veja Quadro 12.4).

Para mulheres com prurido intenso, anti-histamínicos orais podem ser necessários, especialmente antes de dormir. Para aquelas com queimação, a administração de amitriptilina, nortriptilina, gabapentina ou pregabalina tem-se mostrado efetiva. As pacientes devem iniciar com doses baixas antes de dormir, aumentando de maneira gradativa a dose, conforme o tolerado.

Condições específicas

Líquen escleroso

Anteriormente conhecido como líquen escleroso e atrófico, o líquen escleroso é uma condição autoimune que afeta preferencialmente a pele não pilificada da vulva. Às vezes, localiza-se no pênis e poucas vezes em outras regiões da pele. Embora a etiologia exata do líquen escleroso seja desconhecida, essa doença tem sido associada a haplótipos HLA específicos e história familiar ou pessoal de outras condições autoimunes. No passado, o líquen escleroso era encontrado relacionado com anemia perniciosa, no entanto, no momento, é associado, com mais frequência, à tireoidite de Hashimoto e ANA positivo. Do ponto de vista histológico,

Quadro 12.3. Irritantes comuns da vulva

Fisiológicos

- Urina
- Secreções vaginais
- Fezes
- Transpiração
- Esperma, saliva

Químicos

- Benzocaína (anestésico tópico encontrado em muitos medicamentos vendidos sem prescrição)
- Clorexidina (antibacteriano tópico encontrado em muitos medicamentos vendidos sem prescrição, inclusive no gel KY®)
- Preservativos
- Antibióticos tópicos (cremes antibacterianos vendidos sem prescrição)
- Agentes em cremes e gel
- Fragrâncias (em sabonetes, produtos vendidos sem prescrição)
- Desodorantes (para uso na pele ou em absorventes femininos)
- Lenços umedecidos infantis e adultos
- Agentes colorantes em produtos ou vestuário
- Detergentes e amaciantes de roupa
- Agentes depilatórios
- Látex
- Espermicidas

Físicos

- Esfregar/coçar
- Roupas apertadas/costuras grossas das roupas
- Atividade sexual
- Atividades com pressão vulvar (andar a cavalo ou de bicicleta)
- Absorventes

ocorre adelgaçamento do epitélio com perda de cristas epidérmicas, associado à perda de fibras de elastina e uma banda homogênea de detritos na derme superior com graus variados de inflamação crônica. Prurido, queimação e dispareunia são os principais sintomas relatados, porém muitas mulheres não apresentam sintomas, sendo o líquen escleroso diagnosticado no exame físico de rotina. Os achados típicos podem ser encontrados nas Figuras 12.1 e 12.2.

A aparência clínica do líquen escleroso é muito característica. A área de pele afetada é pálida, com linhas cutâneas mais finas que o normal, produzindo uma aparência ondulada. Pode haver hiperceratose e erosões, sobretudo se a paciente coçar. Sangramento subepitelial que apa-

Quadro 12.4. Prescrição de medicamentos para doença vulvar

- Prescreva pomada de esteroide tópica ultrapotente
- A atrofia da pele vulvar causada pelo esteroide é muito rara
- Informe a paciente acerca da segurança do uso prolongado de esteroides de alta potência
  - A bula e os farmacêuticos alertam contra o uso crônico
  - Muitas vezes, as pacientes descontinuam o uso a não ser que esses alertas sejam abordados pelo médico que está prescrevendo o medicamento
- Comece com aplicação 2 vezes ao dia na pele seca e limpa
- Reduza gradativamente o uso até alcançar a dose menos frequente
- Recomende emoliente entre as aplicações do esteroide
- Outros moduladores tópicos/sistêmicos podem ser necessários
- Lidocaína tópica em gel a 2% ou pomada a 5% pode ser um complemento útil

Evite

- Esteroides de potência baixa
- Anti-histamínicos tópicos
- Benzocaína tópica ou outros analgésicos sem prescrição
- Todos os géis, loções e cremes

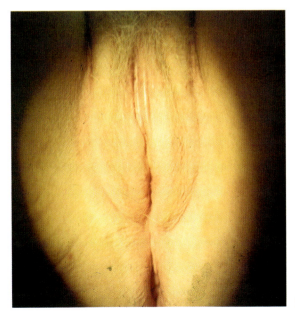

Figura 12.1. Líquen escleroso.

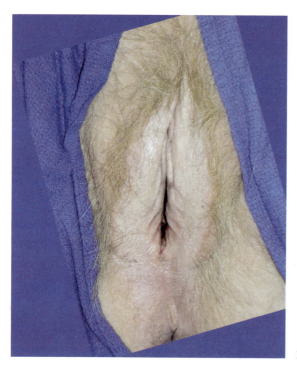

Figura 12.2. Líquen escleroso.

rece ou na forma de petéquia ou de áreas maiores aracnoides é comum. Em geral, as alterações na pele são simétricas, muitas vezes se estendendo para o períneo e região perianal com distribuição em 8. Não raro, há perda dos pequenos lábios e fimose periclitoridiana, resultando em clitóris completamente coberto pelo prepúcio fundido. O introito pode estar significativamente restrito em virtude dessas alterações cutâneas crônicas.

Tratamento

O tratamento mais efetivo contra o líquen escleroso consiste na aplicação tópica de pomada de esteroide de alta potência, como clobetasol, usada 2 vezes ao dia na pele seca e limpa. Quando os sintomas e as alterações cutâneas clínicas começam a regredir, a dose pode ser reduzida a uma vez por dia. Uma vez que se trata de uma condição autoimune, em geral há necessidade de terapia de manutenção prolongada, desde que a doença tenha sido inicialmente controlada. Alguns médicos mudam para as pomadas de esteroide de baixa potência; outros continuam o clobetasol de maneira intermitente, com doses aplicadas de acordo com a frequência necessária para evitar a volta dos sintomas. Muitas mulheres podem ser tratadas com clobetasol 2 a 4 vezes ao mês e uso de emoliente entre as aplicações. Existe uma associação entre carcinoma de células escamosas e líquen escleroso. A magnitude do risco de malignidade não é clara, com estimativas de que 5% das mulheres com líquen escleroso acabam desenvolvendo câncer na área afetada. Contrariamente, em pelo menos 50% das mulheres com carcinoma da vulva, o líquen escleroso é constatado na pele adjacente na avaliação histológica. Acredita-se, em geral, porém não é provado, que o bom controle do distúrbio diminui o risco de malignidade, logo as mulheres devem continuar o tratamento mesmo se permanecerem minimamente assintomáticas. É importante continuar a vigilância realizada por um médico experiente, com biópsia das áreas suspeitas de neoplasia intraepitelial ou câncer.

12 Patologias dermatológicas e úlceras genitais não infecciosas • 131

Na maioria das vezes, a pomada de esteroide de alta potência tem sucesso no controle dos sintomas e aparência clínica da pele afetada. Se uma mulher for pouco responsiva à terapia inicial, a repetição da biópsia deve ser considerada, já que o diagnóstico pode estar incorreto. Quando o líquen escleroso é refratário aos esteroides, inúmeros tratamentos de segunda linha são usados com sucesso limitado. Esses tratamentos incluem pimecrolimo ou tacrolimo tópico, imunossupressão sistêmica com pulsos de esteroides, dapsona ou medicamentos moduladores de TNF como entarecept ou infliximabe. No passado, a pomada de testosterona tópica era o pilar da terapia, entretanto, essa terapia não tem mais papel aceitável no tratamento.

Líquen plano

O líquen plano é uma condição autoimune dolorosa que envolve a mucosa da vulva, da vagina e da boca, bem como a pele, tipicamente as superfícies flexoras dos punhos e dos braços. Existem a forma papular e a erosiva, sendo a erosiva mais comum na vulva. A causa é desconhecida. Em geral, nas superfícies mucosas, as lesões são erosivas, com perda do epitélio superficial. São muito sensíveis ao toque e sangram prontamente ao contato. Na maioria das vezes, as lesões na pele aparecem na forma de pequenas pápulas poligonais violáceas pálidas, ainda que também possam ser lesões erosivas com formação de crosta. Conforme as erosões vão cicatrizando, com frequência, são observadas linhas esbranquiçadas reticulares no epitélio que cobre as áreas erodidas, conhecidas como estrias de Wickham. Não raro, ocorre contratura do tecido afetado e coaptação das superfícies erodidas adjacentes. A vagina pode-se tornar completamente obliterada, e os lábios podem ficar tão aderidos, que a micção se torna difícil.

O diagnóstico de líquen plano pode muitas vezes ser com base na típica aparência e distribuição das lesões. É importante pesquisar lesões vaginais, que aparecem na forma de áreas carnosas de erosão avermelhada associadas à secreção de aparência purulenta tingida de sangue. Em geral, as lesões orais se localizam nas gengivas, palato mole ou região interna das bochechas. Os achados de biópsia não são específicos e podem não ser diagnósticos, contudo ainda são importantes para descartar outras condições, como doenças bolhosas, NIV ou doença de Paget.

O líquen plano é tratado melhor com pomada de esteroide tópico de alta potência, como clobetasol. Os cremes devem ser evitados já que podem causar forte queimação nas lesões erodidas. A maioria das mulheres precisa, pelo menos, de uma ou duas aplicações por dia da pomada de esteroide para obter o controle das erosões. Se os esteroides tópicos produzirem muita dor na aplicação, um curso curto de dose elevada de prednisona sistêmica pode ser necessário antes que os agentes tópicos possam ser reintroduzidos. As lesões vaginais podem ser tratadas com supositórios de hidrocortisona (fabricado para uso retal) ou com clobetasol inserido na vagina por aplicador, como aquele usado nas preparações hormonais ou antifúngicas. Uma vez que se trate de um distúrbio autoimune, o tratamento continua de maneira indefinida. O líquen plano pode ser de difícil controle, podendo haver indicação de terapia sistêmica, em especial na paciente com extenso envolvimento cutâneo ou oral. Doses elevadas de esteroides sistêmicos, imunomoduladores, como ciclosporina ou tacrolimo, inibidores de TNF e talidomida, são muitas vezes usados para controlar a doença sistêmica. Na mulher com líquen plano refratário, o tratamento concomitante com um dermatologista pode ser bastante útil. Em casos extremos, a cirurgia pode ser necessária como adjunto, se houver fusão labial, obstrução da uretra ou fusão e obliteração vaginal. Em geral, não há planos teciduais reconhecíveis, logo deve-se tomar cuidado para não lesionar o intestino e a bexiga subjacente, quando os tecidos envolvidos são separados. Dada a raridade desses procedimentos e os desafios técnicos, sugere-se que apenas cirurgiões ginecológicos experientes realizem esses procedimentos.

Hiperplasia de células escamosas

Anteriormente conhecida como distrofia hiperplásica, a hiperplasia de células escamosas é hoje compreendida como uma forma de líquen simples crônico. Diferentemente dos distúrbios autoimunes anteriores, essa patologia é uma resposta à irritação crônica da pele, resultando em espessamento da epiderme, muitas vezes com ceratinização anormal e infiltrado inflamatório na derme. Em geral, as mulheres apresentam prurido intenso, levando, com frequência, à interrupção do sono e limitação das atividades usuais. As lesões podem ser reconhecidas por sua aparência de couro espessado, com alargamento das linhas cutâneas normais. Podem parecer esbranquiçadas ou acinzentadas, se ceratinizadas, avermelhadas ou escurecidas. As erosões e escoriações decorrentes da coceira são observadas com regularidade. As lesões da hiperplasia de células escamosas em geral têm distribuição assimétrica e podem localizar-se em qualquer lugar na pele da região inguinal, vulva, períneo ou área perianal (Figuras 12.3 e 12.4). A biópsia é indicada, pois essas lesões não podem ser distinguidas por macroscopia de NIV ou malignidade.

A etiologia desse distúrbio é a irritação crônica. As alterações cutâneas podem ser iniciadas pela irritação mecânica – por exemplo, roupas colantes, infecção ou irritantes químicos de perfumes, sabonetes, produtos de limpeza de roupas, cremes tópicos, incontinência etc. (veja Quadro 12.2). O ato de coçar contínuo e a aplicação constante de agentes tópicos podem perpetuar a reação inflamatória, até que a pele se apresente de maneira bastante anormal e muitas vezes espessamente ceratinizada. Os fatores irritantes não precisam continuar presentes, uma vez que o processo inflamatório seja estabelecido de forma que, muitas vezes, não é possível identificar os agentes ofensores.

A conduta na hiperplasia de células escamosas visa à diminuição da irritação local e prevenção da coceira. As medidas de higiene da vulva (veja Quadro 12.2) são muito úteis no alívio da coceira e permitem a cicatrização da pele. A paciente deve ser aconselhada a descontinuar o uso de todos os medicamentos locais, substâncias químicas, sabonetes, amaciantes de roupa etc., pois muitas mulheres com hiperplasia de células escamosas tornam-se sensibilizadas a substâncias tópicas, fragrâncias e medicamentos. O uso de um borrifador em vez de papel higiênico quando possível é bastante útil. Se a pele estiver altamente ceratinizada, esteroides tópicos de

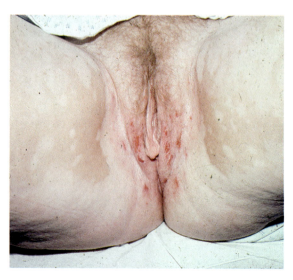

Figura 12.3. Hiperplasia de células escamosas com escoriações e despigmentação pós-inflamatória.

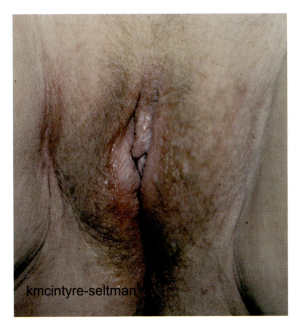

Figura 12.4. Hiperplasia de células escamosas com leve hiperceratose.

alta potência, como clobetasol, são indicados; se a pele estiver menos espessa, esteroides de potência intermediária podem ser adequados. Pomadas são mais bem toleradas que cremes, já que os cremes possuem mais conservantes que podem contribuir para a irritação local. Na maior parte do tempo, essas lesões regridem após algumas semanas de cuidado local e aplicação de pomada de esteroide. Os esteroides podem ser reduzidos com rapidez, descontinuados e substituídos por pomadas emolientes, como petrolato ou Eucerin®. Diferentemente das doenças vulvares autoimunes, a hiperplasia de células escamosa, em geral, não requer terapia com esteroide de manutenção, embora esteroides tópicos intermitentes possam ser necessários contra recorrências.

Alergia e dermatite de contato

Já que a vulva permanece úmida e funcionalmente ocluída por roupas e forma corporal, a sensibilização por contato é comum, que pode ter a forma de uma verdadeira alergia de contato, em que uma pessoa previamente sensibilizada desenvolve uma dermatite parecida com a da hera venenosa 24 a 48 horas após a exposição ao alérgeno. Mais frequente é a irritação de contato sem alergia, que ocorre, em geral, logo após a exposição. Reações irritativas variam muito de aparência, desde um eritema sutil à formação de vesículas. Muitas vezes, a pele fica liquenificada, porém pode ter textura normal com mínina alteração de cor. Na maior parte das vezes, as lesões são mal definidas, com margens indistintas, podendo acometer qualquer lugar na vulva. Em geral, é muito difícil identificar os agentes ofensores, sobretudo após a irritação ter-se tornado crônica. Os achados da biópsia não são específicos, com variado espessamento do epitélio e apagamento das cristas epidérmicas, espongiose e inflamação crônica.

A lista de agentes que podem causar irritação ou alergia ao contato é extensa. Medicamentos, inclusive os corticoides tópicos, anestésicos locais (em particular benzocaína) e substâncias químicas encontradas em produtos de higiene feminina e depilatórios são irritantes comuns. Metais, sobretudo níquel, podem promover alergia na vulva, assim como em qualquer outro lugar. Considere alergia a níquel quando há irritação contínua ao redor de *piercings* ou joias vulvares. Conservantes e veículos químicos em cremes, loções, sabões e outros agentes podem ser tanto irritativos, quanto alergênicos. Produtos de lavanderia, sobretudo amaciantes líquidos ou em folha, são elaborados para permanecer no tecido e podem ser irritativos.

O manejo visa à diminuição da irritação local. Se o alérgeno ou irritante específico puder ser identificado, torna-se fácil evitar o contato. Na maioria das vezes, entretanto, é impossível reconhecer os agentes irritantes. O tratamento deve começar com a descontinuação de todos os medicamentos tópicos, cremes, sabões, aditivos de lavanderia e outros produtos. A paciente deve-se lavar com água morna pelo menos 2 vezes ao dia e proteger a pele seca com Eucerin$^®$ ou petrolato. Se houver vesícula ou irritação grave, uma pomada de esteroide de potência alta ou intermediária pode ser usada 2 vezes ao dia. Pode haver a necessidade de um curso curto de doses elevadas de esteroides sistêmicos, sobretudo se o uso dos esteroides tópicos for muito doloroso e não obtiver sucesso total. Todos os cremes, loções e esteroides vendidos sem prescrição devem ser evitados. Se uma reação de contato aos esteroides for suspeitada, é preciso que um farmacêutico componha a pomada de esteroide em veículo sem preservativos ou irritantes. É um desafio para a paciente evitar o contato com todos os irritantes potenciais, mas todo esforço deve ser voltado para isso. Medidas que podem ser úteis incluem (a) lavar apenas com água ou sabão sem ou com leve fragrância como Basis$^®$, (b) lavar as roupas íntimas separadamente com sabão neutro e sem amaciantes e (c) evitar absorventes diários. Uma vez que, muitas vezes, a incontinência seja um fator contribuinte à irritação local tanto pela urina, quanto pelas fraldas, os esforços para tratar a perda de urina com medicamentos, reabilitação do assoalho pélvico ou cirurgia são valiosos. Se houver suspeita de alergia de contato verdadeira, o teste de contato realizado por um alergista ou dermatologista pode ser indicado.

Hidradenite supurativa

A hidradenite supurativa é um distúrbio inflamatório, caracterizado pelo rompimento de nódulos subcutâneos profundos e dolorosos, criando profundos trajetos fistulosos interconectados e cicatrizando com cicatriz importante. Essa doença envolve a axila e a vulva e, com menos frequência, as pregas inframamárias. Esse distúrbio é raro antes da puberdade e normalmente se manifesta na faixa etária dos 20 anos. Enquanto a drenagem dos nódulos parece purulenta, poucas vezes organismos crescem na cultura. As lesões podem causar mais dor do que o esperado pela aparência. A etiologia é desconhecida; acreditava-se que estava relacionada com glândulas sudoríparas apócrinas, mas, atualmente, crê-se que seja uma resposta a uma obstrução da unidade pilossebácea. Existe um componente genético; cerca de 1/3 das pacientes afetadas relata pelo menos um outro membro da família afetado. A hidradenite supurativa pode ser diagnosticada pela típica aparência e distribuição das lesões associadas ao curso recorrente e crônico e formação de cicatriz.

Tratamento

O tratamento conservador da hidradenite supurativa tem sucesso limitado. A vulva deve ser limpa com sabonete antibacteriano pelo menos 2 vezes ao dia. Antibióticos tópicos, sobretudo clindamicina, têm sido avaliados com resultados ambíguos. Antibióticos orais crônicos, como fluoroquinolonas, tetraciclinas, ampicilina-ácido clavulânico ou clindamicina, são geralmente prescritos, embora a eficácia da antibioticoterapia ainda não tenha sido comprovada. Mulheres em idade reprodutiva devem ser aconselhadas a evitar a gravidez quando estiverem em uso das tetraciclinas e fluoroquinolonas. Foi constatado que as estratégias hormonais para reduzir os androgênios diminuem a frequência e a gravidade das lesões. Mulheres em idade fértil podem ser trata-

12 Patologias dermatológicas e úlceras genitais não infecciosas • 135

das com contraceptivos orais não androgênicos (ou equivalentes em anel ou adesivo) ou com agonistas do GnRH para doença grave. No passado, derivados do ácido retinoico eram usados com pouco sucesso, entretanto, não estão mais disponíveis atualmente. Recentemente, inibidores de TNF foram usados na doença grave com relatos de eficácia. Uma vez que se trate de uma doença crônica, a terapia contínua é necessária na maioria das vezes. Se antibióticos integrarem parte do regime, é preciso que sejam mudados periodicamente.

As abordagens cirúrgicas constituem o pilar do manejo de casos moderados a graves avançados. Lesões isoladas podem ser removidas sob anestesia local no consultório. Com mais frequência, áreas maiores requerem ressecção extensiva dos nódulos e tratos fistulosos no centro cirúrgico sob anestesia regional ou geral. Todos os tecidos afetados devem ser excisados, inclusive os tecidos subcutâneos inflamados e a pele sobrejacente. É importante não deixar tratos fistulosos. Isso, muitas vezes, resulta em feridas extensas, que requerem retalhos teciduais quando não podem ser fechadas. Áreas extensamente desbridadas podem ser deixadas abertas ou tratadas com curativos a vácuo. As recorrências são comuns, sobretudo durante os anos reprodutivos. O acompanhamento de perto para detectar e tratar áreas pequenas da doença pode diminuir a necessidade de ressecções extensas repetidas. Mais uma vez, cirurgiões com experiência nesses casos são recomendados.

Outros distúrbios dermatológicos

Condições dermatológicas comuns como eczemas e psoríase podem parecer bastante diferentes na vulva em comparação às outras regiões do corpo. Em geral, a descamação é rara na vulva em razão da umidade crônica. As lesões que tendem a descamar em outros locais do corpo muitas vezes se mostram na vulva na forma de manchas avermelhadas edematosas levemente brilhosas. É importante avaliar toda a pele da paciente, sobretudo as superfícies flexoras (eczema) e extensoras sobre as articulações (psoríase), bem como o couro cabeludo (dermatite seborreica). O diagnóstico diferencial é amplo e inclui inúmeras condições dermatológicas, infecção por *Candida* ou dermatófitos, NIV e doenças autoimunes. Uma lesão às vezes observada na área vulvar é a ceratose seborreica (Figura 12.5). A coleta cuidadosa da história, o exame físico, as culturas para infecções e biópsias, quando indicadas, podem ser úteis ao diagnóstico. A consulta e o tratamento concomitante com dermatologista são muitas vezes valiosos para mulheres com dermatoses que afetam a vulva.

Psoríase

As lesões psoriáticas na vulva raramente mostram a espessa escama prateada característica das lesões encontradas no resto do corpo. As lesões vulvares tendem a ser profundas, vermelhas e bem demarcadas, com bordas serpiginosas. A psoríase pode ser confundida com candidíase cutânea ou doença de Paget. É incomum que uma mulher tenha psoríase apenas na vulva, logo o exame físico geral é importante na hora de fazer o diagnóstico. O tratamento é o mesmo da psoríase em qualquer lugar, com terapia sistêmica indicada nos casos de doença disseminada. Esteroides tópicos podem ser usados de maneira intermitente, mas o uso crônico contínuo deve ser evitado. Localmente, derivados de alcatrão e terapia com luz UV podem ser usados, porém o tratamento sistêmico com metotrexato ou inibidores de TNF é, com frequência, necessário.

Eczema e dermatite seborreica

Essas condições são menos comuns na vulva do que em qualquer lugar no corpo. As lesões são mal definidas, em geral espessadas e amareladas ou avermelhadas. A típica escama fina do eczema e a escama mais espessa, amarelada e oleosa da dermatite seborreica são poucas vezes

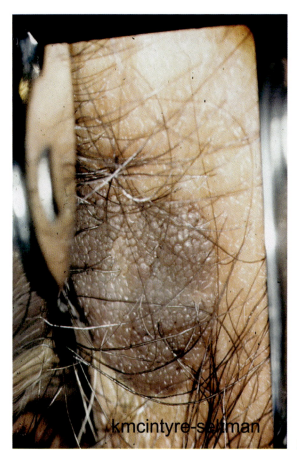

Figura 12.5. Ceratose seborreica.

desenvolvidas na vulva. O diagnóstico não é difícil, quando a paciente apresenta lesões típicas em qualquer outro lugar do corpo ou couro cabeludo, porém pode requerer biópsia, se lesões sistêmicas não forem evidentes. O manejo consiste em cuidado local, esteroides tópicos e loções antisseborreicas, conforme a necessidade.

Doenças bolhosas

Qualquer uma das doenças bolhosas, como pênfigo, penfigoide e suas variantes, pode envolver a vulva, porém é incomum que a vulva seja o único local acometido pela doença. Acredita-se que sejam condições autoimunes, com anticorpos contra vários componentes do epitélio escamoso e membrana basal da epiderme. A interação imune consequente resulta em separação da epiderme e coleção do líquido seroso entre as camadas. Os distúrbios bolhosos podem envolver tanto a pele, quanto as membranas mucosas, bem como a vagina.

O penfigoide bolhoso é a mais comum dessas doenças. Em geral, tem início na velhice, e até 10% das mulheres afetadas apresentam envolvimento vulvar. As lesões começam como áreas de eritema e edema, progredindo para grandes e tensas bolhas, que se rompem e deixam erosões dolorosas. O pênfigo tem aparência similar, mas as bolhas são mais flácidas e, quando tensão é aplicada na pele adjacente, a epiderme escorrega ao longo da derme, o que é conhecido como sinal de Nikolsky. O penfigoide cicatricial é uma variante em que as vesículas se cicatrizam com cicatriz contraída. Esse distúrbio frequentemente envolve a boca e os olhos. A estenose vulvar e vaginal pode ser grave, limitando a atividade sexual. A doença de Hailey-Hailey (pênfigo familiar benigno) é um distúrbio autossômico dominante associado à ulceração da vulva e da vagina, axilas e pregas inframamárias. Vesículas são poucas vezes vistas, e as mulheres geralmente apresentam, na adolescência ou na faixa etária dos 20 anos, ulceração dolorosa e cicatrização.

As doenças bolhosas são mais bem tratadas juntamente com o dermatologista, já que a maioria das mulheres vai ter a doença sistêmica. Pomadas de esteroides de alta potência tópicas são usadas localmente nas lesões, e com frequência regimes imunossupressores também são necessários. Higiene vulvar, limpeza bem suave e blocos de gelo são complementos úteis no tratamento das erosões. A terapia dilatadora bem como a cirurgia podem ser necessárias nas mulheres com penfigoide cicatricial.

Úlceras vulvares

A ulceração da vulva pode ser um problema difícil de diagnosticar e tratar. As úlceras são definidas como perda da extensão tecidual na epiderme, onde as erosões envolvem apenas o epitélio. As úlceras podem ser decorrentes de infecção, distúrbios autoimunes, alergia de contato, malignidade, doenças bolhosas, distúrbios de base, como doença de Crohn, fístulas, trauma e outras condições. Em geral, as mulheres com úlceras na vulva apresentam quadro agudo com dor, edema e drenagem. Um curso mais indolente pode ser visto com o câncer e a sífilis. A avaliação de uma mulher com ulceração vulvar começa com a coleta da história completa e com o exame físico em busca de sinais e sintomas de doença sistêmica, condições subjacentes e lesões dermatológicas em qualquer outro lugar na pele ou membranas mucosas. A área da boca e a perianal devem ser examinadas com cuidado. Amostra para cultura ou identificação de antígenos de infecções associadas a úlceras deve ser obtida. A biópsia de úlceras deve incluir a margem da área desnuda com alguma pele circunjacente, se possível. Além da histologia de rotina, a coloração imune é muitas vezes necessária para chegar ao diagnóstico. É importante se comunicar com o laboratório, pois alguns exames imunológicos requerem manuseio especial do tecido, de forma que as amostras para a biópsia devem ser divididas pelo médico, com parte colocada em formalina ou outro conservante e parte manuseada diferentemente. Algumas vezes, essas lesões são tão sensíveis que o exame e a biópsia sob sedação podem ser necessários. A sorologia para distúrbios específicos e agentes infecciosos é, muitas vezes, indicada. O manejo sintomático com banhos de assento, gelo e gel ou pomada de lidocaína pode ser iniciado, mesmo que o diagnóstico não seja certo.

Causas sexualmente transmissíveis de úlceras vulvares são abordadas em outro capítulo deste livro. As úlceras vulvares não infecciosas mais comuns são consideradas aqui.

Úlceras de Lipschutz

São úlceras maiores e dolorosas que envolvem os pequenos lábios, particularmente em crianças e adolescentes. Acredita-se que tenham origem viral e são associadas à infecção por vírus Epstein-Barr, bem como várias outras viroses. Não está claro se essas lesões representam infecção direta da mucosa ou um componente de uma resposta inflamatória sistêmica. Na maioria dos casos, as úlceras se resolvem de maneira espontânea ao longo de dias e semanas. O manejo visa ao controle dos sintomas, com aplicação de pomada ou gel de lidocaína, gelo e medicamento para dor. Nem os esteroides tópicos nem sistêmicos se mostraram úteis.

Úlceras aftosas

Ao mesmo tempo em que são menos comuns na vulva do que na mucosa oral, as úlceras aftosas podem ser recorrentes e bastante dolorosas. Mais comumente, essas lesões lembram as infecções causadas por herpes, apresentando-se na forma de múltiplas vesículas que se abrem em úlceras dolorosas de aparência circular em baixo-relevo com bases intensamente vermelhas (Figura 12.6). Às vezes, no entanto, podem formar grandes úlceras envolvendo todo o lábio. Uma vez que a úlcera aftosa possa ser recorrente e tende a preferir o mesmo local, é importante fazer o teste para descartar a possibilidade de herpes. Embora a etiologia das úlceras aftosas seja considerada viral por alguns, nenhum organismo causador foi identificado ou caracterizado. Essas lesões se resolvem de maneira espontânea, em geral em alguns dias. Esteroides tópicos de alta potência são muitas vezes usados, porém não está claro se aceleram a cicatrização. O manejo sintomático é similar ao das úlceras de Lipschutz descritas anteriormente.

Doença de Behçet

Esse distúrbio autoimune é caracterizado por úlceras dolorosas e destrutivas da vulva e mucosa oral, juntamente com irite/uveíte. As úlceras causam fibrose e destruição tecidual, deixando, às vezes, fenestrações nos pequenos lábios. As manifestações sistêmicas são frequentes, inclusive artrite, cerebrite que se apresenta com déficits neurológicos ou sintomas psiquiátricos e disfunção intestinal. A doença ocular de Behçet pode causar cegueira. As populações mais comumente afetadas são as de origem mediterrânea oriental e médio oriental, sendo a Turquia o país de maior incidência. Em geral, os episódios agudos de ulceração respondem em alguns dias a um pulso com dose elevada de prednisona. O tratamento inclui corticoides tópicos de alta potência, se tolerados pela paciente, combinados com imunossupressão sistêmica com esteroides, metotrexato, tacrolimo e antagonistas de TNF. Já que a doença de Behçet é um distúrbio multiorgânico, a coordenação com outros especialistas é importante no tratamento.

Doença de Crohn

Essa doença pode envolver a vulva, bem como a área perianal. Tipicamente, as lesões constituem úlceras profundas dolorosas e longitudinais, descritas como "em faca", no sulco interlabial. Essas lesões são distintas dos tratos fistulosos, que também podem envolver a vulva, com mais frequência os grandes lábios. Muitas vezes, estão presentes fissuras perianais ou fístulas,

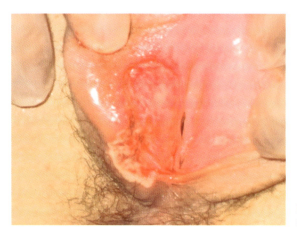

Figura 12.6. Úlcera aftosa em adolescente.

12 Patologias dermatológicas e úlceras genitais não infecciosas • 139

quando há doença labial. As manifestações vulvares da doença de Crohn podem ser os sintomas de apresentação da doença, antecipando-se aos sintomas inflamatórios intestinais em meses a anos. A biópsia mostra inflamação e granuloma não caseoso. A doença de Crohn vulvar responde mal à terapia tópica e é mais bem tratada com imunossupressão sistêmica. Em geral, altas doses de prednisona controlam as lesões rapidamente, com transição para imunomodulação crônica com outros agentes de tratamento a longo prazo. A ressecção cirúrgica pode ser necessária se fístulas estiverem presentes. Mesmo que a paciente não apresente sintomas intestinais no momento do diagnóstico de doença de Crohn vulvar, a consulta com um gastroenterologista é indicada.

Piodermite granulomatosa

As lesões são úlceras de crescimento rápido, profundas e dolorosas, associadas a bordas edematosas vermelho-escuras. Em geral, essa doença é associada à doença sistêmica, sobretudo doença intestinal inflamatória, linfoma e leucemia, mas pode aparecer na vulva na ausência de outras patologias. As lesões da piodermite granulomatosa são muitas vezes confundidas com infecção ou malignidade, sendo a biópsia muitas vezes necessária para confirmar o diagnóstico. As lesões podem regredir com o tratamento sistêmico com corticoide, mas, muitas vezes, a doença sistêmica associada precisa ser controlada antes da remissão das lesões vulvares.

Outros

A ulceração vulvar pode estar presente em vários outros distúrbios sistêmicos. É incomum que as lesões vulvares sejam as características apresentadas dessas doenças; em geral, a ulceração vulvar é associada a outras manifestações de doença sistêmica ativa. Condições autoimunes, como lúpus eritematoso, esclerodermia e neoplasias, como linfoma ou leucemia, ocasionalmente produzem úlceras vulvares profundas. Doença enxerto *versus* hospedeiro pode causar ulceração e erosões vulvares e vaginais extensas, com obliteração do tecido normal durante a cicatrização. As úlceras associadas à doença sistêmica se resolvem com o controle da doença sistêmica. O manejo sintomático pode ser um desafio clínico importante, já que essas lesões podem ser bastante dolorosas e difíceis de serem controladas. As pacientes podem requerer opioides e outros medicamentos complementares contra a dor.

Resumo

A vulva é um ambiente único onde pele com pelo, glabrosa (sem pelo) e mucosa se unem. A flora normalmente encontrada em pele, vagina e no reto está presente, e a área é úmida e funcionalmente ocluída. Esses fatores conspiram para chegar ao diagnóstico e tratar os desafios das doenças vulvares. Alguns princípios dominantes se aplicam a:

- Biopsiar liberalmente.
- Diminuir a irritação local.
- Usar pomadas de esteroide de alta potência, quando há indicação de corticoides.
- Dar atenção às preocupações psicológicas e com a função sexual.
- Trabalhar com dermatologistas e outros especialistas, conforme o necessário.

140 • Patologias dermatológicas e úlceras genitais não infecciosas

Bibliografia

ACOG. Practice Bulletin No. 93: Diagnosis and management of vulvar skin disorders. *Obstet Gynecol* 2008;**111:**1243.

Farage MD. Vulvar susceptibility to contact irritants and allergens: a review. *Arch Gynecol Obstet* 2005; **210:** 167.

Journal. *Dermatologic Clinics* 2010; **28** (4). [Entire October 2010 issue is devoted to vulvar disease. Each chapter is an excellent review of a specific disorder by recognized experts.]

Lewis FM. An overview of vulvar ulceration. *Clin Obstet/Gynecol* 2005; **48:** 824.

Margesson U. Vulvar disease pearls. *Dermatol Clin* 2006; **24:** 145.

Pels R, *et al.* Clobetasol propionate – where, when, why? *Drugs Today* 2008; **44:** 547.

Wilkinson EJ, Stone IK. *Atlas of Vulvar Disease,* 2nd edn., 2008. [Outstanding photographs and succinct clinical summaries.]

13

Vulvodínia

Glenn Updike

Department of Obstetrics, Gynecology and Reproductive Sciences,
Division of Reproductive Infectious Diseases, Magee-Womens Hospital of the
University of Pittsburgh Medical Center, Pittsburgh, PA, USA

Introdução

Com frequência, os médicos que cuidam de mulheres se deparam com pacientes que apresentam sintomas vulvovaginais crônicos sem achados no exame físico ou etiologia óbvia. Embora essas pacientes descrevam esses sintomas vulvares incômodos e debilitantes como queimação, pontadas, irritação ou na forma de "machucados", exames subsequentes de infecção ou dermatoses são negativos ou inespecíficos. Esses casos também de desconforto vulvar crônico sem explicação representam uma síndrome chamada "vulvodínia". Esta é definida pela *International Society for the Study of Vulvovaginal Disease* (ISSVD) como "desconforto vulvar, na maioria das vezes descrita como dor em queimação, que ocorre na ausência de achados visíveis relevantes ou de um distúrbio neurológico clinicamente identificável específico". A compreensão de vulvodínia é importante para aqueles envolvidos no cuidado das mulheres, já que essa síndrome tem grande impacto sobre a sexualidade, os relacionamentos e a qualidade de vida. Este capítulo descreve o que atualmente se entende sobre vulvodínia e destaca as considerações diagnósticas e do tratamento de pacientes afetadas.

Origem e nomenclatura

Embora apenas recentemente a vulvodínia tenha tornado-se uma área ativa de interesse clínico e de pesquisa, as descrições da síndrome podem ser encontradas em livros-textos datados do século XIX. Esses primeiros livros-textos discutem uma condição de hiperestesia da vulva, tendo o século seguinte cunhado muitos termos usados para descrever a condição. Dependendo do período no tempo, a vulvodínia foi variavelmente conhecida por termos como vulvodínia disestésica, disestesia vulvar e, muitas vezes, como vestibulite vulvar. A compreensão da síndrome progrediu, e a nomenclatura foi refinada de acordo.

> **CIÊNCIA REVISTA**
>
> **Terminologia da dor**
>
> Alodínia: dor decorrente de um estímulo que não provoca dor normalmente.
>
> Disestesia: uma sensação desagradável anormal, evocada ou espontânea.
>
> Hiperalgesia: dor exacerbada a um estímulo que normalmente causa dor.
>
> Hiperestesia: aumento da sensibilidade ao estímulo, excluindo os sentidos especiais.

A terminologia mais recente estabelecida pelo 2003 *World Congress* do ISSVD divide a vulvodínia em variante localizada e generalizada, sendo cada variante subcategorizada em provocada e não provocada (Tabela 13.1). O que antes era conhecido como "vestibulite vulvar", hoje é chamado de vulvodínia localizada provocada. Embora os médicos ainda usem com frequência o termo vestibulite vulvar, é preciso abandoná-lo já que implica, de maneira incorreta, uma etiologia infecciosa ou inflamatória à síndrome.

Incidência

É difícil saber a verdadeira incidência da vulvodínia já que muitas mulheres com dor vulvar ou são diagnosticadas erroneamente ou nunca buscam assistência para seus sintomas. Uma avaliação fundamentada na população de mulheres da área da grande Boston estimou a prevalência de dor vulvar crônica sem explicação e constatou que 16% das participantes relataram história

Tabela 13.1. Terminologia de vulvodínia e classificação da ISSVD de 2003

Dor vulvar relacionada com um distúrbio específico
- Infecciosa
- Inflamatória
- Neoplásica
- Neurológica

Vulvodínia

Generalizada
- Provocada (sexual, não sexual ou ambas)
- Não provocada
- Mista (provocada e não provocada)

Localizada
- Provocada (sexual, não sexual ou ambas)
- Não provocada
- Mista (provocada e não provocada)

Fonte: Moyal-Barracco M, Lynch PJ. 2003 ISSVD terminology and classification of vulvodynia: a historical perspective. *J Repro Med* 2004; **49** (10): 772-777.

sugestiva de vulvodínia, e cerca de 7% delas apresentavam a sintomatologia no momento da pesquisa. De fato, 40% das mulheres que relataram dor vulvar crônica responderam que nunca tinham buscado assistência médica por conta desses sintomas. Daquelas que procuraram o médico, 60% responderam que já tinham visitado três ou mais médicos na tentativa de conseguir alívio dos sintomas. Outros investigadores observaram prevalência similar de vulvodínia, mesmo quando o diagnóstico foi confirmado pelo exame físico.

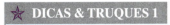

Exame físico
Avalie toda a vulva, tocando levemente a área com um aplicador com ponta de algodão. Solicite a paciente para lhe dizer onde se localiza a dor, e se a dor é espontânea ou agravada pelo toque. Anote os achados do exame em um diagrama da vulva e anexe ao registro médico da paciente.

Etiologia

Apesar das décadas de pesquisa clínica, a causa de vulvodínia permanece desconhecida. Embora nenhum fator único tenha sido isolado como etiologia, causas psicológicas, alimentares, infecciosas, inflamatórias e neuropáticas foram levantadas.

Fatores psicológicos

As mulheres com vulvodínia apresentam dor que limita sua capacidade de relação sexual. Compreensivelmente, a incapacidade de ter relação sexual com prazer pode ser fonte de estresse no relacionamento, sobretudo se o parceiro não for sensível ao impacto da vulvodínia sobre a sexualidade. Ao mesmo tempo em que, com certeza, existem evidências psicológicas de que as mulheres com vulvodínia apresentam elevados níveis de estresse e diminuição da qualidade de vida, existe o argumento do "ovo ou a galinha", isto é, fatores de estresse da vida como depressão, abuso sexual ou abuso físico fazem com que a mulher desenvolva dor vulvar crônica ou a existência da dor vulvar resulta em estresse psicológico?

O risco de transtorno depressivo maior (TDM) é mais alto em mulheres com vulvodínia, demonstrando taxa de prevalência ao longo da vida de cerca de 45%. Muitas mulheres relatam que seu primeiro episódio de depressão precedeu ao surgimento da vulvodínia. Estresses psicológicos foram observados em mulheres que buscaram auxílio em um centro de referência de distúrbios da vulva, com as pacientes de vulvodínia pontuando significativamente mais nos exames psicométricos que as mulheres sem outra patologia vulvar. Entretanto, nem todos os estudos demonstraram aumento da prevalência de angústias psicológicas entre as mulheres com vulvodínia. Uma investigação comparou mulheres com diagnóstico confirmado de vulvodínia a mulheres observadas na clínica de dor crônica pélvica, bem como mulheres assintomáticas na clínica ginecológica geral. Ainda que a depressão seja bastante comum nesses três grupos, as pacientes com vulvodínia não diferiram do grupo-controle no que concerne à história pregressa de depressão ou outras medidas de estresse psicológico, tendo ambos os grupos menos fatores de estresse psicológico do que o grupo da dor pélvica crônica. Outra investigação demonstrou que a maioria das mulheres com vulvodínia localizada provocada mostrou-se psicologicamente saudável. Ao mesmo tempo em que as evidências são conflitantes, terapias que visam com exclusividade aos sintomas psicológicos nas mulheres com vulvodínia são provavelmente mal orientadas e insuficientes.

Assim como acontece com os marcadores de estresse psicológico, existem evidências conflitantes quanto à prevalência de abuso em mulheres com vulvodínia. Avaliações de abuso fundamentadas em populações de mulheres com vulvodínia mostraram que a vulvodínia surgida na idade adulta é fortemente associada a abuso sexual e físico na infância. Entretanto, outras investigações com base na clínica não confirmaram com consistência essa associação. Esses achados destacam que, enquanto a maioria das mulheres que busca atendimento para dor vulvar não tem história de abuso físico ou sexual, é importante rastrear o abuso em pacientes com vulvodínia e oferecer serviços de aconselhamento apropriados àquelas com rastreio positivo.

Fatores alimentares

Não existe ligação clara entre fatores alimentares e desenvolvimento subsequente de vulvodínia. Com base em um único relato de caso que descreveu a melhora dos sintomas da vulvodínia após dieta pobre em oxalato, muitos médicos continuam recomendando que suas pacientes sigam essa dieta restritiva. Investigações subsequentes constataram, entretanto, que, quando as mulheres com vulvodínia foram comparadas a controles assintomáticos, não houve diferença na excreção urinária de oxalatos. Além disso, quando as mulheres com vulvodínia e excreção de oxalato mais elevada começam uma dieta pobre em oxalato, seus sintomas não melhoram confiavelmente. Por isso, os médicos devem analisar com cuidado se o início de dieta restritiva pelas suas pacientes com vulvodínia é justificado decorrente da falta de evidências da correlação entre oxalatos e vulvodínia.

Infecção

Até hoje, não existem evidências claras de que a vulvodínia é um processo infeccioso. Mulheres com histórias autorrelatadas de infecção e diagnóstico clínico de vulvodínia apresentam mais infecções autorrelatadas por fungo e no trato urinário quando comparadas ao controle. Ainda que os dados existentes não respaldem a etiologia infecciosa da vulvodínia, é possível que uma infecção possa desencadear uma cascata de eventos que, por fim, resulta em vulvodínia e dor vulvar crônica mesmo com a resolução da infecção.

Inflamação

A inflamação pode contribuir para o desenvolvimento dos sintomas de vulvodínia, porém, bem como com as outras etiologias propostas, as evidências existentes são inconclusivas. Em comparação às mulheres que não apresentam dor vulvar, as biópsias do tecido vulvar de mulheres com vulvodínia mostram mais células inflamatórias (em geral, um infiltrado linfocítico) e mastócitos. Inúmeros estudos avaliaram mediadores inflamatórios em mulheres com vulvodínia. Interessantemente, alguns desses estudos não demonstraram aumento de mediadores como TNF-alfa e IL-1, porém outras investigações revelaram níveis um pouco elevados dos mesmos mediadores. Ao mesmo tempo em que é difícil chegar à conclusão definitiva sobre o papel da inflamação na vulvodínia, cada vez mais as evidências sugerem que a inflamação tem importância marginal, na melhor das hipóteses, na causa da síndrome. Por conseguinte, tratamentos anti-inflamatórios, como corticoides, são provavelmente ineficazes no manejo dos sintomas.

Neuropatia

Mais que apenas uma patologia localizada na vulva, a vulvodínia, de fato, pode ser um fenômeno de dor centralmente mediado. Foi constatado que mulheres que sofrem de vulvodínia apresentam sensibilidade mais alta em todas as partes do corpo, sugerindo algum distúrbio sistêmico na sensação da dor. Além disso, mulheres com vulvodínia apresentam uma quantidade maior de terminações nervosas na região da vulva em comparação aos controles, implicando ainda mais a inervação anormal como fator etiológico.

Diagnóstico

Não raro, as pacientes com queixas de dor crônica vulvar tornam-se frustradas com diagnósticos errôneos e buscam o auxílio de vários médicos antes de o diagnóstico correto ser feito. Por isso, é de vital importância a realização da coleta completa da história, de um exame físico abrangente e das avaliações laboratoriais adequadas para se chegar ao diagnóstico adequado e orientar o plano de tratamento.

Além da ampla história médica geral, ginecológica e sexual, é preciso obter os detalhes da história da dor vulvar da paciente. O médico precisa entender o momento em que a dor vulvar da paciente se manifesta para distinguir a vulvodínia primária (dor à primeira tentativa de relação sexual ou inserção de absorvente) da vulvodínia secundária que se desenvolveu após um intervalo livre de dor. A vulvodínia primária provavelmente tem prognóstico menos favorável que a secundária. É importante notar, também, há quanto tempo os sintomas estão presentes. A paciente deve ser questionada quanto à natureza da dor; de maneira específica, a paciente deve ser solicitada a caracterizar a dor usando termos como "queimação", "lancinante", "aguda" ou "fraca". É importante observar que várias medidas validadas da natureza e da gravidade da dor foram estabelecidas e que esses questionários podem ser usados para acompanhar o curso da terapia. A paciente deve ser posteriormente questionada quanto à variabilidade na intensidade dos sintomas vulvares e solicitada a especificar se a dor for constante ou intermitente. Além disso, é muito importante verificar se os sintomas vulvares estiverem presentes apenas ao contato (relação sexual ou inserção de tampão) e o grau ao qual a paciente apresenta os sintomas mesmo sem contato. A dor manifestada apenas com o contato é classificada de vulvodínia *provocada*, enquanto a dor que ocorre na ausência de contato é descrita como vulvodínia *não provocada*.

Enquanto obtém-se a história da mulher com vulvodínia, o médico precisa também questionar as práticas gerais do estilo de vida da paciente. O uso de produtos vendidos sem prescrição médica deve ser avaliado, inclusive o uso de soluções contra fungos vaginais e produtos de higiene feminina. A utilização de produtos contendo benzocaína tem sido ligada à patologia vulvar e deve ser observada. Também deve ser determinado se a paciente faz uso de duchas, já que isso pode alterar a flora vaginal normal. A avaliação das práticas de higiene vulvar da paciente também deve incluir questões sobre sabões que a paciente utiliza, já que certos produtos – sobretudo aqueles bastante perfumados – podem potencialmente causar irritação vulvar. Pelas mesmas razões, a paciente deve ser questionada sobre o uso de detergentes e amaciantes de roupas.

★ DICAS & TRUQUES 2

Medidas de cuidado vulvar
- Use roupa íntima de algodão ou, pelo menos, roupas íntimas com forro de algodão.
- Não use roupa íntima para dormir.
- Evite sabonetes, xampus e detergentes perfumados.
- Evite amaciantes de roupa.
- Não faça duchas vaginais.
- Utilize apenas absorventes sem cheiro.
- Considere o uso de gelo na vulva para obter alívio, mas não diretamente sobre a pele. Em vez disso, envolva o gelo em toalha ou outro tecido antes de aplicar e não o deixe por mais de 20 minutos.

Além dos exames físico e ginecológico usuais, uma avaliação ampliada da vulva deve ser feita. Deve ser feita inspeção visual cuidadosa da vulva desde o monte pubiano até a região perianal e lateralmente da esquerda para a direita das pregas genitocrurais. Atenção especial deve ser dada à pele e arquitetura dos grandes e pequenos lábios, com cuidado para inspecionar os sulcos intralabiais também. O clitóris e o prepúcio do clitóris também devem ser avaliados quanto a alterações de cor da pele ou textura. A vulvodínia é um diagnóstico de exclusão, logo achados dermatológicos sugerem uma etiologia diferente da dor vulvar da paciente.

O vestíbulo vulvar (definido como a área proximal aos grandes lábios, porém distal ao anel himenal) é a região mais comum dos sintomas da vulvodínia localizada e, como tal, deve ser cuidadosamente avaliado. Áreas de eritema no vestíbulo podem ser encontradas em pacientes com vulvodínia. Uma haste com ponta de algodão deve ser usada para analisar toda a vulva e o vestíbulo. A paciente deve ser solicitada a relatar onde na vulva apresenta dor ao toque leve da haste com ponta de algodão, e os achados devem ser documentados no prontuário da paciente. O exame digital da vagina deve incluir atenção particular aos músculos ao redor da vagina. Espasmo muscular e hipersensibilidade são muitas vezes observados, podendo, esses achados, ajudar a guiar o plano de tratamento.

A importância da avaliação laboratorial nesse cenário está, sobretudo, em descartar de outras causas tratáveis de dor vulvar crônica que poderiam impossibilitar o diagnóstico de vulvodínia. Microscopia a fresco e uso de hidróxido de potássio é importante para avaliar a presença de vaginose bacteriana, vaginite por fungo, vaginite atrófica e vaginite inflamatória descamativa. Enquanto a cultura vaginal geral parece ter pouco valor, a cultura vaginal para avaliar fungo pode compensar a bastante baixa sensibilidade da microscopia sozinha na detecção de fungo e também permitir a especiação. Além disso, a coloração Gram pode ser feita para analisar vaginose bacteriana. Muitos médicos também descartam patógenos cervicais sexualmente transmissíveis na primeira visita para terem diagnósticos completos, embora essas condições tipicamente não sejam causas de síndromes de dor vulvar.

Tratamento

Já que uma causa única de vulvodínia permanece desconhecida, o planejamento do regime terapêutico para pacientes pode ser desafiador. Existem poucos experimentos controlados e randomizados disponíveis para orientar as decisões de tratamento e aqueles que existem, muitas vezes, não mostram efeito do tratamento superior ao placebo. Os médicos, portanto, dependem de experiência prévia, séries de casos e opinião de especialistas na formulação dos planos de tratamento. Especialistas no campo dos distúrbios vulvovaginais desenvolveram algoritmos de tratamento para ajudar os médicos na decisão de como tratar suas pacientes (Figura 13.1).

Antes de começar qualquer regime de tratamento, é importante informar às pacientes que a cura da vulvodínia muitas vezes não é possível. Em lugar disso, é mais provável que a paciente e sua equipe médica encontrem algum tratamento que diminua os sintomas até um ponto mais tolerável, resultando em melhora da qualidade de vida geral. Ademais, é importante lembrar as pacientes dos efeitos colaterais relacionados com o regime de tratamento particular. Estabelecer objetivos terapêuticos realistas com a compreensão dos prováveis efeitos colaterais melhora a experiência da paciente com o tratamento e promove uma relação de confiança entre a paciente e o médico.

Enquanto muitos tratamentos contra a vulvodínia têm sido usados, a discussão a seguir destaca as modalidades mais comuns.

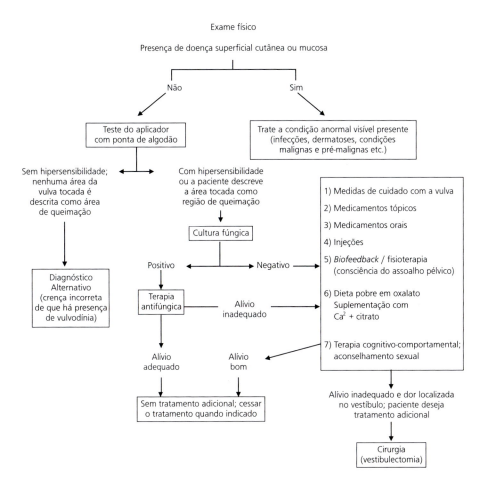

Figura 13.1. Algoritmo do tratamento da vulvodínia. Adaptada de: Haefner HK, Collins ME, Davis GD et al. The vulvodynia guideline. *J Lower Gen Tract Dis* 2005; **9** (1): 40-51.

Tópico

Teoricamente, o regime terapêutico ideal seria a terapia local efetiva sem os efeitos colaterais sistêmicos dos tratamentos orais ou os riscos do tratamento cirúrgico. Muitos médicos iniciam a terapia tópica contra a vulvodínia antes de explorar opções mais invasivas. Isso é especialmente válido para a vulvodínia localizada e provocada, caso em que a terapia de primeira linha mais comum consiste em anestésicos locais tópicos. Enquanto relatos de caso, séries de casos e revisões retrospectivas sugerem que as terapias tópicas contra vulvodínia podem ter alguma eficácia, experimentos controlados com frequência não demonstram uma resposta terapêutica verdadeira. Entretanto, em virtude da relativa segurança dos produtos tópicos, os especialistas no campo da vulvodínia apoiam a tentativa de terapia tópica no manejo das mulheres com vulvodínia.

A terapia tópica mais usada contra vulvodínia é a anestesia local. Agentes anestésicos locais, como lidocaína e prilocaína, bloqueiam os canais do íon sódio e, por conseguinte, a condução nervosa aferente. Em virtude da alodinia notada no vestíbulo vulvar em mulheres com vulvodínia e juntamente com o achado de aumento da inervação no vestíbulo da mulher com vulvodínia localizada provocada, parece que o anestésico tópico efetivamente diminuiria a dor pela inibição da sinalização aferente dessas terminações nervosas. Em um estudo aberto, mulheres com diagnóstico confirmado de vulvodínia localizada provocada foram solicitadas a aplicar lidocaína a 5% no vestíbulo. Após uma média de 7 semanas de tratamento, 76% das mulheres foram capazes de ter relação sexual em comparação a 36% da coorte antes do tratamento. Ademais, houve diminuição significativa nos escores de dor relacionada com a relação sexual. Entretanto, esse estudo mostrou-se limitado pela falta de um braço de placebo. Um experimento controlado, randomizado e cego, feito com monoterapia de lidocaína tópica como tratamento da vulvodínia localizada provocada, foi realizado. Foi observado que a lidocaína tópica não reduziu a dor da vulvodínia. De fato, as mulheres no braço do placebo do estudo apresentaram mais melhora do que aquelas que receberam medicamento ativo, sugerindo que existe uma forte resposta ao placebo, que precisa ser contabilizada nas investigações do tratamento de vulvodínia. Se esta for, de verdade, uma síndrome dolorosa centralmente mediada, isto pode ser uma explicação para o insucesso em demonstrar a eficácia da anestesia local tópica.

Inúmeros outros tratamentos tópicos contra a vulvodínia se baseiam em evidências esporádicas e opinião de especialistas. Os estrogênios tópicos são usados com frequência no tratamento da vulvodínia, porém, na ausência de alterações atróficas verdadeiras, não mostraram que diminuem a dor na vulva. Foi relatado que a gabapentina e a nitroglicerina tópica promovem a melhora clínica da dor vulvar em mulheres com vulvodínia, mas apenas em pequenos estudos abertos. Corticosteroides tópicos, testosterona e antifúngicos são tratamentos geralmente ineficazes contra a vulvodínia.

Injeção

Embora não esteja claro que a vulvodínia provocada e localizada seja resultante de inflamação vestibular, existem inúmeros relatos de várias terapias injetáveis para os casos de vulvodínia. A infiltração do vestíbulo vulvar com uma combinação de esteroide e anestésico local é a terapia relatada com mais frequência. Esses relatos constataram melhora dos sintomas, porém é importante observar que nenhum experimento controlado e randomizado foi conduzido para confirmar a efetividade dessa terapia. Séries de casos sugerem que a injeção intralesional de interferon alfa-2β pode promover a melhora clínica, contudo nenhuma investigação em larga escala confirmou este achado. Enquanto alguns estudos mostraram promissor o uso de toxina botulínica no tratamento de vulvodínia, experimentos cegos, controlados e randomizados não demonstraram superioridade da toxina botulínica em comparação ao placebo na redução da dor vulvar.

Oral

Uma vez que muitas vezes se afirme que a vulvodínia é o resultado de uma síndrome dolorosa neuropática centralmente mediada, o natural seria que as terapias farmacológicas que visam ao sistema nervoso central fossem mais efetivas que a terapia tópica no alívio dos sintomas. Outras síndromes dolorosas neuropáticas, como neuropatia diabética e neuralgia pós-herpética, têm sido efetivamente tratadas com uma variedade de agentes farmacológicos orais que incluem antidepressivos tricíclicos, gabapentina e pregabalina. Ainda que esses agentes não tenham sido completamente estudados no tratamento da vulvodínia, eles são bastante prescritos no tratamento da dor vulvar crônica.

Antidepressivos tricíclicos

Antidepressivos tricíclicos, como amitriptilina, nortriptilina e desipramina, são usados no tratamento de diversas dores neuropáticas, inclusive vulvodínia. Essa classe de medicamento interage com os receptores 5-HT, aumentando as concentrações de serotonina e noradrenalina no sistema nervoso central. Acredita-se que esse aumento da serotonina potencializa a inibição dos sinais de dor aferentes, promovendo, desse modo, um efeito analgésico. Antidepressivos tricíclicos exercem atividade anticolinérgica, sendo os efeitos colaterais mais comumente relatados a fadiga e a boca seca. Uma revisão retrospectiva das pacientes que tiveram melhora dos sintomas com o uso da amitriptilina no tratamento da vulvodínia constatou que a dose média com a qual as pacientes observaram algum benefício foi de 40 mg ao dia, enquanto a dose média para resolução completa do sintoma foi de 60 mg ao dia. Além da xilocaína tópica, as mulheres revistas nessa investigação não estavam usando outras terapias. Esse estudo constatou que as pacientes mais prováveis à resposta à amitriptilina foram as mulheres mais velhas, em particular acima dos 40 anos, que tinham dor descrita como constante e persistente. As mulheres com dispareunia pareceram menos propensas ao benefício da amitriptilina nessa revisão. Outras revisões retrospectivas sugeriram que a amitriptilina tem eficácia no tratamento da vulvodínia, com uma relatando melhora de 70% nos sintomas, e outra encontrando melhora de 90% nos sintomas com o uso de antidepressivos tricíclicos.

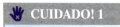

Começo da amitriptilina
- Inicie com dose baixa (cerca de 10 mg) e aumente lentamente para mitigar os efeitos colaterais.
- Tenha cuidado ao tratar mulheres idosas com amitriptilina.
- Previna as pacientes dos efeitos colaterais, como fadiga e boca seca.

Experimentos controlados e randomizados, no entanto, têm produzido resultados mais desapontadores do que essas revisões retrospectivas do uso de antidepressivo tricíclico no tratamento da vulvodínia. Um experimento controlado e randomizado avaliou o uso da amitriptilina contra a vulvodínia localizada e generalizada, tanto em monoterapia, quanto em combinação com um corticoide tópico. O grupo-controle, descrito como "automanejo" nessa investigação, não recebeu terapia farmacológica, mas foi submetido à terapia cognitivo-comportamental, orientação, terapia sexual e fisioterapia. Os investigadores constataram que o automanejo exerceu um efeito modesto sobre a redução dos sintomas da dor vulvar, mas o tratamento com amitriptilina, tanto sozinha quanto em combinação com um corticoide tópico, não foi efetivo na redução da dor vulvar. É importante ressaltar que a dose máxima de amitriptilina usada nesse estudo foi de 20 mg ao dia, bem abaixo da dose média com a qual as pacientes observaram algum efeito sobre os sintomas nas revisões retrospectivas descritas anteriormente.

Mais recentemente, um experimento controlado e randomizado avaliou a eficácia de dois tratamentos usados com frequência contra a vulvodínia provocada localizada: monoterapia tópica com lidocaína, monoterapia com desipramina (um antidepressivo tricíclico) oral e combinação de desipramina oral e lidocaína tópica. Os pesquisadores constataram que a desipramina oral e a lidocaína tópica, como monoterapia ou na forma combinada, não conseguiram reduzir a dor da vulvodínia mais que o placebo. A investigação mais uma vez destaca a importância dos experimentos controlados e randomizados como base para o desenho de evidências fundamentadas em protocolos de tratamento, já que parece que existe um efeito placebo particularmente alto nos tratamentos da vulvodínia. Nessa investigação, 50% das pacientes no braço do placebo apresentaram melhora dos sintomas.

Gabapentina

O anticonvulsivante gabapentina é uma terapia usada com frequência nos casos de dor neuropática. Ainda que o mecanismo de ação no tratamento da dor neuropática seja desconhecido, a gabapentina e os compostos relacionados (como pregabalina) imitam o neurotransmissor GABA. Além disso, acredita-se que gabapentina interaja com os canais de íons cálcio voltagem-dependente e o receptor NDMA. Os efeitos colaterais mais comumente relatados são tonteiras, sonolência e edema periférico.

Ainda que a gabapentina seja muito usada como terapia contra a dor vulvar, não existem experimentos controlados e randomizados que demonstram sua eficácia nos casos de vulvodínia. Uma série de casos explorou o uso da gabapentina em 17 mulheres com dor vulvar crônica sem explicação. As pacientes iniciaram a gabapentina com dose de 300 mg, que foi aumentada até que as pacientes relatassem alívio dos sintomas ou atingissem a dose máxima de 1.200 mg. Os autores desse pequeno estudo relataram que 82% das pacientes revelaram alívio completo ou parcial dos sintomas, com mais da metade relatando efeitos colaterais (cefaleias, náuseas, vômitos, fadiga e tonteira). Outra investigação retrospectiva sobre o uso da gabapentina na vulvodínia constatou que a medicação foi bem tolerada, e que 64% das pacientes apresentaram resolução de, pelo menos, 80% dos sintomas durante o estudo. A gabapentina continua sendo uma opção razoável para o manejo de pacientes com vulvodínia. Entretanto, estudos mais rigorosos são necessários para certificar que a gabapentina tem eficácia no tratamento da vulvodínia.

Outros agentes orais

A pregabalina e os inibidores seletivos da recaptação de serotonina são outros agentes orais usados no tratamento da vulvodínia.

Vestibulectomia

Para a maioria dos médicos, o manejo cirúrgico da vulvodínia é considerado a última opção. A possibilidade de se submeter à cirurgia com potencial para alterações permanentes na aparência da vulva é compreensivelmente intimidadora para as pacientes. O médico precisa, também, considerar com cuidado o subtipo de vulvodínia que a paciente está sofrendo. Já que a maioria dos procedimentos cirúrgicos contra a vulvodínia é direcionada à remoção de toda ou de uma porção do vestíbulo, muitas mulheres com dor em outras regiões da vulva mais consistentes com vulvodínia generalizada seriam tratadas de maneira não ideal com a remoção do vestíbulo. A decisão de proceder com a terapia cirúrgica, portanto, requer a coleta cuidadosa da história e a realização do exame físico, com atenção particular para as áreas precisas da vulva em que a paciente manifesta dor. Além disso, a paciente deve receber todas as informações sobre os riscos e benefícios do tratamento cirúrgico. Na paciente adequadamente selecionada com vulvodínia localizada, no entanto, o manejo cirúrgico pode ser uma excelente escolha.

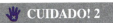

> **CUIDADO! 2**
>
> *Vestibulectomia*
> A formação de hematoma não é incomum após a vestibulectomia. Certifique-se de cauterizar todos os vasos em sangramento durante o procedimento. Após o fechamento, inspecione a vulva quanto a sinais de formação de hematoma. Aconselhe a paciente a monitorar a exacerbação da dor ou o desenvolvimento de uma massa na incisão.

A terapia cirúrgica mais comum contra a vulvodínia é a *vestibulectomia*. Várias técnicas do procedimento já foram descritas. As descrições iniciais da vestibulectomia falam em remoção de todo o vestíbulo da vagina. O reconhecimento de que muitas pacientes com vulvodínia provocada localizada apresentam sintomas isolados ao vestíbulo posterior, o procedimento vem sendo subsequentemente modificado, de forma que apenas o vestíbulo posterior é removido. A remoção apenas do vestíbulo posterior diminui o risco de lesão da uretra, mas pode resultar em persistência dos sintomas, se a paciente estiver sofrendo de dor vestibular anterior.

Ao realizar a vestibulectomia modificada típica (Tabela 13.2), a área vulvar dolorosa deve ser inicialmente mapeada com uma caneta marcadora, enquanto a paciente está acordada. Em geral, o procedimento é realizado sob anestesia geral ou regional, ainda que na paciente selecionada a anestesia local possa ser uma escolha razoável. Em muitos casos, a área de excisão inclui o vestíbulo da posição de 3 a 9 horas, mas pode haver necessidade de extensão anterior na região periuretral, dependendo da localização da dor da paciente. O vestíbulo pode ser infiltrado com anestesia local na área a ser excisada, com ou sem agente vasopressor, como a epinefrina. Em seguida, o vestíbulo é excisado a uma profundidade de 2-3 mm na forma de U, sendo o anel himenal a margem proximal, e a linha de Hart, a margem distal. A mucosa vaginal pode ser escavada a uma distância de 1-2 cm, liberando, desse modo, a mucosa de tensão, já que é fixada à pele perineal. Uma variedade de técnicas de fechamento pode ser usada, porém esse autor é a favor do fechamento em duas camadas, com a camada superficial fechada com suturas de colchoeiro verticais ininterruptas ("barra grega").

Ao mesmo tempo em que a vestibulectomia é geralmente uma cirurgia de baixa morbidade, o procedimento não deixa de oferecer riscos. Hemorragia e formação de hematoma podem ocorrer após a vestibulectomia, com incidência relatada de 1-6,2%. Além disso, infecção no local da cirurgia acontece em 1% das vezes após a vestibulectomia. Outras complicações após a vestibulectomia incluem fibrose, diminuição da lubrificação e formação de cisto de Bartholin.

Tabela 13.2. Etapas para realização da vestibulectomia

1. Antes de a paciente receber a anestesia, use uma caneta para marcar todas as áreas dolorosas do vestíbulo da paciente
2. Infiltre anestésico local na área a ser excisada, com ou sem agente vasopressor
3. Faça uma excisão na área marcada, usando o anel himenal como margem proximal, e a linha de Hart como margem distal
4. Escave 1 ou 2 cm de mucosa vaginal, usando tesouras ou instrumento eletrocirúrgico
5. Feche a ferida em duas camadas. Para a camada superficial, use suturas de colchoeiro verticais

O peso das evidências sugere que a vestibulectomia é uma terapia eficaz para a vulvodínia provocada localizada. As taxas de sucesso relatadas variam entre 70 e 100%, sendo o sucesso variavelmente definido como melhora da dispareunia, incremento da função sexual e diminuição da hipersensibilidade vestibular. As pacientes precisam ser informadas, no entanto, de que a recuperação da vestibulectomia é um processo longo. Pode haver necessidade de fisioterapia após a cicatrização da incisão com objetivo de facilitar a recuperação da paciente e prepará-la para a tentativa de relação sexual. Além disso, as pacientes precisam ser avisadas de que nem todas obtêm melhora após a vestibulectomia.

Laser

A terapia com *laser* tem demonstrado eficácia no tratamento de várias condições vulvares, inclusive neoplasia intraepitelial vulvar (NIV) e condiloma acuminado. Entretanto, a terapia com *laser* não provou que é uma estratégia efetiva no tratamento da vulvodínia e, por isso, deve ser evitada.

Fisioterapia

A fisioterapia do assoalho pélvico é um importante adjunto para qualquer plano de tratamento abrangente para mulheres com vulvodínia. Mulheres com vulvodínia que completam um programa de fisioterapia são propensas à redução dos sintomas, melhora da função sexual e da qualidade de vida. Mulheres com vulvodínia tanto generalizada quanto localizada se beneficiam da fisioterapia. A fisioterapia é especialmente útil em mulheres com vaginismo, uma condição caracterizada por espasmos involuntários e dolorosos dos músculos que circundam a vagina externa. A variedade de técnicas empregadas pelos fisioterapeutas no tratamento da vulvodínia é descrita na Tabela 13.3.

É particularmente importante que a paciente estabeleça o cuidado com o fisioterapeuta com experiência no tratamento de mulheres com vulvodínia. A fisioterapia contra vulvodínia é bastante invasiva e pode ser desconfortável, sobretudo para mulheres que já sofrem de dor na vulva. O treinamento especial nas técnicas de fisioterapia vulvar e a ampla compreensão do processo patológico são imperativos.

Tabela 13.3. Técnicas de fisioterapia

Mobilização de tecidos moles internos e externos e liberação miofascial.

Pressão em pontos-gatilho

Manipulação articular, urogenital e visceral

Estimulação elétrica

Exercícios terapêuticos

Retreinamento ativo do assoalho pélvico

Biofeedback

Retreinamento intestinal e vesical

Ultrassonografia terapêutica

Dilatação vaginal domiciliar

Acupuntura

Ainda que a acupuntura tenha mostrado eficácia marcante em inúmeras síndromes dolorosas, dois estudos realizados com a acupuntura no tratamento da vulvodínia revelaram conclusões menos promissoras. Um pequeno estudo relatou a experiência com 12 pacientes submetidas à acupuntura contra vulvodínia, com apenas duas pacientes relatando "cura" e sete se sentindo apenas ligeiramente melhores ou sem melhora alguma. Da mesma forma, outro estudo constatou nenhuma melhora significativa na capacidade de oito mulheres com vulvodínia de ter relação sexual depois de completar o tratamento com acupuntura, ainda que tenham tido alguma redução na dor com o estímulo genital manual.

Conclusão

A vulvodínia é uma síndrome bastante comum e de etiologia incerta. A paciente que se apresenta com dor vulvar crônica deve ser submetida à coleta da história completa e ao exame físico para garantir que o diagnóstico preciso seja feito. Os tratamentos contra vulvodínia continuam não sendo ideais, porém o manejo amplo da dor pode resultar em redução dos sintomas e melhora da qualidade de vida. Experimentos controlados e randomizados são necessários para estabelecer estratégias de tratamento fundamentadas em evidências.

Bibliografia

Arnold LG, Bachmann GA, Rosen R. Vulvodynia: characteristics and associations with comorbidities and quality of life. *Obstet Gynecol* 2006; **107** (3): 617-624.

Ben-David B, Friedman M. Gabapentin therapy for vulvodynia. *Anesth Analg* 1999; **89** (6): 1459-1460.

Brown CS, Wan J, Bachmann G, *et al.* Self-management, amitriptyline, and amitriptyline plus triamcinolone in the management of vulvodynia. *J Womens Health (Larchmt)* 2009; **18** (2): 163-169.

Chadha S, Gianotten WL, Drogendijk AC. Histopathologic features of vulvar vestibulitis. *Int J Gynecol Pathol* 1998; **17** (1): 7-11.

Curran S, Brotto LA, Fisher H, *et al.* The ACTIV study: acupuncture treatment in provoked vestibulodynia. *J Sex Med* 2010; **7** (2 pt 2): 981-995.

Eva LJ, Rolfe KJ, MacLean AB. Is localized, provoked vulvodynia an inflammatory condition? *J Repro Med* 2007; **52** (5): 379-384.

Foster DC, Kotok MB, Huang LS, *et al.* Oral desipramine and topical lidocaine for vulvodynia: a randomized, controlled trial. *Obstet Gynecol* 2010; **116** (3): 583-593.

Giesecke J, Reed BD, Haefner HK, *et al.* Quantitative sensory testing in vulvodynia patients and increased peripheral pain sensitivity 2004; **104** (1): 125-133.

Harlow BL, Stewart EG. A population-based assessment of chronic unexplained vulvar pain: have we underestimated the prevalence of vulvodynia? *J Am Meds Womens Assoc* 2003; **58** (2): 82-88.

Harlow BL, Stewart EG. Adult-onset vulvodynia in relation to childhood violence victimization. *Am J Epidemiol* 2005; **9:** 871-880.

Harris G, Horowitz B, Borgida A. Evaluation of gabapentin in the treatment of generalized vulvodynia, unprovoked. *J Repro Med* 2007; **52** (2): 103-106.

Masheb RM, Wang E, Lozano C, *et al.* Prevalence and correlates of depression in treatment seeking women with vulvodynia. *J Obstet Gynecol* 2005; **25** (8): 786-791.

McCay M. Dysesthetic ("essential") vulvodynia. Treatment with amitriptyline. *J Repro Med* 1993; **38** (1): 9-13.

Munday PE. Response to treatment in dysaesthetic vulvodynia. *J Obstet Gynecol* 2001; **21** (6): 610-613.

Petersen CD, Giraldi A, Lundvall L, *et al.* Botulinum toxin type A – a novel treatment for provoked vestibulodynia? Results of a randomized, placebo controlled, double-blinded study. *J Sex Med* 2009; **9:** 2523-2537.

Ponte M, Klemperer E, Sahay A, *et al.* Effects of vulvodynia on quality of life. *J Am Acad Dermatol* 2009; **60** (1): 70-76.

Powell J, Wojnarowska F. Acupuncture for vulvodynia. *J R Soc Med* 1999; **92** (11): 579-581.

Reed BD, Haefner HK, Sen A, *et al.* Vulvodynia incidence and remission rates among adult women: a 2 year follow up study. *Obstet Gynecol* 2008; **112** (2 part 1): 231-237.

Reed BD, Caron AM, Gorenflo DW, *et al.* Treatment of vulvodynia with tricyclic antidepressants: efficacy and associated factors. *J Low Genit Tract Dis* 2006; **10** (4): 245-251.

Reed BD, Haefner HK, Punch MR, *et al.* Psychosocial and sexual functioning in women with vulvodynia and chronic pelvic pain. A comparative evaluation. *J Repro Med* 2000; **45** (8): 624-632.

Schmidt S, Bauer A, Grief C, *et al.* Vulvar Pain. *Psychol Prof Treat Resp* 2001; **46** (4): 377-384.

Tommola P, Unkila-Kallio L, Paavonen J. Surgical treatment of vulvar vestibulitis: a review. *Acta Obstet Gynecol Scan* 2010; **89** (11): 1385-1395.

Updike GM, Wiesenfeld HC. Insights into the management of vulvar pain: a survey of clinicians. *Am J Obstet Gynecol* 2005; **193** (4): 1404-1409.

Zolnoun DA, Hartmann KE, Steege IF. Overnight 5% lidocaine ointment for treatment of vulvar vestibulitis 2003; **102** (1): 84-87.

14

Câncer da Vulva

Ashlee Smith ▪ **Kristin K. Zorn**

Department of Obstetrics, Gynecology and Reproductive Sciences,
Division of Reproductive Infectious Diseases, Magee-Womens Hospital of the
University of Pittsburgh Medical Center, Pittsburgh, PA, USA

Introdução

O câncer de vulva é o quarto câncer ginecológico mais comum e compreende 5% das malignidades do trato genital feminino. As apresentações do câncer vulvar podem, muitas vezes, imitar outras condições ginecológicas benignas, inclusive doença ulcerosa genital (de etiologia infecciosa ou não infecciosa), ou ocorrer em um cenário de patologias inflamatórias vulvares crônicas. Com frequência, esse fato predispõe ao diagnóstico errôneo e/ou atraso do diagnóstico, afetando, desse modo, o prognóstico. O conhecimento dessas apresentações sobrepostas pode ajudar a reduzir o impacto geral do câncer de vulva. A cada ano, são estimados 3.580 novos casos e 900 mortes decorrentes dessa doença nos Estados Unidos. Os carcinomas de células escamosas são responsáveis por cerca de 90% dos casos, enquanto o melanoma (5-10%), carcinoma de células basais (2%), sarcoma (1-2%) e doença de Paget extramamária (2%) são muito menos comuns. A doença de Paget da vulva é uma neoplasia intraepitelial que emerge como uma diferenciação aberrante das células glandulares apócrinas. O diagnóstico e o tratamento são, muitas vezes, confusos e complexos. Malignidade invasiva de base é encontrada em cerca de 10-20% dos pacientes afetados por essa doença. Embora a taxa de câncer vulvar invasivo tenha permanecido estável durante as 2 últimas décadas, a taxa de doença *in situ* mais que dobrou. As pesquisas recentes estão visando à melhor compreensão da progressão natural da doença, prevenção, detecção mais precoce e tratamentos com menor morbidade.

Epidemiologia

Uma característica histórica chave da distinção do câncer da vulva de outras condições vulvares benignas é sua tendência a ocorrer em mulheres em fase pós-menopausa, com pico de incidência entre 65 e 75 anos de idade. Não há predileção por cultura ou raça específica; gravidade e paridade não têm associação à patogênese. Os fatores de risco de câncer da vulva incluem tabagismo, distrofia da vulva, neoplasia intraepitelial do colo do útero ou da vulva, infecção por papilomavírus humano (HPV), síndromes de imunodeficiência e história prévia de câncer de colo uterino. Infelizmente, entretanto, a quantidade de mulheres jovens com doença invasiva parece estar crescendo.

156 • Câncer da vulva

> ### ★ DICAS & TRUQUES
> - O câncer vulvar tem distribuição etária bimodal.
> - Fatores de risco de câncer vulvar: tabagismo, distrofia vulvar, NIV, HPV, imunodeficiência, câncer de colo uterino prévio.

Como esses fatores de risco sugerem, acredita-se que existam duas vias independentes de carcinogênese vulvar, uma relacionada com a inflamação crônica e processos autoimunes, e a outra associada à infecção mucosa por HPV. Não raro, o câncer invasivo é observado em associação à doença pré-invasiva em mulheres mais jovens, enquanto as pacientes idosas muitas vezes não apresentam NIV, mas sim um histórico de líquen escleroso. Isso sugere que a via de inflamação é frequentemente a fonte do câncer vulvar em mulheres mais velhas, enquanto mulheres mais jovens tendem a desenvolver displasia vulvar associada a HPV e câncer.

O HPV é um vírus de DNA de fita dupla responsável por 60% dos cânceres da vulva. Os índices em crescimento de neoplasia intraepitelial vulvar (NIV) têm sido associados à infecção por HPV e relacionados com mudanças no comportamento sexual, infecção por HPV e tabagismo. A prevalência estimada de infecções por HPV do trato anogenital nos Estados Unidos é de 20 milhões, com uma incidência anual de 5,5 milhões de casos. Estima-se que 75-80% dos adultos sexualmente ativos vão adquirir uma infecção por HPV no trato genital antes dos 50 anos de idade. Muitas mulheres jovens sexualmente ativas apresentam infecções sequenciais com diferentes tipos de HPV oncogênico. Essas infecções são muitas vezes transitórias e, com frequência, produzem alterações citológicas reversíveis.

Diferentes tipos de HPV oncogênico têm propensão a infectar locais variados no corpo. As cepas de HPV com predileção pela infecção de membranas mucosas muitas vezes produzem infecções no pênis, escroto, períneo, região perianal, introito vaginal, vulva e colo do útero. O condiloma acuminado consiste em verrugas anogenitais benignas, na maioria das vezes causadas pelos tipos 6 e 11 do HPV. Uma relação foi documentada entre os tipos 16 e 18 do HPV e a neoplasia intraepitelial da vulva, vagina, pênis, ânus e colo do útero (Tabela 14.1). Esses subtipos também foram ligados a carcinomas das mesmas áreas.

A transmissão do HPV está relacionada com o contato pessoal íntimo. O fator predisponente mais comum da infecção genital por HPV é a atividade sexual. O risco de infecção por HPV em mulheres é diretamente relacionado com a quantidade de parceiros masculinos e com o número de parceiros sexuais femininos dos parceiros masculinos. A prática sexual com um

Tabela 14.1. Tipos de HPV e estimativas do ônus da doença

Tipo de HPV	Ônus aproximado da doença
16 e 18	▪ 70% dos casos de câncer de colo uterino, AIS, NIC3, NIV2/3 e NIVa2/3
	▪ 50% dos casos de NIC2
6, 11, 16 e 18	▪ 35-50% de todos os casos de NIC1, NIV1 e NIVa1
	▪ 90% dos casos de verrugas genitais

AIS = adenocarcinoma *in situ*; NIC = neoplasia intraepitelial do colo uterino; NIV = neoplasia intraepitelial vulvar; NIVa = neoplasia intraepitelial vaginal.

novo parceiro é um fator de risco mais forte do que o sexo com parceiro constante. O intercurso vaginal ou anal é o principal fator de risco de infecção por HPV, embora o intercurso vaginal com penetração não seja necessário.

Duas vacinas foram desenvolvidas contra a infecção por HPV. A vacina quadrivalente (Gardasil™) visa aos tipos de HPV 16 e 18, que causam cerca de 70% dos cânceres de colo do útero e de 50% das lesões pré-cancerosas, bem como os tipos 6 e 11, que são responsáveis por 90% das verrugas genitais. A vacina é administrada em 3 doses: 0, 2 e 6 meses. Cervarix™ é uma vacina bivalente, cujo alvo são os tipos 16 e 18 do HPV. A vacina é administrada em 3 doses, 0, 1 e 6 meses. Hoje em dia, os estudos sobre displasia cervical têm mostrado que a administração da vacina quadrivalente é 98% eficaz na prevenção do desenvolvimento de NICII, III ou adenocarcinoma *in situ* relacionado com a aquisição dos tipos de HPV 16 e 18. No estudo Future I, o Gardasil™ mostrou 100% de eficácia na prevenção de lesões vaginais e anogenitais externas relativas aos subtipos 6, 11, 16 e 18 do HPV.

> ### ⭐ DICAS & TRUQUES
>
> - Os subtipos 16 e 18 do HPV têm ligação com o desenvolvimento de displasia vulvar e câncer, enquanto os tipos 6 e 11 causam verrugas genitais.
> - Verrugas genitais confluentes e persistentes devem ser submetidas à biópsia livremente para descartar a possibilidade de malignidade.
> - As vacinas bivalente e quadrivalente estão atualmente disponíveis para ajudar a evitar a aquisição de HPV.

Embora a vacina Gardasil™ tenha sido inicialmente aprovada para a prevenção do câncer de colo de útero, as indicações se ampliaram, englobando, também, a prevenção de displasia vulvar e vaginal, com base nos achados dos resultados do estudo Future I e II. Até o momento, não há dados comparáveis à vacina bivalente, já que os desfechos da displasia vulvar e vaginal não foram avaliados nesses estudos.

As diretrizes para a administração da vacina variam entre os comitês (Tabela 14.2). O *Advisory Committee on Immunization Practices* (ACIP) e o *American College of Obstetricians and Gynecologists* (ACOG) recomendam a administração da vacina contra o HPV em meninas e mulheres com

Tabela 14.2. Diretrizes da vacinação contra HPV

Recomendações	ACIP	ACOG	AAFP	AAP
Vacinação de rotina em mulheres de 11-13 anos e vacinação de reforço nas de 13-26 anos	S	S	S	S
Meninas de 9-10 anos podem ser vacinadas	S	S	S	S
Vacinação independente da infecção prévia por HPV ou resultados anormais do teste do esfregaço de Papanicolaou	S	S	S	S
Continuar os testes do esfregaço de Papanicolaou após a vacinação	S	S	S	S

ACIP = *Advisory Committee on Immunization Practices*; ACOG = *American College of Obstetricians and Gynecologists*; AAFP = *American Academy of Family Physicians*; AAP = *American Academy of Pediatrics*.

idade entre 9 e 26 anos que não foram previamente vacinadas. A vacinação de reforço é apoiada pelos dois grupos, e nenhum endossa preferência entre os dois tipos de vacina.

As diretrizes do *American Cancer Society* (ACS) recomendam que a vacina contra o HPV seja rotineiramente oferecida entre as idades de 11 e 18 anos, sem vacinação de reforço de mulheres entre 19 e 26 anos. Atualmente, a ACIP também apoia a administração da vacina quadrivalente em homens de 9 a 26 anos de idade.

Deve ser enfatizado que embora a vacina contra o HPV seja uma grande promessa para o futuro da prevenção de câncer vulvar, vaginal e do colo do útero, trata-se de uma estratégia profilática e não terapêutica. Como tal, a presença ou ausência de vacina contra o HPV não tem relevância no manejo das lesões genitais atuais.

Avaliação clínica e estadiamento

A maioria das pacientes apresenta uma massa ou nódulo vulvar, muitas vezes com história de prurido, especialmente se a lesão aparecer no cenário de distrofia vulvar. O prurido de longo prazo ou um nódulo ou uma massa na vagina está presente em mais de 50% das pacientes com câncer vulvar invasivo. Outros sintomas podem incluir dor, ulceração, sangramento vaginal, secreção e disúria. É importante observar que todos esses sintomas são queixas frequentes entre as mulheres, o que sugere etiologia infecciosa, sendo, muitas vezes, tratada como tal. Ocasionalmente, as mulheres podem apresentar uma massa grande na virilha, o que é representativo de metástase para os linfonodos.

Em séries relatadas de carcinoma vulvar, o atraso de 2 a 16 meses é comum na busca de tratamento médico pelas pacientes. Além disso, o tratamento conservador de lesões vulvares muitas vezes continua por até 12 meses ou mais sem inspeção visual adequada, biópsia ou encaminhamento. O atraso médico continua sendo um problema comum no diagnóstico de câncer vulvar. Em pacientes jovens, esse atraso é constantemente associado ao surgimento de verrugas presumidas benignas (Figura 14.1).

Embora o condiloma isolado não requeira diagnóstico histológico, toda lesão em forma de verruga confluente deve ser submetida à biópsia de maneira adequada antes do início da terapia conservadora ou ablativa. As pacientes mais velhas, assim como alguns médicos, podem ambos ser relutantes em insistir no exame pélvico completo, preferindo, em vez disso, tratar os sintomas vulvares como um caso presumido de infecção fúngica, infecção urinária ou atrofia pós-menopausa. Enquanto essas questões certamente devem ser consideradas no diagnóstico dife-

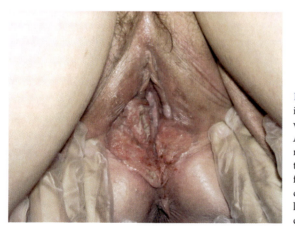

Figura 14.1. Mulher de 33 anos de idade com história a longo prazo de verrugas genitais.
A biópsia foi postergada já que médico tinha certeza de que se tratava "apenas de verrugas". Por fim, a paciente foi diagnosticada com câncer vulvar avançado, que a levou à morte decorrente de quimiorradioterapia agressiva.

rencial, apenas a inspeção completa com biópsias de lesões suspeitas pode determinar o diagnóstico correto. Isso pode requerer exame sob anestesia com baixo limiar para biópsias de lesões suspeitas, sobretudo daquelas que não respondem à terapia-padrão de patologias benignas. Felizmente, o câncer vulvar frequentemente é indolente, estende-se lentamente e dá metástases relativamente tarde no curso da doença. Essa progressão possibilita que o médico e os profissionais de saúde tenham a oportunidade de fazer o diagnóstico antes da disseminação da doença. Conscientização, orientação e exame anual completo da paciente oferecem várias oportunidades de limitar ou evitar o avanço da doença.

Muitas vezes, o exame físico revela lesões elevadas ou planas que podem ser em carne viva, ulceradas, leucoplásicas ou na forma de verruga. A biópsia precisa ser feita em todas as lesões suspeitas da vulva, incluindo nódulos, úlceras e áreas pigmentadas, independente das queixas e dos sintomas da paciente. A amostra da biópsia precisa incluir alguma derme subjacente e tecido conectivo, de forma que o patologista possa adequadamente determinar a profundidade e a natureza da invasão estromal.

> ### ☆ DICAS & TRUQUES
>
> - O câncer vulvar desenvolve-se devagar, possibilitando amplamente o diagnóstico precoce.
> - A doença em estágio inicial é altamente tratável e curável.
> - Faça a biópsia de todas as lesões suspeitas, inclusive nódulos, úlceras, áreas pigmentadas, sobretudo quando não há resposta às terapias tradicionais.
> - As lesões cancerosas podem não ser sintomáticas, tornando a inspeção vulvar anual necessária.

Os exames pélvico e físico completos são realizados, com atenção particular para a medida do diâmetro do tumor primário e para a palpação de linfadenopatia inguinal, axilar ou supraclavicular. Um exame de esfregaço de Papanicolaou deve ser feito do colo uterino, e uma colposcopia do colo e da vagina deve ser feita graças à associação comum a outras neoplasias intraepiteliais escamosas. Para mulheres com tumores grandes ou suspeita de metástases, uma tomografia computadorizada pélvica/abdominal pode ser realizada para avaliar linfadenopatia ou outras metástases.

A Tabela 14.3 descreve o sistema de estadiamento cirúrgico padrão adotado e utilizado pela *International Federation of Gynecology and Obstetrics,* de acordo com as características do tumor primário (tamanho e profundidade da invasão), linfonodos regionais e metástases a distância.

Anatomia/padrão de disseminação

Embora a doença possa ocorrer em qualquer local na vulva, cerca de 70% dos cânceres surgem primariamente nos lábios. O câncer na vulva se espalha por:

1. Extensão direta, para envolver órgãos e estruturas adjacentes.
2. Embolização linfática para os linfonodos regionais.
3. Disseminação hematogênica para afetar locais distantes, como os pulmões, fígado e ossos.

A rota primária da disseminação linfática é pelos linfonodos superficiais inguinais, femorais profundos (localizados abaixo da fáscia cribriforme) e ilíacos externos. O linfonodo de Cloquet,

160 • Câncer da vulva

Tabela 14.3. Estadiamento FIGO do carcinoma vulvar (revisado em 2009)

Estágio I	Tumor confinado à vulva	
	IA	Lesões de tamanho ≤ 2 cm confinadas à vulva ou períneo e com invasão estromal ≤ 1 mm, sem metástase para linfonodos
	IB	Lesões de tamanho > 2 cm ou com invasão estromal > 1 mm confinadas à vulva ou períneo, com linfonodos negativos
Estágio II	Tumor de qualquer tamanho com extensão para as estruturas perineais adjacentes (1/3 inferior da uretra; 1/3 inferior da vagina, ânus) com linfonodos negativos	
Estágio III	Tumor de qualquer tamanho ou sem extensão para as estruturas perineais adjacentes (1/3 inferior da uretra, 1/3 inferior da vagina, ânus)	Com linfonodos inguinofemorais positivos
	IIIA	(i) Com 1 metástase para linfonodos (≥ 5 mm) ou (ii) 1 ou 2 metástases para linfonodos (< 5 mm)
	IIIB	(i) Com 2 ou mais metástases para linfonodos (≥ 5 mm) ou (ii) 3 ou mais metástases para linfonodos (< 5 mm)
	IIIC	Com linfonodos positivos com disseminação extracapsular
Estágio IV	O tumor invade outras estruturas regionais (2/3 superior da uretra, 2/3 superior da vagina) ou a distância	
	IVA	Tumor invade qualquer uma das seguintes estruturas: (i) uretra superior e/ou mucosa vaginal, mucosa vesical, mucosa retal ou fixa ao osso pélvico ou (ii) fixa ou linfonodos inguinofemorais ulcerados
	IVB	Toda metástase a distância incluindo linfonodos pélvicos

o último na cadeia femoral, está localizado logo abaixo do ligamento de Poupart e é notado ausente em cerca de 54% dos espécimes dissecados. A maioria dos especialistas concorda que os linfonodos inguinais superficiais constituem o grupo nodal primário para a vulva, podendo, portanto, servir de linfonodo sentinela para essa região. A disseminação contralateral pode resultar do rico sistema linfático intercomunicante da vulva. Lesões lateralizadas geralmente se espalham para a região inguinal ipsolateral. Lesões na linha média, ou lesões menores que 1 cm da linha média, podem drenar para os dois lados. Embora os linfáticos do clitóris drenando diretamente para os linfonodos pélvicos profundos sejam descritos, sua importância clínica parece mínima. A drenagem linfática da vulva é um mecanismo sistemático progressivo que permite que a terapia seja planejada de acordo com o local da presença dos linfonodos.

Tratamento

O tratamento da displasia vulvar depende até certo ponto dos sintomas da paciente e da patologia associada. Excetuando as pacientes em estados imunocomprometidos, fumantes pesadas e idosas, a progressão das lesões displásicas precoces para carcinoma *in situ* ou câncer é lenta e, para algumas pacientes, nunca ocorre. Nas mulheres jovens, pode ocorrer persistência da doença ou regressão espontânea, especialmente quando ligada a lesões multifocais e doença HPV-dependente. No entanto, é importante lembrar da possibilidade de lesão invasiva de base oculta. A frequência desse evento varia nos estudos populacionais e de acordo com o grau de displasia. De maneira importante, relata-se que até 22% dos carcinomas vulvares *in situ* (também conhecidos como NIV3) submetidos à ressecção revelam malignidade de base na revisão patológica final.

Durante a década de 1980, os paradigmas do tratamento de câncer vulvar começaram a mudar. Historicamente, todas as pacientes com câncer vulvar eram estagiadas e tratadas com cirurgia, vulvectomia total radical e dissecção dos linfonodos inguinofemorais em bloco. Esse procedimento era associado a altas taxas de sobrevida, mas também a elevadas taxas de morbidade. As abordagens atuais individualizam o tratamento, de forma que a maioria dos procedimentos conservadores é usada para otimizar a sobrevida da paciente e minimizar a morbidade peroperatória.

Cirurgias menos radicais foram descritas e combinadas com quimioterapia, radioterapia ou ambas. O uso de incisões na região inguinal separadas da incisão vulvar diminuiu de maneira drástica as taxas de infecção de ferida, enquanto a dissecção radical da região inguinal foi omitida da prática de rotina em pacientes com doença superficial em estágio inicial.

Atualmente, existe uma vulvectomia radical padrão com dissecção completa até o diafragma urogenital e margens livres de tumor de, pelo menos, 1 ou 2 cm. A linfadenectomia inguinofemoral é realizada em todos os estágios da doença, exceto no estágio IA. A linfadenectomia bilateral é feita no estágio II ou na doença mais avançada, doença central em estágio IB (inferior a 1 cm da linha média vulvar) ou quando metástases para os linfonodos são descobertas com a dissecção ipsolateral da região inguinal.

O mapeamento dos linfonodos sentinelas, originalmente desenvolvido no manejo do câncer de mama e melanoma, tornou-se uma opção viável para a avaliação das metástases na região inguinal nos casos de câncer vulvar precoce. Novas informações sobre a variação natural da drenagem linfática do local primário foram reunidas por técnicas de mapeamento linfático. O objetivo do mapeamento é identificar o linfonodo sentinela ou grupo de linfonodos que serve como local de drenagem inicial para a lesão primária. Esses linfonodos se encontram sob alto risco de metástase e devem ser representativos de patologia nodal em toda a região inguinal. Hoje em dia, o procedimento é realizado com corante azul vital, linfocintilografia ou ambos. A avaliação negativa de linfonodo sentinela pode reduzir a necessidade de dissecção total da região inguinal e eliminar a morbidade associada à dissecção extensiva.

Quando o tumor envolve uretra, ânus ou é muito volumoso para ressecção cirúrgica, a quimiorradioterapia é a terapia de escolha. Enquanto as especificações da quimiorradioterapia no câncer vulvar não são abordadas aqui, a melhora da sobrevida e diminuição da morbidade observadas na população das pacientes com câncer vulvar em doença avançada ecoa o sucesso observado nas pacientes nos estágios mais iniciais da doença.

Os protocolos de acompanhamento após tratamento primário e adjuvante variam de instituição para instituição. A vigilância atenta e o acompanhamento são, quase sempre, recomendados pelos primeiros 2 ou 3 anos. Com essa vigilância, mais de 75% das recorrências são detectadas. Dado o potencial de um efeito de campo, tanto com inflamação crônica quanto com infecção por HPV, as duas lesões precursoras conhecidas por predispor ao câncer vulvar, a vagina, a vulva e o colo uterino de mulheres com diagnóstico prévio de câncer vulvar continuam com risco para a displasia e malignidade.

Prognóstico

Os principais fatores prognósticos relacionados com os cânceres da vulva são a presença ou ausência de metástases para os linfonodos regionais, tamanho e localização da lesão e subtipo histórico. No início do século XX, as pacientes comumente se apresentavam com doença avançada durante um período em que as técnicas cirúrgicas eram pouco desenvolvidas. Portanto, as taxas de sobrevida nos primeiros 5 anos do câncer vulvar eram de 20-25%. Hoje, com a doença nos estágios I e II, a taxa de sobrevida de 5 anos é superior a 90%. A taxa de sobrevida de 5 anos de 75% para todos os estágios de câncer vulvar é relatada pela maioria das instituições. As pacientes com linfonodos positivos foram observadas com recorrência mais cedo do que as pacientes com linfonodos negativos. O envolvimento de linfonodos bilaterais produz um prognóstico mais alarmante que o envolvimento de linfonodos unilaterais. Não surpreendentemente, o relapso local é associado a margens cirúrgicas positivas ou próximas, envolvimento do espaço capilar, profundidade maior da invasão e tamanho maior da lesão primária.

O câncer vulvar recorrente é um achado alarmante. No entanto, também existe a possibilidade de um segundo tumor primário, que não de uma recorrência real do tumor original. O prognóstico depende amplamente se a nova lesão se desenvolve em um campo previamente tratado. Às vezes, o câncer vulvar localmente recorrente pode ser excisado. Na situação de radiação vulvar prévia, o colapso da ferida se torna uma morbidade grave. A cirurgia radical, como o procedimento de exanteração ou de exanteração modificada, é muitas vezes indicada como a única tentativa de cura ou alívio dos sintomas. Dados limitados sobre os procedimentos de exanteração para doença recorrente sugerem taxa de sobrevida de 5 anos de cerca de 38%.

Resumo

O câncer vulvar é um câncer ginecológico relativamente raro que tende a ser associado a lesões precursoras. Nas mulheres jovens, a infecção por HPV produz verrugas genitais, que, quando persistentes, podem levar à NIV e câncer vulvar. Em mulheres mais velhas, condições inflamatórias crônicas, como líquen esclerose, podem levar a câncer vulvar sem NIV associado. A vigilância de mulheres com condições pré-cancerosas, o exame cuidadoso de lesões vulvares e a biópsia precoce de lesões suspeitas são as bases do tratamento efetivo. A atenção à apresentação clínica muitas vezes sobreposta de úlceras genitais infecciosas, a outras queixas relacionadas com a DST e a neoplasias vulvares é justificada. Esses princípios devem ajudar a reduzir a taxa de câncer vulvar avançado, enquanto a introdução da vacinação disseminada contra o HPV pode ajudar a evitar o câncer vulvar no futuro.

Bibliografia

Advisory Committee on Immunization Practices. Recommended adult immunization schedule: United States, 2010. *Ann Inter Med* 2010; **152:** 36.

American College of Obstetricians and Gynecologists. AGOG Practice Bulletin Clinical Management Guidelines for Obstetricians-Gynecologists. Number 61, April 2005. Human Papillomavirus. *Obstet Gynecol* 2005; **105:** 905.

Berek JS, Hacker NF. *Gynecologic Oncology,* 5th edn. Lippincott Williams & Wilkins, 2009.

Beutner KR. Nongenital human papillomavirus infections. *Clin Lab Med* 2000; **20:** 423.

Bodelon C, Madeline MM, Voigt LF, Weiss NS. Is the incidence of vulvar cancer increasing in the United States? *Cancer Causes Control* 2009; **20:** 1779.

Center for Disease Control and Prevention, Workowski KA, Berman SM. Sexually transmitted diseases treatment guidelines, 2006. *MMWR Recomm Rep* 2006; **55:** 1.

DiSaia PJ, Creaseman WT. *Clinical Gynecologic Oncology,* 7th edn. Elsevier Health Sciences, 2007.

Dunne EF, Unger ER, Sternberg M, *et al.* Prevalence of HPV infection among females in the United States. *J Am Med Assoc* 2007; **297:** 813.

FUTURE II Study Group. Quadrivalent vaccine against human papillomavirus to prevent high-grade cervical lesions. *New Engl J Med* 2007; **356:** 1915.

Gonzalez Bosquet J, Magrina JF, Magtibay PM, *et al.* Patterns of inguinal groin metastases in squamous cell carcinoma of the vulva. *Gynecol Oncol* 2007; **105:** 742.

Hampl M, Deckers-Figiel S, Hampl TA, *et al.* New aspects of vulvar cancer: changes in localization and age of onset. *Gynecol Oncol* 2008; **109:** 340.

Jemal A, Siegel R, Xu J, Ward E. Cancer statistics, 2010. *CA Cancer I Clin* 2010; **60:** 277.

Jones RW, Rowan DM, Stewart AW. Vulvar intraepithelial neoplasia. Aspects of the natural history and outcome in 405 women. *Obstet Gynecol* 2005; **106:** 1319.

Levenback C, Coleman RL, Burke TW, *et al.* Intraoperative lymphatic mapping and sentinel node identification with blue dye in patients with vulvar cancer. *Gynecol Oncol* 2001; **83:** 276.

McCormack PL, Joura EA. Quadrivalent human papillomavirus (Types 6, 11, 16, 18) recombinant vaccine (Gardasil®). *Drugs* 2010; **70:** 2449.

Peyton CL, Gravitt PE, Hunt WC, *et al.* Determinants of genital human papillomavirus detection in a US population. *J Infect Dis* 2001; **183:** 1154.

Winer RL, Lee SK, Hughes JP, *et al.* Genital human papillomavirus infection: incidence and risk factors in a cohort of female university students. *Am J Epidemiol* 2003; **157:** 218.

15

Diferentes Manifestações e Implicações das Infecções Sexualmente Transmissíveis e Vaginites na Gravidez

Noor Niyar N. Ladhani ▪ **Mark H. Yudin**

Department of Obstetrics and Gynecology, University of Toronto, and St Michael's Hospital, Toronto, Canada

Introdução

As vaginites e as infecções sexualmente transmissíveis durante a gravidez podem causar efeitos adversos na saúde da mãe, do feto em desenvolvimento e da criança recém-nascida. A transmissão intraútero pode causar problemas na embriogênese e no desenvolvimento, ao passo que a transmissão vertical durante o parto pode ocasionar processos patológicos precoces no bebê vulnerável. Além disso, cada vez mais as evidências estão sugerindo uma conexão entre o ambiente inflamatório causado por esses processos infecciosos e os efeitos adversos na gravidez, como parto pré-termo, ruptura prematura de membranas e baixo peso ao nascimento.

Os efeitos maternos dessas patologias são de grande importância para a saúde pública por si só. O impacto da doença é multiplicado quando são levados em consideração os efeitos a curto e longo prazos no recém-nascido. Alguns desses duram até a idade adulta e podem causar significativa morbidade física e do desenvolvimento. A ampla compreensão desses processos e de como devem ser tratados é importante na prevenção dessas consequências evitáveis.

Infecções sexualmente transmissíveis

As infecções sexualmente transmissíveis (ISTs) são comuns em todo o mundo. Existem fatores de risco similares para muitas dessas infecções, como idade jovem, IST prévia, novo ou múltiplos parceiros sexuais, uso irregular de preservativo, trabalho com sexo e uso de drogas ilícitas. O tratamento na gravidez é imperativo para evitar a disseminação da doença para outros parceiros sexuais, bem como para evitar a transmissão para o feto e o recém-nascido. A apresentação e as implicações de várias ISTs comuns são discutidas neste capítulo. HIV e hepatites estão fora do âmbito deste capítulo, mas seu tratamento na gravidez requer o cuidado de uma equipe multidisciplinar especializada no manejo desses casos complexos.

Clamídia

Características clínicas

As várias variantes sorológicas de *Chlamydia trachomatis* são responsáveis por infecções urogenitais, linfogranuloma venéreo e tracoma ocular. As infecções genitais por *C. trachomatis* são as doenças infecciosas mais comumente relatadas na América do Norte e a IST bacteriana mais frequente em todo o mundo. Entre os casais em que um parceiro está infectado, tem-se relatado, em todo o mundo, a elevada transmissão sexual para o outro parceiro de 75% e taxas de infecção na gravidez de 1,9-26%, dependendo da região geográfica e das características da população.

> ### ✋ CUIDADO!
>
> A clamídia é a IST bacteriana mais comum em todo o mundo. Os rastreamentos com basea em fatores de risco deixam passar pelo menos 1/3 das infecções, logo todas as mulheres devem ser avaliadas na gravidez. Uma vez que as taxas de reinfecção sejam altas, a repetição do rastreio no 3° trimestre também deve ser considerada.

A maioria dos casos em mulheres é assintomática, sendo muito importante a detecção pelo rastreamento. A repetição do rastreamento de mulheres de alto risco no terceiro trimestre é necessária, mesmo quando uma infecção foi tratada precocemente na gravidez, e a cura foi comprovada por exame. Quando presente, as características clínicas da infecção urogenital incluem leucorreia, secreção mucopurulenta do colo uterino, sangramento de contato ou pós-coito, disúria e uretrite.

Efeitos no feto e na mãe

A transmissão vertical da clamídia representa um grande risco aos recém-nascidos. As evidências são conflitantes no que concerne ao impacto da infecção recente sobre as taxas de efeitos adversos na gravidez, como nascimento pré-termo e baixo peso ao nascimento dos bebês. A infecção pode causar impactos na saúde materna, produzindo endometrite pós-parto, bem como infertilidade e subfertilidade futura.

> ### ⬡ CIÊNCIA REVISTA
>
> Papel da infecção por clamídia na produção de efeitos adversos na gravidez: o agente infeccioso foi isolado no líquido amniótico e na placenta e pode ter papel nos casos de natimortalidade. Também foi mostrado que os casos de parto pré-termo e a ruptura prematura de membranas aumentam com a presença de infecção por *C. trachomatis* ou evidências sorológicas de infecção, podendo ser decorrentes de corioamnionite subclínica ou reação imunológica desencadeada pela presença da infecção. O nascimento de uma criança de baixo peso ao nascer tem mostrado associação à infecção por *C. trachomatis*, especialmente nos casos a termo, no entanto essa relação não foi identificada em vários estudos de coorte. Estudos *in vitro* implicaram a *C. trachomatis* na restrição do crescimento intrauterino por apoptose placentária quando na presença de infecção crônica.

As taxas de transmissão de mães infectadas e não tratadas para os neonatos no momento do nascimento da criança podem ser elevadas, de 50-75%. Em geral, a transmissão ocorre durante o parto vaginal, mas também acontece em cesarianas com membranas intactas. Vinte a 50% dos bebês infectados desenvolvem conjuntivite, e 5 a 20%, pneumonia. Infecções assintomáticas de membranas mucosas do olho do recém-nascido, orofaringe, trato urogenital e reto também podem ocorrer.

Em geral, a conjuntivite aparece no 5º ao 12º dias de vida, embora toda conjuntivite manifestada antes do 30º dia de vida deva levantar a suspeita de oftalmia neonatal por *C. trachomatis*. O exsudato da conjuntiva e as células devem ser coletados e enviados para exames, de cultura ou não. *Neisseria gonorrhoeae* deve ser excluída, ainda que essa forma de oftalmia neonatal se apresente mais cedo na maioria das vezes. Se diagnosticado, o recém-nascido, a mãe e seus parceiros sexuais devem ser tratados.

A pneumonia por *C. trachomatis* deve ser considerada em todos os bebês com menos de 3 meses de idade que se apresentam com quadro clínico suspeito. A tosse em *staccato* repetitiva e a taquipneia, bem como radiografias torácicas mostrando hiperinflação dos pulmões e infiltrados difusos bilaterais, são sugestivos dessa pneumonia. Os bebês geralmente parecem bem, estão afebris e não revelam sibilos. Amostras da nasofaringe devem ser enviadas para cultura tecidual para confirmar o diagnóstico, mas, se houver suspeita, o início do tratamento empírico deve ser considerado.

Diagnóstico (na mãe)

Os espécimes das infecções urogenitais por clamídia podem ser obtidos por amostras de urina e *swabs* vaginais e endocervicais. Em geral, os locais anatômicos de possível exposição devem ser testados. O teste pode ser feito com cultura celular, teste de amplificação de ácidos nucleicos (NAAT), imunofluorescência direta, EIA e teste de hibridização do ácido nucleico.

> **CUIDADO!**
>
> A pomada de eritromicina a 0,05% administrada como profilaxia no momento do nascimento não evita a oftalmia neonatal causada por *C. trachomatis*, e a terapia tópica constitui um tratamento insuficiente.

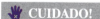

> Existem boas evidências que respaldam o uso de amostras de urina ou *swabs* vaginais autocoletados para o teste NAAT de infecções por clamídia, o que tem a vantagem de evitar exames ginecológico-pélvicos potencialmente desnecessários.

Tratamento

O tratamento da mulher grávida é importante para evitar a disseminação da doença entre os parceiros sexuais e a transmissão para o feto durante o nascimento. A coinfecção com outras ISTs deve ser considerada e tratada de maneira adequada. Os parceiros sexuais devem ser tratados.

Regimes de tratamento recomendados durante a gravidez:
Azitromicina, 1 g VO em dose única
ou
Amoxicilina, 500 mg VO 3 vezes ao dia por 7 dias
ou
Base de eritromicina, 500 mg 4 vezes ao dia por 7 dias
ou
Base de eritromicina, 250 mg 4 vezes ao dia por 14 dias
ou
Etilsuccinato de eritromicina, 800 mg 4 vezes ao dia por 7 dias
ou
Etilsuccinato de eritromicina, 400 mg 4 vezes ao dia por 14 dias

O uso da eritromicina é acompanhado por sintomas gastrointestinais, e sua eficácia é comprometida graças à baixa adesão. Todos os três agentes, quando usados de maneira apropriada, demonstram a mesma eficácia na gravidez e o mesmo impacto durante a gestação. O teste da cura é recomendado 3 a 4 semanas após o tratamento das mulheres grávidas. Em virtude das altas taxas de reinfecção, a repetição do exame 3 a 6 meses depois da infecção inicial também é recomendada.

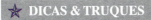 **DICAS & TRUQUES**

A administração diretamente observada de uma única dose de azitromicina é segura e eficaz na gravidez e pode melhorar as taxas de cura decorrentes da maior adesão ao regime de tratamento.

Gonorreia

Características clínicas

A gonorreia é causada pelo diplococo Gram-negativo *Neisseria gonorrhoeae*, afetando, normalmente, o epitélio colunar de superfícies mucosas. As taxas de infecção na gravidez variam de 1-7,8%, dependendo da região geográfica e das características populacionais.

Até 50% das infecções no trato genital causadas por gonorreia em mulheres são assintomáticas, assim como a maioria das infecções retais e faríngeas. Se uma mulher se apresentar sintomática, os sintomas incluem secreção vaginal e disúria. O exame do colo uterino revela secreção mucopurulenta, hiperemia e sangramento de contato, consistente com o diagnóstico de cervicite. Até 3% das pacientes infectadas podem desenvolver infecção gonocócica disseminada (IGD).

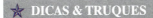 **DICAS & TRUQUES**

Cerca da metade das mulheres infectadas com gonorreia é assintomática. Todas as mulheres, independente da apresentação clínica, devem ser rastreadas na primeira visita pré-natal.

Efeitos fetais e maternos

A gonorreia durante a gravidez pode resultar em ruptura prematura de membranas no pré-termo, parto pré-termo, corioamnionite e endometrite pós-parto. O diagnóstico de gonorreia no primeiro trimestre é associado à taxa mais elevada de nascimento pré-termo posteriormente no curso da gestação.

A infecção no neonato é geralmente decorrente da exposição ao exsudato do colo uterino durante o nascimento, mas pode também ocorrer em resultado da exposição promovida pela ruptura de membranas prolongada. A oftalmia neonatal gonocócica é uma das manifestações mais graves de infecção gonorreica neonatal, podendo levar à cegueira e perfuração do globo ocular. As taxas de infecção diminuíram drasticamente com a administração neonatal universal profilática da pomada de eritromicina a 0,5%. A IGD pode ocorrer em neonatos e resultar em sepse, meningite e artrite.

Diagnóstico

A gonorreia é mais comumente diagnosticada pelas culturas das secreções. A sensibilidade é alta para amostras genitais, e o exame de repetição deve ser realizado se os sintomas persistirem mesmo com o tratamento. Os testes de amplificação de ácido nucleico oferecem boa sensibilidade (mais de 90%) para as amostras vaginais e endocervicais, mas o valor preditivo positivo é baixo em algumas populações com baixa prevalência da doença. Esses exames não estão disponíveis comercialmente para amostras retais e faríngeas. A cultura é preferível com relação ao NAAT, quando se deseja o teste de sensibilidade antibiótica.

Tratamento

A gonorreia tem sido historicamente tratada com penicilina, mas com a elevada resistência relatada em algumas jurisdições de até 15%, esse tratamento não é uma opção. Nem o ciprofloxacino nem outras fluoroquinolonas são recomendados para o tratamento, já que a resistência a eles está crescendo na Europa e na América do Norte. A resistência à azitromicina também está subindo e foi constatada alta de 7% na Europa. Até 2008, nenhuma resistência foi constatada à espectinomicina ou ceftriaxona. Ao mesmo tempo em que um estudo demonstrou equivalência na eficácia da ceftriaxona e cefixima, insucessos dos tratamentos com cefixima já foram descritos.

Para o tratamento de cervicite secundária à gonorreia, as recomendações atuais sugerem o uso de:

Cefixima, 400 mg VO

ou

Ceftriaxona, 250 mg IM

ou

Espectinomicina, 2 g IM

Nos Estados Unidos, onde a espectinomicina não está disponível, 2 g de azitromicina VO é um possível regime de tratamento.

As opções descritas anteriormente são todas recomendadas durante a gravidez e para o tratamento de mulheres lactantes com cervicite. A infecção faríngea deve ser tratada com 250 mg de ceftriaxona IM. Se a resistência à azitromicina e ao ciprofloxacino for excluída, o regime que consiste em 2 g de azitromicina VO ou 500 mg de ciprofloxacino em dose única pode ser usado.

15 Diferentes manifestações e implicações das infecções sexualmente... • 169

Em algumas jurisdições, o teste da cura entre mulheres grávidas é universalmente reco-mendado. Em outras áreas, acredita-se que o teste da cura seja necessário apenas nos casos de persistência dos sintomas, suspeita de resistência antimicrobiana, infecção faríngea ou possível reexposição à infecção. A avaliação de acompanhamento e a discussão sobre adesão e resolução dos sintomas são sempre recomendadas.

A relação sexual deve ser evitada até que as mulheres diagnosticadas com gonorreia e seus parceiros se apresentem assintomáticos e tenham terminado o curso do tratamento. O trata-mento concomitante contra clamídia deve ser administrado, a não ser que a infecção por clamí-dia tenha sido excluída por uma modalidade de exame altamente sensível (isto é, NAAT).

A oftalmia neonatal deve ser tratada via parenteral com 25-50 mg/kg IV ou IM de ceftria-xona até o máximo de 125 mg. O tratamento tópico é insuficiente e desnecessário nesta situa-ção.

Vírus herpes simples

Características clínicas

O vírus do herpes simples (HSV) produz uma infecção crônica que se manifesta como episó-dios intermitentes, agudos e sintomáticos. Em razão de sua natureza crônica, o HSV é comum na população em geral. Estudos estimam uma prevalência de 20% na população em geral e uma variação de 25-65% entre as mulheres grávidas.

O herpes genital é transmitido pelo sexo, na maioria das vezes durante os períodos de reati-vação subclínica ou de indivíduos assintomáticos. O episódio primário é geralmente o mais gra-ve. A apresentação com uma úlcera genital dolorosa, muitas vezes precedida por sintomas de dor e formigamento, é típica. Vinte por cento das infecções primárias sintomáticas se manifes-tam com uretrite, cervicite e meningite asséptica. Até 60% das infecções iniciais, no entanto, são assintomáticas. Portanto, as infecções muitas vezes passam despercebidas, até que o primeiro episódio secundário ocorra. Os primeiros episódios secundários são menos sintomáticos que os episódios primários e são associados a menos lesões. As recorrências também são muito menos sintomáticas que os episódios primários e são relacionadas com durações mais curtas de repli-cação viral.

A consequência mais grave da infecção herpética materna é a transmissão para o neonato, em geral durante o período intraparto. Os riscos neonatais são maiores com as infecções mater-nas primárias, que acredita-se que ocorram em 2% das gestações. A probabilidade de transmis-são depende do momento e do tipo dos episódios, da presença de anticorpos maternos e da extensão da exposição à infecção materna.

> ### ⬡ CIÊNCIA REVISTA
>
> O herpes genital pode ser causado pelo HSV do tipo 1 ou 2. A prevalência de infecções produzidas pelo tipo 2 está diminuindo, ao passo que a prevalência das infecções pelo tipo 1 está crescendo. O HSV do tipo 1 era tradicionalmente responsável pelas infecções orais, mas hoje é responsável por até 80% dos novos casos de herpes genital. Ainda assim, a maioria dos casos de herpes neonatal é decorrente do HSV-2.

Efeitos maternos e fetais

O maior risco de transmissão do HSV da mãe para o neonato se dá com a exposição no trato genital durante o parto, porém as infecções transplacentárias e pós-natais são possíveis, e casos de herpes neonatal têm sido relatados em mulheres submetidas à cesariana sem trabalho de parto.

O maior risco de transmissão intraparto para o feto é durante um episódio primário de herpes, quando o vírus é adquirido perto do termo, e a soroconversão materna não ocorreu. Nesse cenário, existe uma chance aproximada de 50% de transmissão para o feto. Muitos desses episódios primários são assintomáticos, o que explica por que 50-80% dos casos de herpes neonatal ocorrem em mulheres sem história clínica conhecida de herpes.

O herpes neonatal é raro, porém causa significativa morbidade e mortalidade. As taxas de incidência nos Estados Unidos e Canadá variam de 5,9 a 60 por cada 100.000 nascidos vivos. No Reino Unido, são relatadas taxas mais baixas, de 1 para cada 60.000 nascidos vivos. As infecções podem estar localizadas na pele, nos olhos e na boca e podem envolver o sistema nervoso central ou manifestar-se como doença disseminada.

> **CIÊNCIA REVISTA**
>
> Os neonatos com doença isolada na pele, nos olhos e na boca têm o melhor prognóstico, com menos de 2% de chance de morbidade a longo prazo com tratamento, e incidência muito rara de morte. A doença do sistema nervoso central se apresenta com encefalite e tem chance de 70% de causar morbidade neurológica a longo prazo. A doença disseminada tem o pior prognóstico, com risco de 17% de morbidade a longo prazo e de 30% de morte.

A infecção primária durante a gravidez pode causar exposição fetal antenatal ao vírus e resultar, muito raramente, em herpes congênito, que é caracterizado por coriorretinite, hidrocefalia e microcefalia. A infecção antenatal também pode ser responsável por efeitos adversos na gravidez, como nascimento pré-termo, ruptura prematura de membranas no pré-termo, restrição do crescimento fetal e morte fetal intrauterina.

Diagnóstico e rastreamento

O rastreamento não é recomendado nas mulheres assintomáticas. O exame sorológico pode ser recomendado nas mulheres cujos parceiros apresentam história de HSV para prevenir a aquisição de HSV na gravidez.

O diagnóstico de HSV envolve avaliação das características clínicas, cultura ou PCR de lesões genitais e, ocasionalmente, testes de anticorpos tipo-específicos. A cultura de amostras coletadas de vesículas é de 94% sensível, enquanto aquelas obtidas de úlceras é de 70%. O esfregaço de Tzanck, mostrando células nucleadas gigantes, pode ser usado no diagnóstico, porém não é tão confiável quanto o exame laboratorial. As análises de PCR são muito mais sensíveis e específicas que a cultura viral.

Tratamento

O objetivo do tratamento do herpes durante a gravidez é reduzir o risco de herpes neonatal e ao mesmo tempo otimizar o cuidado da mãe. Os algoritmos de tratamento diferem, dependendo do tipo de episódio de herpes e de como a infecção se manifesta.

15 Diferentes manifestações e implicações das infecções sexualmente... • 171

Para um episódio primário na gravidez, o tratamento com aciclovir deve ser administrado para reduzir a duração e a gravidade dos sintomas. Uma vez que se acredita que a replicação viral é mais alta após uma infecção primária e que pode continuar por várias semanas após a resolução dos sintomas, o parto cesariano é recomendado em todos os casos de infecção primária identificada no terceiro trimestre.

Quando um primeiro episódio é identificado, a cultura viral tipo-específica (e/ou PCR quando disponível) deve ser realizada, e o teste do anticorpo HSV pode ser feito. Se a mãe for constatada com anticorpos contra um tipo de HSV isolado, isso provavelmente representa um primeiro episódio secundário ou recorrência, e a probabilidade de causar efeitos no feto é menor.

O manejo das recorrências é debatido. Protocolos canadenses e americanos recomendam a cesariana para todos os casos de lesão herpética no momento do parto, enquanto os protocolos do Reino Unido sugerem que se a lesão for decorrente de uma recorrência da infecção, a cesariana nem sempre é necessária. A transmissão da infecção para o feto, com frequência, ocorre nas mulheres sem quaisquer lesões em razão da replicação assintomática do vírus. Vários estudos randomizados e controlados por placebo e diversas metanálises foram realizados observando o impacto da profilaxia com aciclovir e valaciclovir iniciada na 36ª semana de gestação. Esses estudos têm mostrado diminuição da replicação viral como resultado do tratamento e também mostraram redução na quantidade de lesões e necessidade menor de parto cesáreo a termo.

> ★ **DICAS & TRUQUES**
>
> A profilaxia antiviral após 36 semanas de gestação é recomendada em mulheres com história de HSV com objetivo de evitar a transmissão pela replicação assintomática, bem como de reduzir a quantidade de cesarianas realizadas em razão da recorrência próxima ao termo.

Doses de medicamentos antivirais:

Infecção primária:
○ 200 mg de aciclovir, 5 vezes ao dia por 5 a 10 dias.

Recorrência:
○ 200 mg de aciclovir, 5 vezes ao dia por 5 dias.

Profilaxia da história de infecção por HSV:
○ 400 mg de aciclovir, 3 vezes ao dia a partir da 36ª semana até o parto.
○ 500 mg de valaciclovir, 2 vezes ao dia a partir da 36ª semana até o parto.

Os estudos não mostram aumento das malformações congênitas ou efeitos adversos na gravidez com a exposição ao aciclovir.

Papilomavírus humano

Características clínicas

O papilomavírus humano (HPV) é comum, com muitos subtipos causando infecções no epitélio anogenital. Enquanto a maioria das infecções é assintomática ou subclínica, subtipos de alto risco podem produzir lesões pré-cancerosas, e subtipos de baixo risco podem causar verrugas genitais e papilomatose respiratória recorrente. Cinquenta a 70% dos indivíduos sexualmente ativos serão infectados em algum momento da vida, mas, decorrente da demografia em mudança e das diferenças na depuração do vírus, a prevalência varia amplamente. As taxas de prevalência de HPV entre mulheres jovens são altas. Estudos canadenses revelam uma variação da prevalência entre mulheres jovens de 29-73% em certos cenários, e alguns estudos mostraram taxas de prevalência elevadas, de até 90%.

O HPV é transmitido sexualmente por meio do contato pele a pele e, por isso, o uso de preservativos confere apenas 60% de proteção contra infecção. A quantidade de parceiros sexuais ao longo da vida é o mais forte fator de risco de infecção por HPV. Outros fatores de risco incluem tabagismo e exposição ao tabaco, imunossupressão, alto número de gestações, outras infecções sexualmente transmissíveis, dieta inadequada e suscetibilidade genética.

A maioria das infecções é assintomática e subclínica. Os subtipos de baixo risco podem causar verrugas genitais, que constituem elevações planas ou pedunculadas encontradas na mucosa genital. As verrugas são normalmente assintomáticas, mas podem causar dor ou prurido, podendo, também, sangrar ou produzir secreção local. Os subtipos de baixo risco também são responsáveis pela papilomatose respiratória recorrente, uma condição que se acredita que afeta neonatos e bebês secundariamente à transmissão do vírus da mãe para a criança.

> ### ⚗ CIÊNCIA REVISTA
>
> Vacinas estão disponíveis para evitar a transmissão do HPV e constituem a forma mais confiável de prevenção existente.
> Uma coorte de mulheres que engravidaram logo após a administração da vacina quadrivalente contra o HPV foi estudada. Não foram observadas diferenças nas taxas de efeitos adversos na gravidez, perda fetal ou malformações congênitas entre as mulheres recentemente vacinadas e aquelas que receberam placebo. Entre as mulheres que receberam a vacina durante a gravidez, não foram observados riscos mais altos de anomalias congênitas ou abortos espontâneos. Apesar da falta de evidências que mostrem qualquer risco fetal com a exposição à vacina, a administração durante a gravidez não é recomendada.

Efeitos maternos e fetais

A infecção por HPV não tem-se mostrado associada a efeitos adversos na gravidez.

As verrugas genitais podem aumentar de tamanho ou de quantidade durante a gravidez e podem tornar-se mais suscetíveis a sangramento e de tratamento mais difícil.

As evidências são conflitantes no tangente à possibilidade de transmissão da mãe para a criança do HPV, modo de transmissão e implicações dessa possível transmissão. Enquanto se sabe que o HPV cruza a placenta, um grande estudo do tipo caso-controle não mostrou nenhuma associação entre verrugas genitais e malformações congênitas.

A transmissão da mãe para o filho dos tipos 6 e 11 do HPV pode causar papilomatose respiratória recorrente neonatal. O DNA desses subtipos de HPV tem sido isolado das verrugas genitais e papilomas no trato respiratório, e o único fator preditivo de papilomatose respiratória juvenil recorrente é a presença de verrugas genitais maternas durante a gravidez. Ainda assim, a papilomatose respiratória recorrente é extremamente rara, e o risco não diminui com o parto cesáreo. A cesariana é apenas recomendada quando as verrugas causam obstrução da saída pélvica ou se as verrugas já friáveis sangram excessivamente durante o parto vaginal.

Diagnóstico e rastreamento
O exame universal do HPV não é recomendado. Se verrugas estiverem presentes, seu diagnóstico é com base nas características clínicas. Se tiverem aparência anormal, pigmentada, persistente ou refratária ao tratamento, a biópsia pode ser indicada.

Tratamento
Verrugas genitais na gravidez podem não responder prontamente ao tratamento, e a regressão geralmente ocorre no período pós-parto. Muitos dos métodos usuais de tratamento são contraindicados na gravidez, mas se o tratamento for realizado por requisição da paciente ou por sintomas incômodos, as opções são:

- Ácido tricloroacético (85%) aplicado diretamente nas lesões.
- Crioterapia das lesões.
- *Laser* de dióxido de carbono.
- Remoção cirúrgica.

Imiquimode, podofilina, 5-fluorouracil e interferon não são recomendados na gravidez.
As alterações na citologia do colo do útero causadas pelo HPV devem ser apropriadamente referidas à colposcopia. As biópsias são aceitáveis, porém a curetagem endocervical é contraindicada na gravidez. A não ser que exista suspeita ou confirmação de câncer de colo de útero invasivo, o tratamento com conização cervical de lesões pré-cancerosas não é indicado durante a gravidez.

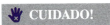

> **CUIDADO!**
> A curetagem endocervical é contraindicada na gravidez.
> A conização cervical deve ser reservada para os casos em que há suspeita de câncer invasivo do colo do útero. Esses casos são mais bem tratados por um especialista gineco-oncologista.

Sífilis

Características clínicas
A sífilis é uma doença sistêmica causada pela espiroqueta *Treponema pallidum*. É transmitida sexual ou verticalmente em qualquer estágio da gravidez. Em todo o mundo, a incidência de sífilis está crescendo. A prevalência entre mulheres grávidas varia de 1-17,5% em algumas regiões. Globalmente, as taxas de sífilis congênita aumentaram 23%, de 8,2 casos por 100.000 nascidos vivos, em 2005, para 10,1 casos por 100.000 nascidos vivos, em 2008.

> **CIÊNCIA REVISTA**
> Dados da OMS estimam que em 1 ano, 1 milhão de gestações será afetada pela sífilis, com 460.000 desses casos terminando em aborto ou natimorto, 270.000 gestações complicadas pela prematuridade e baixo peso ao nascimento e 270.000 bebês com sífilis congênita em todo o mundo.

174 • Diferentes manifestações e implicações das infecções sexualmente...

A sífilis inicialmente se apresenta com lesões conhecidas como cancros no local da infecção: região urogenital, boca ou reto. A progressão é dividida em estágios clínicos, todos os quais podendo ser vistos durante a gravidez:

- Sífilis primária: cancro no local da infecção.
- Sífilis secundária: envolvimento da pele, tecido mucocutâneo, linfadenopatia.
- Sífilis latente: evidências sorológicas da doença sem manifestações clínicas.
- Sífilis terciária:
  - Lesões cardíacas e gomatosas.
  - Neurossífilis: alteração do estado mental, perda da sensação de vibração, alteração auditiva e oftálmica, AVE, meningite, disfunção de nervo craniano.

Efeitos maternos e fetais

A transmissão da sífilis para o feto e neonato e o consequente efeito adverso gestacional e neonatal diminuem drasticamente com o tratamento durante a gravidez. Em virtude disso, o rastreamento universal no começo da gravidez é necessário. Muitas recomendações requerem um segundo ponto de rastreamento posteriormente na gravidez, sobretudo nos locais de alta prevalência ou entre as mulheres de alto risco.

A sífilis durante a gravidez, sobretudo se não tratada, pode levar à natimortalidade, morte neonatal e sífilis congênita no neonato. Entre as mulheres com sífilis primária não tratada, a transmissão para o feto acontece em 70-100% dos casos, enquanto entre aquelas com sífilis latente precoce, a transmissão ocorre em 40% dos casos. Entre as mulheres tratadas por sífilis na gravidez, a transmissão para o feto cai para 1 ou 2%.

A sífilis congênita é definida como uma doença em que o *Treponema pallidum* pode ser identificado em amostras de lesões, placentas e cordões umbilicais ou em espécimes de necropsia. Existe suspeita de sífilis congênita quando os bebês têm teste de treponema positivo e evidências no exame físico de sífilis congênita, evidências radiográficas de sífilis congênita, teste VDRL no LCR positivo, proteína ou contagem celular elevada no LCR ou IgM positivo por teste de anticorpo ou ensaio imunossorvente ligado à enzima. Os achados da ultrassonografia incluem hepatomegalia fetal, ascite e hidropsia. Esses achados indicam infecção mais grave e que pode ser refratária ao tratamento.

A sífilis congênita precoce se manifesta nos 2 primeiros anos de vida, enquanto a sífilis congênita tardia se apresenta a qualquer momento na vida do indivíduo. Neonatos afetados pela sífilis congênita são inicialmente assintomáticos, e a sífilis congênita precoce normalmente se apresenta 3 a 8 meses no pós-natal. Os achados clínicos incluem erupção cutânea vesicular, hepatomegalia, esplenomegalia, icterícia, angústia respiratória, pseudoparalisia, febre ou sangramento. Alterações ósseas podem ser vistas na radiografia. O exame sorológico deve ser realizado em todos os bebês de risco, pois até 60% daqueles afetados são assintomáticos.

Diagnóstico e rastreamento

A maioria das jurisdições considera o rastreamento universal de todas as mulheres grávidas um padrão do cuidado. A OMS julga o rastreamento universal custo-efetivo e de benefício comprovado.

15 Diferentes manifestações e implicações das infecções sexualmente... • 175

> ### ⬡ CIÊNCIA REVISTA
>
> O rastreamento de todas as mulheres é recomendado na primeira visita pré-natal. O exame subsequente é recomendado no terceiro trimestre, universalmente ou nas mulheres em alto risco de contração de sífilis durante a gestação. Esse grupo inclui mulheres que vivem em regiões geográficas de alta prevalência de sífilis, adolescentes e mulheres com outras ISTs, aquelas que vivem na pobreza, envolvidas com mercado sexual ou uso de drogas ilícitas.

A microscopia de campo escuro de espécimes do tecido afetado constitui o exame diagnóstico padrão da infecção por *T. pallidum*, porém não se encontra comercialmente disponível. O diagnóstico sorológico é feito por teste treponêmico e não treponêmico. Os dois exames são necessários para o diagnóstico e monitoramento precisos da atividade da doença. O rastreamento e as estratégias do exame diferem entre as jurisdições.

O teste treponêmico é feito por vários imunoensaios, como teste de absorção de anticorpo treponêmico fluorescente (FTA-ABS), teste de aglutinação passiva de partículas de *T. pallidum* (TP-PA) e outros imunoensaios enzimáticos. Uma vez com teste positivo, apenas 15-25% das mulheres afetadas se tornam sorologicamente negativas, independente do tratamento, de forma que o exame não pode ser usado para detectar resposta ao tratamento.

Os exames não treponêmicos incluem os testes VRDL (*Venereal Diseases Research Laboratory*) e RPR (Reagina Plasmática Rápido). Em virtude do desejo de alta sensibilidade, muitas vezes são associados a elevadas taxas de falso-positivos em mulheres com doença autoimune ou história de uso de droga injetável, hepatite, infecção por vírus Epstein-Barr e em mulheres mais velhas. Uma vez confirmados os resultados positivos pelos exames específicos para o treponema, as titulações obtidas com o teste VDRL ou RPR se correlacionam com a atividade da doença. As titulações diminuem com o tratamento e podem ser usadas para monitorar a atividade da doença. Uma vez que os resultados dos testes VDRL e RPR não sejam intercambiáveis, o monitoramento da doença deve ser feito com apenas um dos dois tipos de exame usados sequencialmente na mesma paciente.

Tratamento

O tratamento de mulheres grávidas com sífilis reduz de maneira significativa a incidência de sífilis congênita. *T. pallidum* pode residir em áreas anatômicas não acessíveis a todas as formas de penicilina e, por isso, a penicilina G, ou penicilina benzatina, é considerada a única forma de tratamento adequado na gravidez. Aquelas mulheres que relatam alergia à penicilina devem ser dessensibilizadas e receber penicilina benzatina.

Dosagem:

- Sífilis primária e secundária: Uma aplicação de 2,4 milhões de unidades de penicilina benzatina IM.
- Sífilis latente precoce: Uma aplicação de 2,4 milhões de unidades de penicilina benzatina IM.
- Sífilis terciária ou latente tardia: Três aplicações em intervalos de 1 semana de 2,4 milhões de unidades de penicilina benzatina IM.
- Sífilis congênita no bebê: Uma aplicação de 50.000 unidades/kg de penicilina benzatina IM até o máximo de 2,4 milhões de unidades.

> ★ **DICAS & TRUQUES**
>
> Em algumas jurisdições, a penicilina benzatina não está disponível em farmácias, podendo apenas ser obtida nos departamentos locais de saúde pública.

Após o tratamento, os estados clínico e sorológico devem ser revistos mensalmente até o parto, sobretudo nas mulheres com alto risco de reinfecção. Se a sífilis for diagnosticada após 20 semanas de gestação, ultrassonografias detalhadas devem ser realizadas para avaliar a resposta esperada ao tratamento. Os parceiros devem ser tratados, e os recém-nascidos, avaliados em intervalos regulares no período pós-natal.

> ✋ **CUIDADO!**
>
> A reação de Jarisch-Herxheimer pode-se desenvolver nas primeiras 24 horas após a administração do tratamento e é caracterizada por febre, mialgias e cefaleia. Acredita-se que seja causada pela grande liberação de lipopolissacarídeos treponêmicos pelas espiroquetas em processo de morte, podendo ser acompanhada pela liberação de prostaglandinas. Pode ocorrer em 40-65% das gestações em tratamento de sífilis e, decorrente da liberação associada de prostaglandinas, pode resultar no aparecimento de contrações uterinas e alterações na frequência cardíaca fetal. O tratamento com antipiréticos pode ajudar nos sintomas, mas não evita a reação propriamente dita. Ainda que a reação possa potencialmente causar angústia fetal ou induzir ao trabalho de parto pré-termo, o tratamento contra sífilis não deve ser suspenso durante a gravidez. O risco de desenvolvimento da reação é mais alto em casos de sífilis primária ou secundária e aumenta com a gravidade da infecção fetal. Os casos selecionados devem ser monitorados de perto com a administração do tratamento.

Vaginites

As vaginites são comuns entre mulheres grávidas e podem ser associadas a efeitos adversos na gravidez. A secreção vaginal nesses casos precisa ser diferenciada da secreção fisiológica, comumente apresentada pela maioria das mulheres grávidas. A manifestação e o diagnóstico de vaginite comum são resumidos na Tabela 15.1.

Vaginose bacteriana

Características clínicas

A vaginose bacteriana é uma patologia polimicrobiana, caracterizada pela alteração no equilíbrio da flora vaginal normal. As espécies de lactobacilos produtoras de peróxido de hidrogênio, que geralmente compreendem 95% da flora vaginal, são substituídas por concentrações mais elevadas de espécies patológicas, como *Gardnerella vaginalis*, *Mycoplasma*, *Ureaplasma* e outras bactérias anaeróbicas. A secreção vaginal e o odor se desenvolvem, e a patologia tem sido ligada a várias complicações gestacionais e pós-parto.

15 Diferentes manifestações e implicações das infecções sexualmente... • 177

Tabela 15.1. Características das vaginites comuns

	Candidíase vulvovaginal	Vaginose bacteriana	Tricomoníase
Sintomas	Prurido, eritema vulvar	Mau odor, prurido ocasional	Irritação vulvar, dispareunia
Secreção	Espessa e branca, como leite talhado	Espessa, aderente	Espessa, purulenta, verde, espumosa
pH vaginal	< 4,5	> 4,5	> 4,5
Microscopia do esfregaço	Pseudo-hifas	Células indicadoras	*Trichomonas* móveis
Teste das aminas	Negativo	Positivo, odor de "peixe"	Muitas vezes, positivo

A vaginose bacteriana é muito usual, e a prevalência varia entre os grupos de acordo com idade, raça, educação e estado socioeconômico. Dados de uma pesquisa nos Estados Unidos revelam uma prevalência geral de 29%, enquanto a prevalência na gravidez é estimada entre 10 e 30%, com um estudo canadense mostrando uma taxa de 16,7% no 1º trimestre e 12% no momento do parto.

> ### ⬡ CIÊNCIA REVISTA
>
> *Fatores de risco para o desenvolvimento de vaginose bacteriana:*
> O desenvolvimento de vaginose bacteriana é associado a múltiplos parceiros sexuais masculinos e femininos, porém mulheres nunca antes sexualmente ativas também podem ser afetadas. Outros fatores de risco incluem tabagismo, iniciação sexual precoce, parceiro sexual novo, falta de uso de preservativo, uso de duchas vaginais e raça ou etnicidade. Na gravidez, a prevalência de vaginose bacteriana tem-se mostrado mais alta em mulheres da esfera socioeconômica mais baixa, minorias étnicas nos Estados Unidos e aquelas com história prévia de bebê com baixo peso ao nascimento. Análises recentes implicaram a deficiência de vitamina D em mulheres grávidas como fator de risco, o que pode contribuir, em parte, para as diferenças étnicas encontradas na prevalência de vaginose bacteriana. Ainda são incertos os mecanismos que levam ao desenvolvimento do desequilíbrio que caracteriza a vaginose bacteriana e se um patógeno adquirido sexualmente desempenha algum papel.

Efeitos maternos e fetais

A vaginose bacteriana pode causar sintomas de leucorreia, odor e prurido.

Existem evidências da associação da vaginose bacteriana ao aumento do risco de abortamento tardio, parto pré-termo, ruptura prematura das membranas no pré-termo e nascimento pré-termo. As complicações maternas incluem corioamnionite e endometrite pós-parto.

> **CIÊNCIA REVISTA**
>
> A associação entre vaginose bacteriana e efeitos adversos na gravidez é tênue. Enquanto a incidência de vaginose bacteriana em mulheres que têm parto prematuro é o dobro daquela entre as mulheres de parto a termo, apenas 10-30% das mulheres com vaginose bacteriana têm parto prematuro. A alteração da flora pode estimular o sistema imune da mucosa por meio da liberação de várias prostaglandinas e citocinas inflamatórias. As mulheres demonstram respostas imunes variadas a essa liberação e, portanto, as taxas de infecção sintomática, e os efeitos obstétricos adversos variam. Acredita-se que as citocinas pró-inflamatórias levam ao desenvolvimento de ruptura prematura das membranas no pré-termo e nascimento pré-termo.

Diagnóstico e rastreamento

O diagnóstico de vaginose bacteriana pode ser feito clinicamente, microbiologicamente por coloração Gram ou molecularmente por PCR. O diagnóstico clínico é com base na presença de três dos quatro critérios de Amsel:

- Presença de secreção homogênea de baixa viscosidade, parecida com leite.
- pH vaginal superior a 4,5.
- Liberação de uma amina, com odor similar a peixe à adição de solução de hidróxido de potássio a 10% em uma gota de secreção vaginal.
- Presença de células indicadoras (*clue cells*) na citologia. As células indicadoras são células epiteliais com aparência granular pontilhada e bordas obscurecidas secundárias aos organismos fixados.

O diagnóstico microbiológico é feito pela coloração Gram da secreção vaginal. A quantificação dos morfotipos de lactobacilos comparada às bactérias patogênicas produz uma pontuação, como a comumente usada pontuação de Nugent, que identifica a presença de vaginose bacteriana.

> **DICAS & TRUQUES**
>
> O exame de vaginose bacteriana apenas deve ser feito em mulheres sintomáticas. As mulheres assintomáticas com história de nascimento pré-termo podem ser avaliadas durante a gravidez para tentar diminuir o risco de recorrência de parto prematuro.

15 Diferentes manifestações e implicações das infecções sexualmente... • 179

O rastreamento na gravidez continua sendo uma questão debatida. Muitos estudos têm mostrado resultados conflitantes com relação aos benefícios do rastreamento para evitar nascimentos prematuros. Se uma mulher se apresentar com secreção persistente, o rastreamento e o tratamento do resultado positivo são justificados para fornecer alívio dos sintomas.

Nas mulheres com história de parto pré-termo ou ruptura prematura de membranas no pré-termo, o rastreamento de rotina entre as 12ª e 16ª semanas e o tratamento de acordo podem reduzir o risco de recorrência de efeitos adversos, embora isso não tenha sido consistentemente comprovado.

Tratamento

O tratamento na gravidez é amplamente debatido na literatura. Até 50% dos casos se resolvem de maneira espontânea ao longo da gravidez, enquanto em outros casos, apesar do tratamento, as infecções tendem a recorrer. Certamente, o tratamento é recomendado para alívio dos sintomas. Muitos estudos com preparações orais mostram taxas de cura de 70-92,5% em 2-4 semanas de tratamento.

O impacto do tratamento das vaginoses bacterianas nas taxas de efeitos adversos na gravidez não é claro. O tratamento de mulheres com baixo risco de parto pré-termo não reduz os índices de nascimento pré-termo, baixo peso ao nascimento ou ruptura prematura de membranas no pré-termo. Para as mulheres com alto risco de efeitos adversos na gravidez, vários experimentos grandes, revisões sistemáticas e metanálises mostram uma redução no risco de parto pré-termo, ruptura prematura de membranas no pré-termo e baixo peso ao nascimento com o tratamento oral precoce na gravidez.

Regimes de tratamento:

- Preferível: 500 mg de metronidazol VO 2 vezes ao dia por 7 dias.
- Alternativos: 250 mg de metronidazol VO 3 vezes ao dia por 7 dias *ou* 300 mg de clindamicina VO 2 vezes ao dia por 7 dias.

Enquanto os agentes orais vêm mostrando redução do risco de efeitos adversos na gravidez, os agentes vaginais não exercem esses efeitos. Uma vez que exista um risco de infecção subclínica no trato genital superior, faz sentido que a terapia sistêmica seja mais eficaz que a terapia local. O creme vaginal de clindamicina, sobretudo quando administrado mais tardiamente na gravidez, tem mostrado aumentar o risco de infecções neonatais e não é recomendado. O metronidazol oral não demonstrou efeitos teratogênicos nem mutagênicos sobre o feto em muitos estudos, porém, em algumas pesquisas seu uso foi associado a taxas mais altas de parto pré-termo.

Decorrentes das altas taxas de recorrência, a repetição do rastreamento e tratamento pode ser considerada na gravidez de mulheres com alto risco de desenvolvimento de efeitos adversos. A probabilidade de recorrência não é afetada pelo tratamento dos parceiros sexuais, e o tratamento de rotina dos parceiros não é recomendado.

Candidíase vulvovaginal

Características clínicas

A candidíase vulvovaginal é uma infecção fúngica comum, acometendo 75% das mulheres pelo menos uma vez na vida. Noventa por cento dos casos são causados por *Candida albicans*, enquanto os outros 10% são provocados por outras espécies de *Candida* ou por *Saccharomyces cerevisiae*. Na gravidez, a prevalência é de 12,5% em uma população de mulheres assintomáticas. Uma vez que a gravidez resulte em níveis mais altos de estrogênios circulantes e no depósito vaginal de glicogênio, mulheres grávidas apresentam risco 2 vezes maior de desenvolvimento de candidíase vulvovaginal.

Candida albicans é um agente comensal na vagina normal. Com o supercrescimento da *Candida* (e outros mecanismos não completamente delineados), uma reação inflamatória é induzida, produzindo os seguintes sintomas: prurido vulvar, dor, eritema e edema. A dispareunia e disúria externa também são sintomas comuns. Uma secreção espessa, como leite talhado, é característica e distingue a patologia.

Efeitos maternos e fetais

Os estudos que avaliaram o impacto da infecção por *Candida* sobre as taxas de nascimento pré-termo apresentaram resultados controversos. Um estudo que pesquisou os preditores infecciosos de nascimento pré-termo não constatou associação entre a detecção de infecção por *Candida* no primeiro trimestre e nascimento pré-termo ou baixo peso ao nascimento.

Casos raros de transmissão intrauterina de *Candida* para o feto foram descritos. Lesões cutâneas avermelhadas no neonato e lesões esbranquiçadas na placenta são encontradas nesses casos de candidíase congênita. As lesões na pele aparecem na primeira semana de vida e podem progredir para descamação ou se resolver em 2 ou 3 semanas. Vem acompanhada de reação leucemoide nas contagens sanguíneas, e *Candida* pode ser encontrada na cultura de lesões ou da placenta.

Diagnóstico

O diagnóstico clínico de infecção por *Candida* pode ser feito na presença de dor vulvar, prurido, disúria e secreção espessa e esbranquiçada. A citologia e a coloração Gram podem mostrar fungo, hifas ou pseudo-hifas. As hifas podem ser mais bem visualizadas com a microscopia a fresco com KOH a 10%. O pH vaginal estará normal (< 4,5). Na mulher com dois ou mais sintomas e microscopia negativa, a cultura vaginal pode ser útil. Esse é especificamente o caso da vulvovaginite recorrente para descartar as espécies *non albicans* da *Candida*. É importante não rastrear mulheres assintomáticas, já que 10-20% da população podem estar colonizadas a qualquer momento com *Candida* e não justificar o tratamento.

Tratamento

O tratamento durante a gravidez é direcionado ao alívio dos sintomas, já que a erradicação é difícil de ser conseguida. As formulações tópicas intravaginais a seguir são recomendadas na gravidez:

- 5 g de creme de butoconazol a 2% uma aplicação.
- 5 g de creme de clotrimazol a 1%, 1 vez ao dia por 7-14 dias *ou* comprimido vaginal de 100 mg, 1 vez ao dia por 7 dias *ou* comprimido vaginal de 100 mg, 2 vezes ao dia por 3 dias *ou* comprimido vaginal de 500 mg, uma aplicação.
- 5 g de creme de miconazol a 2%, 1 vez ao dia por 7 dias *ou* supositório vaginal de 100 mg, 1 vez ao dia por 7 dias *ou* supositório vaginal de 200 mg, 1 vez ao dia por 3 dias.
- Comprimido vaginal de 100.000 unidades de nistatina OX por 14 dias.
- 5 g de creme de terconazol a 0,4% por 7 dias *ou* 5 g de creme a 0,8%, 1 vez ao dia por 3 dias ou supositório vaginal de 80 mg por 3 dias.

O tratamento com fluconazol oral deve ser reservado aos casos refratários.

> ### 🔷 CIÊNCIA REVISTA
>
> O tratamento com doses orais de 400 mg de fluconazol tem implicado em teratogênese em estudos animais. A dose usual para o tratamento de candidíase vaginal é de 150 mg. Nenhuma complicação fetal foi identificada com o tratamento em humanos que usam essa dose mais baixa.

Trichomonas vaginalis

Características clínicas

O *trichomonas vaginalis* é um protozoário móvel e responsável por uma das ISTs mais comuns em todo o mundo. Anualmente, 174 milhões de casos novos são identificados. Desses novos casos, 8 milhões são encontrados na América do Norte, 32 milhões na África Subsaariana e 74,5 milhões no sul e sudeste da Ásia. Na gravidez, a prevalência varia de 2,1-27,5%, dependendo das características geográficas e da paciente.

A prevalência é geralmente alta nos locais mais pobres. Nos Estados Unidos, os fatores de risco de *T. vaginalis* incluem fazer parte de uma minoria ética, pouco uso de preservativos, múltiplos parceiros sexuais, trabalhadores do sexo, uso de ducha, uso de drogas e falta de acesso à assistência de saúde.

Trinta a 50% das infecções em mulheres são assintomáticas. Quando os sintomas estão presentes, uma secreção amarelo-esverdeada fétida e espumosa e irritação vulvar são descritas. As queixas comuns incluem disúria e dispareunia. Sintomas sistêmicos não são observados.

Efeitos maternos e fetais

Acredita-se que a infecção por *Trichomonas* durante a gravidez crie uma resposta inflamatória sistêmica e local associada a vários efeitos adversos na gestação, inclusive ruptura prematura de membranas no pré-termo, parto pré-termo e baixo peso ao nascimento. Um grande estudo de coorte com controle de vários agravantes e avaliação de mulheres com cultura vaginal positiva mostrou aumento de 40% nas taxas de nascimentos pré-termo entre as mulheres infectadas com *T. vaginalis*. Os possíveis mecanismos de como o parasita *T. vaginalis* pode ocasionar parto pré-termo incluem sua aderência às paredes vaginais, sua ação como covetor de outro parasita ou seu efeito de criar uma reação inflamatória direta no colo e na decídua uterina. Enquanto sintomas sistêmicos não são geralmente observados, um estudo que pesquisou a resposta inflamatória sistêmica nas mulheres grávidas com infecção por *Trichomonas* mostrou aumento nos níveis de PCR, que pode desempenhar um papel na indução do parto, tanto a termo quanto pré-termo.

Diagnóstico e rastreamento

A tricomoníase pode ser detectada por microscopia ou cultura das secreções vaginais. A microscopia de secreções vaginais mostra protozoários flagelados móveis e produz uma sensibilidade variada de 38-82%. Sua utilidade se encontra no fato de que pode fornecer um diagnóstico rápido. Quando há suspeita clínica de tricomoníase, e a microscopia produz resultados negativos, as secreções vaginais devem ser enviadas para a cultura.

182 • Diferentes manifestações e implicações das infecções sexualmente...

O rastreamento não é recomendado para todas as mulheres grávidas, pois o tratamento não demonstrou redução dos efeitos adversos na gravidez, e alguns estudos mostraram uma associação entre tratamento e nascimento pré-termo.

> ⭐ **DICAS & TRUQUES**
>
> A cultura em meio de Diamond é muito mais sensível e específica em comparação à cultura coletada por *swabs* de rotina com carvão.

Tratamento

A função do tratamento é aliviar os sintomas e evitar a reinfecção. Estudos não conseguiram mostrar que o tratamento da tricomoníase na gravidez reduz a taxa de nascimento pré-termo. O tratamento pode, de fato, aumentar as taxas de nascimento pré-termo e deve ser apenas reservado para mulheres sintomáticas e seus parceiros.

O regime com 2 g de metronidazol por via oral em dose única ou 500 mg de metronidazol 2 vezes ao dia por 7 dias é seguro e recomendado na gravidez. O tratamento vaginal com gel de metronidazol tem eficácia inferior a 50% em comparação ao tratamento oral e não deve ser usado com esse patógeno. O tratamento dos parceiros sexuais e a abstinência durante o tratamento são necessários para a prevenção de reinfecção. O teste de cura não é necessário, e a repetição do exame deve ser reservada às mulheres com persistência dos sintomas.

Bibliografia

Amsel R, Totten PA, Spiegel CA, *et al.* Nonspecific vaginitis. Diagnostic criteria and microbial and epidemiologic associations. *Am J Med* 1983 Jan.; **74** (1): 14-22.

Aoki F. Genital herpes simplex virus (HSV) infections. In: *Canadian Guidelines on Sexually Transmitted Infections,* 2006 edn, updated January 2008 (Wong T, ed.). Public Health Agency of Canada: Ottawa; 2008.

Banhidy F, Acs N, Puho EH, Czeizel AE. Birth outcomes among pregnant women with genital warts. *Int J Gynecol Obstet* 2010 Feb.; **108** (2): 153-154.

Bignell C. 2009 European (IUSTI/WHO) guideline on the diagnosis and treatment of gonorrhoea in adults. *Intern J STD AIDS* 2009 July; **20** (7): 453-457.

CDC. Sexually Transmitted Diseases Guidelines, 2010. *MMWR,* 2010 Dec.; **59** (RR-12): 1-109.

Cook RL, Hutchison SL, Ostergaard L, *et al.* Systematic review: noninvasive testing for Chlamydia trachomatis and Neisseria gonorrhoeae. *Ann Intern Med* 2005 June; **142** (11): 914-925.

Corey L, Wald A. Maternal and neonatal herpes simplex virus infections. *New Engl J Med* 2009 Oct.; **361** (14): 1376-1385.

Cotch MF, Pastorek JG, 2nd, Nugent RP, Hillier SL, Gibbs RS, Martin DH, *et al.* Trichomonas vaginalis associated with low birth weight and preterm delivery. The Vaginal Infections and Prematurity Study Group. *Sex Transm Dis* 1997 July; **24** (6): 353-360.

Doroshenko A, Sherrard J, Pollard AJ. Syphilis in pregnancy and the neonatal period. *Intern J STD AIDS* 2006 Apr.; **17** (4): 221-227; quiz 8.

Gardella C, Brown Z. Prevention of neonatal herpes. *BJOG (Intern J Obstet Gynecol).* 2011 Jan; **118** (2): 187-192.

Genc M, Ledger WJ. Syphilis in pregnancy. *Sex Transm Infect* 2000 Apr.; **76** (2): 73-79.

Lanjouw E, Ossewaarde JM, Stary A, *et al.* 2010 European guideline for the management of Chlamydia trachomatis infections. *Intern J STD AIDS* 2010 Nov.; **21** (11): 729-737.

Meyers DS, Halvorson H, Luckhaupt S. Screening for chlamydial infection: an evidence update for the U.S. Preventive Services Task Force. *Ann Intern Med* 2007 July; **147** (2): 135-142.

15 Diferentes manifestações e implicações das infecções sexualmente... • 183

Nygren P, Fu R, Freeman M, *et al*. Evidence on the benefits and harms of screening and treating pregnant women who are asymptomatic for bacterial vaginosis: an update review for the U.S. Preventive Services Task Force. *Ann Intern Med* 2008 Feb.; **148** (3): 220-233.

Soong D, Einarson A. Vaginal yeast infections during pregnancy. *Can Pam Phys* 2009 Mar.; **55** (3): 255-256.

Wong T (ed.). *Canadian Guidelines on Sexually Transmitted Infections*, 2006 edn, updated January 2010. Canadian Public Health Agency: Ottawa, 2008.

Yudin MH, Money DM. Screening and management of bacterial vaginosis in pregnancy. *J Obstet Gynecol Can* 2008 Aug.; **30** (8): 702-716.

16

Tratamento de Infecções Sexualmente Transmissíveis na Gravidez

Silvia T. Linares ▪ **Lisa M. Hollier**

Department of Obstetrics, Gynecology and Reproductive Sciences, University of Texas Houston Medical School, Houston, TX, USA

Introdução

Infecções sexualmente transmissíveis durante a gravidez afetam a mãe e podem comprometer o feto em desenvolvimento ou o neonato durante o parto. As ISTs são fortemente relacionadas com parto pré-termo, baixo peso ao nascimento e aumento da morbidade e da mortalidade. O rastreamento apropriado e o tratamento sem demora são essenciais para evitar as complicações maternas e fetais. Todas as mulheres grávidas devem ser questionadas sobre ISTs, informadas acerca da possibilidade de infecções perinatais e ter acesso adequado ao tratamento, quando necessário. Seus parceiros sexuais devem ser incluídos, sempre que possível. Os médicos e outros profissionais de saúde desempenham um papel fundamental na prevenção e no tratamento das DSTs. Este capítulo discute o rastreamento e o tratamento da maioria das ISTs prevalentes entre as mulheres grávidas.

Existem inúmeros fatores associados à gravidez que precisam ser considerados quando se planeja o tratamento apropriado da IST na mulher grávida. Adaptações maternas importantes ocorrem durante a gravidez, inclusive aumento do volume plasmático em cerca de 45-50%. A taxa de filtração glomerular (TFG), conforme medida pela depuração de creatinina, cresce em aproximadamente 50% ao final do 1º trimestre até atingir o pico em torno de 180 mL/min. Alguns regimes terapêuticos são fornecidos em doses mais elevadas para as mulheres grávidas (p. ex., profilaxia de HSV durante as últimas semanas da gestação) do que para as mulheres não grávidas. Algumas medicações amplamente usadas no tratamento de ISTs não são consideradas seguras durante a gravidez decorrente das potenciais complicações para o neonato (p. ex., tetraciclinas e fluoroquinolonas). Além disso, a passagem transplacentária variável de vários antibióticos pode ter implicações no tratamento fetal de infecções intrauterinas (p. ex., a eritromicina pode não evitar a sífilis congênita em razão da variabilidade da passagem transplacentária do antibiótico).

Herpes genital

O herpes genital é uma infecção crônica viral e umas das infecções sexualmente transmissíveis mais comuns em todo o mundo. Estima-se que 50 milhões de pessoas nos Estados Unidos estão infectadas, porém a grande maioria (mais de 80%) ainda não foi diagnosticada. Os vírus do

16 Tratamento de infecções sexualmente transmissíveis na gravidez • 185

herpes simples dos tipos 1 e 2 produzem úlceras genitais e podem ser transmitidos para o feto ou neonato durante a gravidez e o parto. Ao mesmo tempo em que se acredita que o HSV-2 é muitas vezes o patógeno "genital", um número crescente de novas infecções genitais é causado pelo HSV-1, particularmente entre mulheres jovens. Por meio da análise de estudos sorológicos fundamentados em populações, percebe-se que a prevalência do HSV-2 é mais alta entre mulheres (20,9%) do que em homens (11,5%). Além disso, existem disparidades raciais/étnicas impressionantes, com taxas de soroprevalência quase 3 vezes maiores entre mulheres negras não hispânicas (48%).

Aproximadamente 2% das mulheres são infectadas por herpes durante a gravidez. O risco de transmissão da mãe infectada para o neonato é de 30-60% quando a mãe adquire o HSV perto do parto. Para as mulheres com HSV genital recorrente, o risco de transmissão com o parto vaginal é de apenas 3%. Entre as mulheres com história de doença recorrente e ausência de lesões visíveis na hora do parto, o risco de transmissão é estimado em 2/10.000.

Uma vez que o risco de transmissão seja mais elevado com as infecções novas durante a gravidez, cerca de 80% dos bebês infectados são de mulheres sem história de herpes genital evidente clinicamente. A mortalidade decorrente do herpes neonatal diminuiu de maneira significativa, no entanto, 30% dos bebês com doença disseminada morrem, e 20% dos sobreviventes ficam com sequelas neurológicas.

Diagnóstico

Uma vez que a aparência clínica das úlceras genitais possa ser enganosa, o diagnóstico de herpes genital deve ser confirmado por exame laboratorial. Para mulheres com úlceras genitais ou lesões similares, a cultura celular e a reação em cadeia da polimerase (PCR) são os exames diagnósticos preferíveis para detectar a infecção pelo vírus herpes simples. As análises de PCR para detecção do DNA do HSV são mais sensíveis do que a cultura celular e estão tornando-se mais disseminadas. Ao mesmo tempo em que ainda não foram aprovadas pelo FDA para testar espécimes genitais, muitos laboratórios individuais desenvolveram suas próprias análises de PCR para uso clínico. É importante lembrar que a PCR ou cultura negativa não descarta o diagnóstico de herpes graças à sensibilidade imperfeita dos exames. Os testes sorológicos para detecção de anticorpos HSV são um adjunto útil para a confirmação do diagnóstico e também podem ser usados no rastreamento de indivíduos assintomáticos. Uma vez que quase todas as infecções por HSV-2 sejam sexualmente adquiridas, a presença de anticorpo tipo-específico contra o HSV-2 implica infecção anogenital. A presença de anticorpo contra o HSV-1 sozinho é mais difícil de ser interpretada em razão da frequência das infecções orais.

Enquanto todas as mulheres grávidas devem ser questionadas se possuem história de herpes genital, o rastreamento sorológico de rotina de todas as mulheres grávidas para detecção de anticorpos contra o HSV-2 não é atualmente recomendado.

Tratamento

Aciclovir, fanciclovir e valaciclovir são medicamentos classificados na categoria B de gravidez do FDA. Esses medicamentos são aprovados para o tratamento do herpes genital primário, tratamento de episódios de doença recorrente e tratamento diário para supressão de surtos recorrentes. Os dados dos registros não sugerem risco mais elevado de malformações congênitas importantes entre as mulheres tratadas com aciclovir durante o primeiro trimestre. No entanto, dados relacionados com a exposição pré-natal ao valaciclovir e fanciclovir são muito limitados para fornecer informações úteis sobre os efeitos na gravidez.

O tratamento antiviral pode ser administrado oralmente nas mulheres grávidas com primeiro episódio de herpes genital ou recorrência grave do herpes. A Tabela 16.1 oferece uma lis-

186 • Tratamento de infecções sexualmente transmissíveis na gravidez

Tabela 16.1. Antivirais contra herpes genital na gravidez

	1º episódio ou episódio primário	Episódios recorrentes	Supressão
Aciclovir	400 mg VO, 3 vezes ao dia por 7 a 10 dias	400 mg VO, 3 vezes ao dia por 5 dias *ou* 800 mg VO, 2 vezes ao dia por 5 dias *ou* 800 mg VO, 3 vezes ao dia por 2 dias	400 mg VO, 3 vezes ao dia da 36ª semana até o parto
Valaciclovir	1.000 mg VO, 2 vezes ao dia por 7 a 10 dias	500 mg VO, 3 vezes ao dia por 3 dias *ou* 1.000 mg VO diários por 5 dias	500 mg VO, 2 vezes ao dia da 36ª semana até o parto
Fanciclovir	250 mg VO, 3 vezes ao dia por 7 a 10 dias	125 mg VO, 2 vezes ao dia por 5 dias *ou* 1.000 mg VO, 2 vezes ao dia por 1 dia *ou* 500 mg VO 1 vez e depois 250 mg VO, 2 vezes ao dia por 2 dias	Não há dados

ta de regimes. O tratamento oral das infecções primárias ou do primeiro episódio clínico pode ser estendido para mais de 10 dias nas pacientes cujas lesões não estiverem completamente cicatrizadas. O aciclovir deve ser administrado via IV na mulher grávida com infecção grave por HSV ou nos casos de infecções herpéticas disseminadas. Um dos regimes recomendados consiste em 5-10 mg/kg IV de aciclovir a cada 8 horas por 2 a 7 dias, ou até a observação da melhora clínica, seguido por terapia antiviral oral até completar, pelo menos, 10 dias de terapia total. Não há experimentos clínicos sugerindo modificações na dosagem durante a gravidez. Modificações no intervalo da dosagem são necessárias para indivíduos com comprometimento renal.

Uma revisão recente de Cochrane, sobre o uso de profilaxia antiviral no terceiro trimestre para evitar as infecções herpéticas recorrentes maternas e a infecção neonatal, concluiu que existem evidências insuficientes para determinar se a profilaxia antiviral reduz a incidência de herpes neonatal, porém a profilaxia reduz, sim, tanto a replicação viral, quanto as recorrências no parto, bem como diminui a quantidade de partos cesáreos realizados em virtude da HSV (Tabela 16.1). Riscos, benefícios e alternativas à profilaxia antenatal devem ser discutidos com as mulheres que apresentam uma história de herpes, devendo a profilaxia ser iniciada, caso desejem a intervenção.

> ### ★ DICAS & TRUQUES
>
> Uma revisão recente de Cochrane sobre o uso no terceiro trimestre de profilaxia antiviral para evitar as recorrências herpéticas maternas e a infecção neonatal concluiu que há evidências insuficientes para determinar se a profilaxia antiviral reduz a incidência do herpes neonatal; no entanto, a profilaxia abaixa, sim, tanto a replicação viral quanto as recorrências no parto, bem como diminui a quantidade de partos cesarianos realizados graças ao HSV.

Ao começo do trabalho de parto, todas as mulheres devem ser questionadas sobre sinais e sintomas de herpes genital (inclusive pródromos) e examinadas quanto a lesões herpéticas. A cesariana é recomendada para mulheres com lesões herpéticas ativas no começo do trabalho de parto com objetivo de reduzir o risco de transmissão neonatal; no entanto, o parto cesáreo não elimina por completo o risco de transmissão do HSV para o bebê. Mulheres sem sintomas ou sinais de herpes genital ou seus pródromos podem ter parto vaginal.

Sífilis

A sífilis no período anteparto pode afetar profundamente a gravidez, causando parto pré-termo, morte fetal e infecção neonatal tanto por infecção transplacentária, quanto perinatal. Felizmente, das muitas infecções congênitas, a sífilis é a mais prontamente evitada e também a mais suscetível ao tratamento.

Diagnóstico

Em geral, o diagnóstico de sífilis é feito por meio de exames sorológicos, porém, na sífilis precoce, o exame de campo escuro direto para mostrar a presença de espiroquetas no exsudato da lesão constitui o método definitivo de diagnóstico. O CDC continua recomendando que os exames sorológicos não treponêmicos (como VDRL e RPR) sejam usados no rastreamento e no acompanhamento, ao passo que os exames treponêmicos (como FTA-ABS, TP-PA) sejam usados para confirmar a infecção. O imunoensaio enzimático treponêmico e o imunoensaio quimioluminescente automatizados (EIA/CIA) estão sendo usados por certos laboratórios no rastreamento de sífilis em sequência inversa. Os exames treponêmicos identificam primeiro as pessoas tratadas e não tratadas por sífilis, reduzindo, desse modo, seu valor preditivo, sobretudo em populações com baixa prevalência de sífilis. Mulheres grávidas com exames de rastreamento treponêmicos reativos devem realizar exames confirmatórios com testes não treponêmicos com titulações.

A maioria dos estados obriga o rastreamento na primeira visita pré-natal de todas as mulheres; o conteúdo dos estatutos sobre a quantidade e o momento dos exames é variado. Estados com alto ônus de sífilis infecciosa em mulheres tendem a requerer mais testes pré-natais. O CDC recomenda a realização de novo teste no início do terceiro trimestre (28 semanas) e ao parto, em pacientes de alto risco e naquelas que moram em áreas com alta prevalência de sífilis, bem como toda a paciente previamente não testada. Toda a mulher que dê à luz um natimorto após 20 semanas de gestação deve ser submetida a exame de sífilis.

Tratamento

A penicilina G parenteral é o medicamento de escolha para o tratamento de todos os estágios da sífilis. A penicilina é eficaz na prevenção da transmissão para o feto e no tratamento da infecção fetal. Uma vez que as evidências que determinam o regime ideal da penicilina são limitadas, as mulheres grávidas devem receber a dose de penicilina apropriada para o estágio da sífilis (Tabela 16.2). A tetraciclina e a doxiciclina geralmente não são administradas durante a gestação. As tetraciclinas podem causar descoloração amarelo-amarronzada da dentição decídua fetal. A eritromicina e a azitromicina não devem ser usadas, pois nenhuma cura de maneira confiável a

Tabela 16.2. Regime recomendado para sífilis durante a gravidez do *Centers for Disease Control*

Estágio primário, secundário ou latente inicial	2,4 milhões de unidades de penicilina benzatina G IM em única dose
Estágio latente tardio ou sífilis de duração desconhecida	2,4 milhões de unidades de penicilina benzatina G IM 1 vez por semana por 3 semanas consecutivas
Neurossífilis	3-4 milhões de unidades de penicilina G cristalina aquosa IV a cada 4 horas ou 18-24 milhões de unidades diárias como infusão contínua por 10-14 dias

infecção materna nem trata o feto infectado. Os dados são insuficientes para recomendar a ceftriaxona para o tratamento da infecção materna e prevenção da sífilis congênita.

As mulheres grávidas com história de reação alérgica de hipersensibilidade do tipo I à penicilina devem ser dessensibilizadas e subsequentemente tratadas com penicilina. A prova de provocação oral com doses gradativas de penicilina ou o teste cutâneo pode ser útil na identificação de mulheres em risco de desenvolvimento de reações alérgicas agudas. Existem duas opções para a dessensibilização, a IV e a oral. Ambas são efetivas, contudo o regime oral é mais barato, seguro e fácil de ser realizado ao longo de 4-12 horas. A Tabela 16.3 oferece detalhes de um regime de dessensibilização.

O índice de insucesso do tratamento pode ser maior em pacientes grávidas com sífilis inicial, sobretudo sífilis secundária (2-5%) e, portanto, alguns especialistas recomendam uma segunda injeção IM com 2,4 milhões de unidades de penicilina benzatina G, 1 semana depois da primeira injeção. Uma vez que a consequência do insucesso do tratamento pode ser a sífilis congênita, é inaceitável a não administração de algumas doses nas pacientes grávidas submetidas ao tratamento de sífilis latente tardia. Mulheres grávidas que pulam doses devem repetir todo o curso da terapia.

Quando a sífilis é diagnosticada durante a segunda metade da gravidez, o manejo deve incluir uma avaliação fetal ultrassonográfica para pesquisar sífilis congênita, no entanto, essa avaliação não deve atrasar a terapia.

Tabela 16.3. Protocolo de dessensibilização oral

Dose de suspensão de penicilina V[b]	Quantidade (unidades/mL)[a]	mL	Unidades	Dose cumulativa (unidades)
1	1.000	0,1	100	100
2	1.000	0,2	200	300
3	1.000	0,4	400	700
4	1.000	0,8	800	1.500
5	1.000	1,6	1.600	3.100
6	1.000	3,2	3.200	6.300
7	1.000	6,4	6.400	12.700
8	10.000	1,2	12.000	24.700
9	10.000	2,4	24.000	48.700
10	10.000	4,8	48.000	96.700
11	80.000	1,0	80.000	176.700
12	80.000	2,0	160.000	336.700
13	80.000	4,0	320.000	656.700
14	80.000	8,0	640.000	1.296.700

Período de observação: 30 minutos antes da administração parenteral de penicilina.
[a]Intervalo entre as doses: 15 minutos; passagem de tempo: 3 horas e 45 minutos; e dose cumulativa: 1,3 milhão de unidades.
[b]A quantidade específica da droga é diluída em aproximadamente 30 mL de água e, depois disso, administrada oralmente.
Fonte: Wendel GD Jr, Stark BJ, Jamison RB, *et al.* Penicillin allergy and desensitization in serious infections during pregnancy. *New Engl J Med* 1985; **312**: 1229-1232.

16 Tratamento de infecções sexualmente transmissíveis na gravidez • 189

Dentro de algumas horas após o tratamento, as pacientes podem desenvolver uma complicação aguda, chamada de reação de Jarisch-Herxheimer. Embora a reação ocorra em 10-25% das pacientes em geral, a reação é muito mais comum nas sífilis primária e secundária. Os sintomas incluem febre, calafrios, mialgias e cefaleia. Contrações, desacelerações da frequência cardíaca fetal, diminuição dos movimentos fetais, angústia fetal e morte fetal podem ocorrer com o tratamento na gravidez. A hospitalização pode ser justificada em alguns casos para monitoramento materno e fetal. Os sintomas duram 12 a 24 horas e, na maioria das vezes, são autolimitados. As pacientes podem ser tratadas sintomaticamente com antipiréticos.

O CDC recomenda que a resposta à terapia seja monitorada com exames clínicos e sorológicos entre a 28ª e 32ª semanas até o parto. Em decorrência da morbidade da sífilis congênita, a realização mais frequente dos exames como a cada 3 meses pode ser apropriada.

Gonorreia

A gonorreia é a segunda doença mais comumente relatada e notificada nos Estados Unidos, embora as taxas de gonorreia tenham diminuído de maneira significativa nos últimos 30 anos. As taxas de infecção entre mulheres ainda excedem as dos homens (105,5 casos *versus* 91,9 por população de 100.000 entre homens). Os fatores de risco de infecção na gravidez estão listados na Tabela 16.4. Aproximadamente 1,2% das mulheres com idade entre 15 e 24 anos revelam teste positivo durante a gravidez. A infecção concomitante por clamídia está presente em cerca de 40% das mulheres grávidas infectadas com gonorreia.

A cervicite gonocócica não tratada é associada a aborto espontâneo séptico. Parto pré-termo, ruptura prematura de membranas, corioamnionite e infecção pós-parto são mais usuais em mulheres com *Neisseria gonorrheae* detectada na hora do parto. Infecções neonatais se manifestam mais comumente na forma de oftalmia neonatal, abscessos no escalpo ou doença disseminada.

Diagnóstico

O diagnóstico de infecções gonocócicas pode ser feito por meio de cultura, exames de hibridização de ácido nucleico ou técnicas de amplificação de ácido nucleico (NAATS). As NAATS têm a vantagem de utilizar não apenas *swabs* endocervicais, como também amostras coletadas por métodos menos invasivos como *swabs* vaginais e urina. As bulas dos produtos de vendedores individuais de NAAT precisam ser cuidadosamente examinadas, pois os tipos de espécime aprovados pela FDA para uso variam de teste para teste. *Swabs* vaginais, coletados pelo médico ou pela própria paciente, tem sensibilidade e especificidade comparável, ainda que as informações específicas do rastreamento entre mulheres grávidas sejam limitadas.

Tabela 16.4. Fatores de risco de infecção gonorreica durante a gravidez

Idade inferior a 25 anos
Solteira
Infecção gonorreica prévia ou outra doença sexualmente transmissível
Profissional do sexo
Novos ou múltiplos parceiros sexuais
Uso irregular de preservativos
Uso abusivo de drogas
Pobreza

190 • Tratamento de infecções sexualmente transmissíveis na gravidez

Todas as mulheres grávidas em risco de adquirir gonorreia (ver Tabela 16.4) ou que moram em área de alta incidência de gonorreia devem ser rastreadas na primeira visita pré-natal. Mulheres de alto risco não afetadas devem ser reavaliadas no terceiro trimestre.

Tratamento

Um dos problemas mais importantes no tratamento da gonorreia é a emergência de isolados resistentes a antibióticos. A resistência à penicilina e tetraciclina desenvolvida há pelo menos 30 anos e, mais recentemente, a resistência à fluoroquinolona vêm sendo observadas. O *The Gonococcal Isolate Surveillance Project* (GISP) relata, hoje, diminuição da sensibilidade do *Neisseria gonorrhoeae* à azitromicina e cefixima. Em virtude dessas alterações e da alta incidência de coinfecção por clamídia, para o tratamento efetivo das infecções gonorreicas, recomenda-se a administração de dois antibióticos. A ceftriaxona é a cefalosporina mais efetiva para o tratamento da gonorreia. O CDC atualmente recomenda 250 mg de ceftriaxona IM associada a 1 g de azitromicina VO como o tratamento mais eficaz contra a gonorreia sem complicação (Tabela 16.5). Se a ceftriaxona não for uma opção, 400 mg de cefixima VO associado a 1 g de azitromicina VO podem ser usados. Os parâmetros farmacocinéticos da ceftriaxona medidos nas pacientes grávidas durante o 3º trimestre são similares àqueles nas mulheres não grávidas. A farmacocinética da azitromicina inclui concentrações teciduais sustentadas, chegada direcionada aos locais de infecção e falta de interações medicamentosas importantes. Nenhuma alteração na dose é sugerida na gravidez.

Decorrente do surgimento da resistência antibiótica e da possibilidade de insucesso do tratamento, o pronto reconhecimento da gonorreia resistente à cefalosporina é essencial e, dessa forma, a repetição precoce do teste deve ser considerada. Os médicos que cuidam de mulheres grávidas com infecção gonorreica, sobretudo no oeste dos Estados Unidos, devem considerar o retorno da paciente 1 semana após o tratamento para que o exame da cura, de preferência cultura ou testes de amplificação de ácido nucleico (NAATs), seja realizado pelo menos 3 semanas após a terapia. Essas mulheres devem certamente ser testadas mais uma vez no 3º trimestre. O rastreamento de outras ISTs, inclusive sífilis, HIV e *Chlamydia trachomatis,* deve preceder ao tratamento.

A bacteriemia gonocócica pode produzir lesões cutâneas petequiais ou pustulares, artralgias, artrite séptica e tenossinovite. As mulheres grávidas são responsáveis por um número desproporcional de casos de infecção gonocócica disseminada em mulheres. A endocardite raramente complica a gravidez, porém pode ser fatal. Em razão da raridade dessas condições, a consulta com especialistas em doença infecciosa deve ser considerada.

Infecções clamidiais

Clamídia é a doença mais comumente relatada e notificada nos Estados Unidos, com um total de 1.244.180 casos notificados ao *Centers for Disease Control and Prevention,* em 2009. Considerando-se os casos não notificados, estima-se que ocorram 2,8 milhões de novos casos por ano. A prevalência de clamídia na gravidez varia, dependendo da população demográfica, com taxas médias de cerca de 3-7%.

Tabela 16.5. Esquema recomendado para o tratamento da gonorreia durante a gestação

Infecção não complicada	250 mg de ceftriaxona IM em dose única, E 1 g de azitromicina VO

16 Tratamento de infecções sexualmente transmissíveis na gravidez • 191

O efeito da infecção clamidial assintomática na gravidez permanece controverso. O risco de aborto espontâneo não parece ser maior. No entanto, a infecção não tratada por *Chlamydia trachomatis* do colo uterino materno aumenta o risco de parto pré-termo, ruptura prematura de membranas e mortalidade perinatal. A transmissão vertical ocorre em 30-50% dos bebês nascidos de parto normal de mulheres infectadas, sendo o *C. trachomatis* a causa infecciosa identificável mais comum de oftalmia neonatal.

O rastreamento de mulheres grávidas assintomáticas pode detectar infecção clamidial; existem algumas evidências de que o tratamento da infecção clamidial durante a gravidez melhora os efeitos sobre a saúde da mãe e do feto. Em vários estudos observacionais, as mulheres tratadas apresentaram uma incidência significativamente mais baixa de ruptura prematura de membranas e baixo peso ao nascimento, bem como taxa de sobrevida do bebê mais alta, em comparação às pacientes tratadas e pacientes com culturas negativas.

Diagnóstico

O diagnóstico de infecções clamidiais pode ser feito por meio de cultura, EIA, exames de hibridização de ácido nucleico ou técnicas de amplificação de ácido nucleico (NAATS) em espécimes endocervicais. As NAATS são os mais sensíveis dos exames e mais amplamente usados. Algumas NAATS são aprovadas pela FDA para uso em *swabs* vaginais (coletado pelo médico ou pela própria paciente) e os testes apresentam sensibilidade e especificidade comparáveis aos espécimes endocervicais. O exame de urina usando o Aptima Combo® Assay (GenProbe Inc. San Diego, CA) foi avaliado especificamente na gravidez e se mostra equivalente à amostra endocervical.

Todas as mulheres grávidas devem ser rastreadas quanto à clamídia na primeira visita pré-natal. O rastreamento durante o 1º trimestre pode evitar efeitos adversos da clamídia durante a gravidez, porém evidências de suporte para tal rastreamento não existem. Mulheres com menos de 25 anos de idade e aquelas em risco mais elevado (ver Tabela 16.4) devem ser reavaliadas durante o 3º trimestre a fim de reduzir o risco de complicações pós-natais maternas e infecção por clamídia no bebê.

Tratamento

Os regimes de tratamento recomendados contra a infecção por clamídia durante a gravidez estão listados na Tabela 16.6. As alternativas incluem eritromicina base, 500 mg VO 4 vezes ao dia por 7 dias, ou 250 mg 4 vezes ao dia por 14 dias, ou etilsuccinato de eritromicina, 800 mg VO 4 vezes ao dia por 7 dias ou 400 mg VO 4 vezes ao dia por 14 dias. A eritromicina é associada à frequência mais elevada de efeitos colaterais gastrointestinais, e a doxiciclina e ofloxacina não são usadas durante a gravidez. O estolato de eritromicina é contraindicado na gravidez em virtude da hepatotoxicidade relacionada com o fármaco.

As taxas de reinfecção infelizmente são comuns entre as mulheres. As recomendações durante o tratamento devem incluir abstinência de relação sexual por 7 dias após a terapia de dose única ou até completar o regime de 7 dias. Além disso, as mulheres também devem abster-se da relação sexual até que seus parceiros sexuais sejam tratados.

Tabela 16.6. Esquemas recomendados contra infecção por clamídia do *Centers for Disease Control*

Infecção não complicada	1 g de azitromicina VO em dose única
	500 mg de amoxicilina VO 3 vezes ao dia por 7 dias

192 • Tratamento de infecções sexualmente transmissíveis na gravidez

Para documentar a erradicação da clamídia após o tratamento, as mulheres grávidas devem ser testadas novamente (de preferência com NAATS) não antes de 3 semanas após o tratamento e, mais uma vez, aos 3 meses. Na maioria das vezes, o tratamento das mulheres grávidas evita a transmissão do *C. trachomatis* para os bebês durante o parto.

Papilomavírus humano

Dos mais de 100 tipos de papilomavírus humano (HPV), mais de 40 são encontrados na área genital. Os tipos de HPVs 16 e 18 são mais frequentemente associados a câncer anogenital e alguns tipos orofaríngeos. Os tipos não oncogênicos do HPV (como os HPVs 6 e 11) são a causa de verrugas genitais e papilomatose respiratória recorrente. A infecção genital por HPV é muitas vezes assintomática e autolimitada. Enquanto a prevalência exata da infecção é desconhecida, estima-se que mais de 50% das pessoas sexualmente ativas sejam infectadas pelo menos uma vez na vida. A quantidade de parceiros sexuais ao longo da vida é fortemente associada à infecção por HPV.

> ### ⭐ DICAS & TRUQUES
>
> Não é claro se o parto cesáreo reduz o risco de transmissão do papilomavírus humano para o neonato; portanto, a cesariana não deve ser realizada apenas para evitar a papilomatose respiratória.

A gravidez exacerba o desenvolvimento, crescimento ou reaparecimento das lesões do HPV. Em razão da maior vascularização e alterações hormonais e imunológicas, as verrugas genitais, com frequência, aumentam de quantidade, tamanho e friabilidade durante a gravidez. As lesões podem muitas vezes ocupar a vagina ou cobrir o períneo e acentuar o risco de sangramento com o parto vaginal. Apesar dos tipos de HPVs 6 e 11 serem associados à papilomatose respiratória, mulheres grávidas com verrugas genitais devem ser informadas de que o risco de papilomatose nos bebês ou crianças é baixo.

Diagnóstico

As verrugas genitais são comumente diagnosticadas pela inspeção visual, no entanto, a biópsia pode ser usada para confirmar a infecção. A Tabela 16.7 apresenta as indicações de biópsia. O uso de exame para detecção do DNA do HPV não altera o manejo clínico e não é recomendado. A aplicação de ácido acético diluído é muitas vezes usada para identificar lesões atribuídas ao HPV, porém esse tipo de teste tem especificidade limitada para o diagnóstico de infecção genital por HPV e não é recomendado. O diagnóstico diferencial inclui molusco contagioso, micropapilomatose labial, nevo intradérmico, ceratose seborreica e melanoma amelanótico.

Tabela 16.7. Indicações para biópsia de condiloma suspeito

Lesões que não respondem ou pioram durante o tratamento
A lesão é atípica
Paciente imunodeprimido
Lesões pigmentadas, endurecidas, com sangramento ou ulceradas

16 Tratamento de infecções sexualmente transmissíveis na gravidez • 193

Mulheres grávidas devem ser submetidas ao rastreamento com citologia cervical (exame de Papanicolaou) com a mesma frequência das mulheres não grávidas, embora as recomendações de conduta sejam diferentes.

Tratamento

A razão principal para o tratamento de verrugas genitais é o alívio dos sintomas. Os métodos físicos são o tratamento preferencial para as verrugas genitais durante a gravidez, porém a resolução completa pode não ocorrer até o parto. Resina podofilina, gel ou solução de podofilox a 0,5%, creme de imiquimode a 5% e sinecatequinas não são atualmente recomendados para uso durante a gestação em decorrência de questões de segurança materna e fetal. Para mulheres sintomáticas com lesões menores, o ácido tricloroacético ou bicloroacético em concentrações de 80-90% são efetivos e podem ser usados com segurança na gravidez. Uma pequena quantidade da solução pode ser aplicada nas lesões externas por um *swab*, com repetição do tratamento em base semanal. Não raro, as lesões extensas remitem de maneira espontânea após o parto, e esperar até o puerpério antes da intervenção pode ser apropriado.

Se a mulher for vista várias semanas antes do parto, as lesões grandes muitas vezes podem ser removidas por excisão, eletrocautério, criocirurgia ou ablação a *laser*. O *laser* de dióxido de carbono tem sido usado durante a gravidez para remover grandes tumores de Büschke-Lowenstein sob anestesia. Quando são grandes ou difusas, as verrugas podem complicar o parto vaginal. Se as lesões estiverem obstruindo o canal do nascimento, ou se o parto vaginal puder resultar em sangramento excessivo, o parto cesáreo é indicado.

Os tipos 6 e 11 do HPV podem causar papilomatose respiratória no bebê e na criança, mas o papel da transmissão mãe-bebê é desconhecido (também não é claro se o parto cesáreo reduz o risco de transmissão para o neonato; portanto, a cesariana não deve ser realizada apenas para evitar a papilomatose respiratória). Nenhuma evidência atual indica que a redução no DNA viral resultante do tratamento anteparto oferece risco de transmissão anteparto.

O *Advisory Committee on Immunization Practices* não recomenda a vacinação contra HPV em mulheres grávidas.

Infecções tricomoniais

A prevalência de tricomoníase na gravidez é de cerca de 7-13%. Mulheres afro-americanas são mais propensas a essa infecção, com prevalência raça-específica 2 ou 3 vezes mais alta que nas mulheres caucasianas. Cerca de 1/3 dos casos de tricomoníase pode ser assintomático. Quando os sintomas estão presentes, após um período de encubação que varia de 4 a 28 dias, cerca da metade das pacientes apresenta secreção vaginal abundante, espumosa e fétida. Prurido e/ou irritação vulvar, hiperemia da mucosa com placas avermelhadas, e sintomas urinários, como disúria e poliúria, também podem estar presentes.

A infecção por *Trichomonas vaginalis* na gravidez tem sido associada à ruptura prematura de membranas no pré-termo, parto pré-termo e baixo peso ao nascimento. O efeito do diagnóstico e tratamento sobre esses resultados é controverso. Em um grande experimento clínico, mulheres assintomáticas foram rastreadas entre a 16ª e 23ª semanas de gestação e mulheres infectadas tratadas com 2 doses de 2 g de metronidazol separadas por 48 horas e tratadas mais uma vez com o mesmo regime de duas doses entre a 24ª e 29ª semanas de gestação. O tratamento foi associado a risco mais alto de trabalho de parto pré-termo espontâneo e parto pré-termo.

Diagnóstico

A tricomoníase vaginal é comumente diagnosticada por microscopia (citopatologia) de secreções vaginais, porém revela sensibilidade limitada (60-70% dos esfregaços). Exames rápidos e locais incluem o OSOM *Trichomonas Rapid Test* (*Genzyme Diagnostics,* Cambridge, Massachusetts), uma tecnologia de "teste de fita" (semelhante a um teste de gravidez) aplicando fluxo capilar por imunocromatografia e o Affirm VP II (Becton Dieckson, San Jose, Califórnia), que fornecem resultados em menos de 1 hora. Esses exames rápidos são altamente específicos (97%) e têm sensibilidade maior que a microscopia a fresco (> 83%). Análises de PCR e TMA (amplificação mediada por transcrição) para gonorreia e clamídia foram modificadas para adicionar a detecção do *Trichomonas*, mostrando sensibilidade e especificidade comparável aos testes rápidos e locais. Alguns laboratórios grandes adicionaram esses testes que podem ser realizados em *swabs* vaginais. As culturas continuam sendo um exame altamente sensível e específico, podendo ser usadas em mulheres com suspeita de tricomoníase não confirmada por outros métodos.

Tratamento

Existem dados limitados a respeito da eficácia comparativa de diferentes regimes de tratamento durante a gravidez. Se o tratamento for realizado, a dose única de 2 g de metronidazol oral é amplamente usada. Não parece que ajustes na dose sejam necessários durante a gestação. Decorrente do potencial aumento de nascimento pré-termo com o tratamento, as pacientes devem ser informadas dos potenciais riscos e benefícios. Pacientes sintomáticas devem ser consideradas para tratamento independente do estágio da gravidez. Nas mulheres grávidas assintomáticas, a postergação da terapia até depois da 37ª semana de gestação é uma alternativa. Pacientes não tratadas devem ser avisadas sobre o risco contínuo de transmissão sexual para o parceiro e uso de preservativos.

Quimicamente relacionado com o metronidazol, o tinidazol tem sido bastante usado fora dos Estados Unidos no tratamento da tricomoníase e, atualmente, é licenciado para uso nesse país. A dose oral de 2 g de tinidazol tem eficácia clínica geral igual ao metronidazol (90-100%), embora o tinidazol seja considerado categoria C da gravidez do FDA, e o seu uso no 1º trimestre não seja recomendado.

Muitos estudos sobre o uso do metronidazol na gravidez não detectaram associações a efeitos teratogênicos ou mutagênicos em bebês, mesmo quando usado no primeiro trimestre. Portanto, o metronidazol é considerado seguro para uso na gravidez e deve ser utilizado quando indicado. Durante a lactação, a amamentação deve ser interrompida durante o tratamento e 24 horas depois da última dose de metronidazol ou 72 horas em caso de prescrição de tinidazol.

Vaginose bacteriana

A vaginose bacteriana (VB) é considerada uma síndrome clínica polimicrobiana resultante de um desequilíbrio na flora vaginal normal, com diminuição da quantidade de lactobacilos acidófilos e aumento dos organismos anaeróbicos (inclusive *Gardnerella vaginalis*). A VB é a síndrome no trato genital inferior mais comum entre mulheres em idade reprodutiva. Enquanto a VB é a causa mais prevalente de secreção vaginal e mau cheiro entre mulheres que buscam avaliação, muitas mulheres podem ser assintomáticas.

A VB durante a gestação é associada a efeitos adversos na gravidez, inclusive ruptura prematura de membranas, trabalho de parto pré-termo, nascimento pré-termo, corioamnionite, endometrite pós-aborto e endometrite pós-parto. O papel do tratamento na redução dos efeitos adversos na gravidez é controverso.

Diagnóstico

A VB pode ser diagnosticada pelo uso de critérios clínicos (isto é, critérios diagnósticos de Amsel) ou pela coloração Gram, que é considerada o método laboratorial padrão ouro. Os critérios de Amsel incluem: secreção branca, homogênea e fina que cobre as paredes vaginais; presença de células indicadoras (*clue cells*) no exame microscópico; pH do líquido vaginal > 4,5; ou odor de peixe da secreção vaginal antes ou depois da adição de KOH a 10% (isto é, teste das aminas). Três dos quatro critérios são necessários para o diagnóstico de VB. Vários outros exames foram desenvolvidos para uso comercial. A metodologia de sonda de DNA para altas concentrações de *G. vaginalis* (Affirm VP III, Becton Dickinson, Sparks, Maryland) tem sensibilidade de cerca de 90% em comparação à coloração Gram. O teste de cartão da prolinoaminopeptidase (*Pip Activity TestCard*, Quidel, San Diego, California) e o teste OSOM BVBlue são exames locais e rápidos que fornecem resultados rápidos com sensibilidade de cerca de 90% em comparação à coloração Gram. Embora o teste de cartão esteja disponível para detecção de pH elevado e trimetilamina, revela baixa sensibilidade e especificidade e, portanto, não é recomendado. O teste de PCR para detectar organismos associados à VB não está atualmente disponível para uso ambulatorial.

O *United States Preventive Services Task Force* (USPSTF) recentemente revisou a utilidade do rastreamento de VB na gravidez e não constatou evidências que respaldem o rastreamento ou o tratamento de mulheres grávidas de baixo risco assintomáticas. Da mesma forma, não encontrou benefícios do rastreamento e tratamento da VB na população em geral de mulheres grávidas assintomáticas de VB. Estudos do rastreamento e tratamento de mulheres de alto risco de parto pré-termo são conflitantes quanto aos benefícios e malefícios. Estudos realizados em populações de alto risco mostraram reduções no nascimento pré-termo, nenhum efeito e, em um caso, taxas mais elevadas de nascimento pré-termo.

Tratamento

Todas as mulheres grávidas sintomáticas devem ser testadas e tratadas. A Tabela 16.8 oferece uma lista dos regimes de tratamento recomendados. Metanálises não demonstraram aumento nos efeitos teratogênicos ou mutagênicos associados ao uso de metronidazol durante a gravidez. Clindamicina intravaginal não é recomendada durante a gestação, sobretudo depois da 20ª semana. Em vários estudos, o creme de clindamicina intravaginal, administrado entre a 16ª e 32ª semana de gestação, foi associado a aumento de casos de baixo peso ao nascimento e infecções neonatais e a não redução das taxas de nascimento pré-termo. O tratamento dos parceiros sexuais não é recomendado.

Em virtude dos potenciais riscos de complicações infecciosas pós-operatórias associadas à VB, alguns médicos rastreiam e tratam mulheres com VB além de fornecer profilaxia de rotina antibacteriana antes dos abortos. No entanto, mais informações são necessárias antes de recomendar o tratamento da VB assintomática antes desses procedimentos, sobretudo do parto cesáreo.

Tabela 16.8. Esquemas de tratamento contra a vaginose bacteriana recomendados pelo *Centers for Disease Control*

Metronidazol: 500 mg VO 2 vezes ao dia por 7 dias

Metronidazol: 250 mg VO 3 vezes ao dia por 7 dias

Clindamicina: 300 mg VO 2 vezes ao dia por 7 dias

196 • Tratamento de infecções sexualmente transmissíveis na gravidez

Resumo

As mulheres e as crianças, muitas vezes, suportam o impacto desproporcional das infecções sexualmente transmitidas. As ISTs são fortemente relacionadas com o nascimento pré-termo, baixo peso ao nascimento e aumento da mortalidade e morbidade. Médicos e outros profissionais de saúde desempenham um papel essencial na prevenção e no tratamento das DSTs. A atenção às necessidades específicas das mulheres grávidas é fundamental para reduzir os riscos de efeitos adversos.

Bibliografia

American College of Obstetricians Gynecologists. Management of herpes in pregnancy. *Obstet Gynecol* 2007; **109:** 1489-1498.

Centers for Disease Control and Prevention (CDC). Seroprevalence of herpes simplex virus type 2 among persons aged 14-49 years – United States, 2005-2008. *MMWR.* 2010; **59** (15): 456-459.

Centers for Disease Control and Prevention. Cephalosporin sensitivity among *Neisseria gonorrhoeae* isolates in the United States, *2000-2010. MMWR* 2011; **60** (26): 873-877.

Centers for Disease Control and Prevention. Sexually Transmitted Diseases Treatment Guidelines, 2010. *MMWR* 2010; **59** (No. RR-12): 1-75.

Centers for Disease Control and Prevention. *Sexually Transmitted Disease Surveillance 2009.* U.S. Department of Health and Human Services: Atlanta, 2010.

Cohen I, Veille JC, Calkins BM. Improved pregnancy outcome following successful treatment of chlamydial infection. *J Am Med Assoc* 1990; **263:** 3160-3163.

Davison JM, Hytten FE. The effect of pregnancy on the renal handling of glucose. *Br J Obstet Gynaecol* 1975; **82:** 374-381.

Donders G. Diagnosis and management of bacterial vaginosis and other types of abnormal vaginal bacterial flora: a review. *Obstet Gynecol Surv.* 2010; **65** (7): 462-473.

Garland SM, Steben M, Sings HL, et al. Natural history of genital warts: analysis of the placebo arm of 2 randomized phase III trials of a quadrivalent human papillomavirus (types 6, 11, 16, and 18) vaccine. *J Infect Dis* 2009; **199:** 805-814.

Garozzo G, Nuciforo G, Rocchi CM, et al. Büschke-Lowenstein tumour in pregnancy. *Eur J Obstet Gynecol Reprod Biol.* 2003; **111** (1): 88-90.

Gaydos CA, Cartwright CP, Colaninno P, et al. Performance of the Abbott RealTime CT/NG for detection of Chlamydia trachomatis and Neisseria gonorrhoeae. *J Clin Microbiol.* 2010; **48** (9): 3236-43.

Hollier LM, Wendel GD. Third trimester antiviral prophylaxis for preventing maternal genital herpes simplex virus (HSV) recurrences and neonatal infection. *Cochrane Database Syst Rev.* 2008; **1:** CD004946.

Hosenfeld CB, Workowski KA, Berman S, et al. Repeat infection with Chlamydia and gonorrhea among females: a systematic review of the literature. *Sex Transm Dis.* 2009; **36** (8): 478-489.

Klebanoff MA, Carey JC, Hauth JC, et al. Failure of metronidazole to prevent preterm delivery among pregnant women with asymptomatic *Trichomonas vaginalis* infection. *New Engl J Med* 2001; **345:** 487-493.

McLennon CE, Thouin LG. Blood volume in pregnancy. *Am J Obstet Gynecol* 1948; **55:** 1189. Nygren P, Fu R, Freeman M, Bougatsos C, Guise JM. Screening and Treatment for Bacterial Vaginosis in Pregnancy: Systematic Review to Update the 2001 U.S. Preventive Services Task Force Recommendation. Rockville (MD): Agency for Healthcare Research and Quality (US); 2008 Jan. Report No.: 08-05106-EF-1.

Ratanajamit C, Vinther Shiver M, Jepsen P, Chongsuvivatwong V, Olsen J, Sorensen HT. Adverse pregnancy outcome in women exposed to acyclovir during pregnancy: a population-based observational study. *Scand J Infect Dis* 2003; **35:** 255-259.

Roberts CM, Pfister JR, Spear SJ. Increasing proportion of herpes simplex virus type 1 as a cause of genital herpes infection in college students. *Sex Transm Dis* 2003; **30:** 797-800.

16 Tratamento de infecções sexualmente transmissíveis na gravidez • 197

Roberts SW, Sheffield JS, McIntire DD, Alexander JM. Urine screening for Chlamydia trachomatis during pregnancy. *Obstet Gynecol* 2011; **117** (4): 883-885.

Silverberg MJ, Thorsen P, Lindeberg H, *et al.* Condyloma in pregnancy is strongly predictive of juvenile-onset recurrent respiratory papillomatosis. *Obstet Gynecol.* 2003; **101** (4): 645-652.

Wendel GD, Jr, Stark BJ, Jamison RB, *et al.* Penicillin allergy and desensitization in serious infections during pregnancy. *New Engl J Med* 1985; **312:** 1229-1232.

17

Prevenção de Doenças Sexualmente Transmissíveis

Michelle H. Moniz ■ **Richard H. Beigi**

Department of Obstetrics, Gynecology and Reproductive Sciences,
Division of Reproductive Infectious Diseases, Magee-Womens Hospital of the
University of Pittsburgh Medical Center, Pittsburgh, PA, USA

Fundamentos

O termo "doenças sexualmente transmissíveis" (DSTs) engloba uma grande variedade de patógenos (inclusive bactérias, vírus e parasitas) que compartilham um modo de transmissão comum: comportamentos sexuais entre seres humanos (ver Ciência Revista). Como grupo, as doenças sexualmente transmissíveis constituem uma importante questão de saúde pública. Essas doenças são prevalentes e associadas a complicações danosas, às vezes irreversíveis, que ocasionam grandes consequências para a saúde e a economia. Embora as DSTs sejam muitas vezes evitáveis com modificações comportamentais, são amplamente sub-reconhecidas pelos pacientes e profissionais de saúde.

⬡ CIÊNCIA REVISTA

As doenças sexualmente transmissíveis são causadas por bactérias, vírus, protozoários, fungos e parasitas. Este grupo diverso de agentes etiológicos tem em comum seu vetor de transmissão de uma pessoa para outra: o contato sexual. Alguns destes agentes são:

- **Bactérias:** *Neisseria gonorrhoeae* (gonorreia), *Chlamydia trachomatis* (clamídia), *Treponema pallidum* (sífilis), *Hemophilus ducreyi* (cancroide), *Klebsiella granulomatis* (granuloma inguinal).
- **Vírus:** Vírus da imunodeficiência humana (HIV/AIDS), vírus do herpes simples dos tipos 1 e 2 (herpes genital), papilomavírus humano (verrugas genitais, displasia cervical e câncer), vírus da hepatite B (hepatite), molusco contagioso.
- **Parasitas:** *Trichomonas vaginalis* (tricomoníase), pediculose humana (piolho), *sarcoptes scabei* (escabiose).

17 Prevenção de doenças sexualmente transmissíveis • 199

A prevenção é um componente-chave no controle das doenças sexualmente transmissíveis, sobretudo as incuráveis, como HIV e herpes genital. Uma vez que as DSTs são transmitidas pelo contato sexual entre os seres humanos, todo esforço viável na prevenção da DST deve levar em conta a complexa rede de fatores que influencia os comportamentos sexuais de risco. Além disso, os fatores biológicos – por exemplo, a natureza assintomática de inúmeras doenças sexualmente transmissíveis e a latência muitas vezes extensa entre a aquisição e os sintomas clínicos – devem ser considerados, a fim de maximizar a eficácia dos esforços preventivos.

Até pouco tempo atrás, a prevenção era uma faceta pouco estudada dos programas de pesquisa e controle das DSTs. Os esforços de prevenção eram, muitas vezes, ligados a aspectos morais que propagavam mensagens com base no medo das consequências do comportamento depravado. Não raro, esses esforços negligenciavam a consideração de fatores estruturais que influenciam os comportamentos sexuais (isto é, necessidades de trabalho que ocasionavam separação conjugal, barreiras à independência econômica da mulher, deslocamento de população etc.). As novas abordagens incorporam a consideração dos fatores sociocomportamentais que influenciam a disseminação das DSTs, sobretudo entre as populações vulneráveis. Também deve ser observado que as técnicas existentes de prevenção de DST são primariamente biomédicas em natureza, e que existem relativamente poucos dados sistêmicos acerca das abordagens da ciência comportamental à alteração comportamental para a prevenção de DST.

Os médicos desempenham uma função essencial na prevenção da doença transmitida pela atividade sexual. Ginecologistas e obstetras, em particular, têm oportunidades únicas de fornecer orientação sexual às pacientes, uma vez que têm experiência em coletar uma história sexual detalhada, avaliando os fatores de risco para DST e orientando as pacientes sobre DST e comportamentos sexuais mais seguros. Além disso, esses profissionais podem estabelecer relações duradouras com as pacientes por meio de exames anuais regulares e visitas de cuidado pré-natal, colocando-se em posição única e privilegiada para aconselhar e orientar as pacientes sobre decisões sexuais seguras.

De acordo com os dados disponíveis, o *Centers for Disease Control and Prevention* (CDC), o *US Preventive Service Task Force,* o *American Congress of Obstetricians and Gynecologists* e outras organizações profissionais têm recomendações que auxiliam os profissionais de saúde na promoção da prevenção clínica de DST. Este capítulo fornece uma breve visão geral das técnicas de prevenção de DST a serem usadas na orientação ambulatorial individual de pacientes.

Conceituando a prevenção

Para que o campo da prevenção de DST seja entendido, é necessário definir alguns termos. Aplicada às DST, *prevenção* refere-se a qualquer ação tomada para mitigar um resultado adverso previsto, ocasionado por patógenos sexualmente transmissíveis. Os esforços de prevenção de DST podem ser divididos em intervenções primárias e secundárias. A *prevenção primária* faz referência à inibição da primeira ocorrência da doença. Muitas vezes, são intervenções que visam a mudar os comportamentos sexuais que colocam a pessoa em risco de adquirir uma infecção, a fim de evitar a aquisição inicial da doença. Os esforços de *prevenção secundária* buscam evitar ou abrandar as complicações ou recorrências da doença entre aqueles já infectados e reduzir a continuidade da transmissão.

A classificação dos esforços de prevenção de DST também pode ser fundamentada no alvo: indivíduos, grupos ou populações. Aquelas que visam aos indivíduos provavelmente são mais relevantes à prática do ginecologista/obstetra. A vantagem das intervenções em nível individual é a possibilidade de adaptá-las às necessidades particulares de cada paciente; as desvantagens são o tempo e o trabalho (e consequente custo) envolvidos e a dificuldade de identificar as pacientes que mais se beneficiaram da intervenção.

200 • Prevenção de doenças sexualmente transmissíveis

O CDC identifica cinco estratégias principais que podem ser implementadas no consultório para prevenir e controlar as DSTs:

1. Educação e orientação das pacientes de risco.
2. Identificação das pacientes infectadas cuja probabilidade de receber tratamento é pequena (assintomáticas ou pouco prováveis que busquem os serviços de saúde).
3. Diagnóstico, tratamento e orientação eficazes das pessoas infectadas.
4. Diagnóstico, tratamento e orientação eficazes dos parceiros sexuais das pessoas infectadas.
5. Vacinação preexposição dos indivíduos em risco de contrair DSTs.

Ao considerar a prevenção de DST em um paciente individual, o médico deve levar em conta os fatores de risco individuais para aquisição da doença, possibilidade de transmissão e probabilidade de progressão para doença clinicamente importante. Algumas variáveis que podem afetar o risco do indivíduo são: idade, tipo de relação (homossexual, heterossexual ou bissexual), circunstâncias clínicas específicas, dinâmica do poder de gênero no relacionamento, prevalência local da doença, normas culturais e comportamento de buscar auxílio médico.

Orientação para prevenção de DST

> ### ★ DICAS & TRUQUES 1
>
> Use os 5 Ps recomendados pelo CDC para ajudar a obter a história sexual completa.
>
> **Os 5 Ps**
>
> 1. Parceiros: Homens, mulheres ou ambos? Parceiros da vida toda? Parceiros atuais? Monogamia?
> 2. Prevenção de Gravidez: O que está fazendo para evitar a gravidez?
> 3. Proteção contra DST: Como você se protege contra as DSTs?
> 4. Práticas: Sexo vaginal, anal ou oral? Preservativos?
> 5. Passado com História de DSTs (no paciente ou parceiros do paciente).
>
> Adaptado de: Centers for Disease Control and Prevention.
> *Protocolos de Tratamento de Doenças Sexualmente Transmissíveis, 2010*

O CDC recomenda: "como parte da entrevista clínica, o profissional deve rotineira e regularmente obter a história sexual dos seus pacientes e visar ao manejo da redução dos riscos". A história sexual completa pode ajudar a identificar comportamentos sexuais individuais que contribuem para o risco de aquisição de DST. O CDC definiu a abordagem dos "5 Ps" como uma técnica interativa de aconselhamento para avaliar **p**arceiros, **p**revenção de gravidez, **p**roteção contra DST, **p**ráticas e **p**assado com história de DST.

Pacientes e médicos podem ter dificuldade em conversar sobre questões sexuais. O uso de perguntas abertas e compreensíveis, com normalização da linguagem, pode ajudar os médicos a obter uma história sexual precisa (ver Dicas & Truques 2).

17 Prevenção de doenças sexualmente transmissíveis • 201

> ### ☆ DICAS & TRUQUES 2
>
> As seguintes técnicas podem melhorar suas habilidades de entrevista:
>
> 1. Faça perguntas abertas: "O que você está fazendo para prevenir DSTs? Conte-me a sua experiência com preservativos. Fale-me sobre os novos parceiros sexuais que você teve desde o nosso último encontro".
> 2. Utilize linguagem compreensível: "Você já teve alguma ferida/caroço/vermelhidão na vagina?"
> 3. Use linguagem normalizada: "Alguns dos meus pacientes apresentam dificuldades para usar o preservativo em todas as relações sexuais. Como você faz?"

A obtenção da história sexual detalhada é apenas a primeira parte da orientação preventiva de DST. Após a identificação dos fatores de risco individuais do paciente de DST, os profissionais devem fornecer mensagens de prevenção e encorajar mudanças comportamentais de redução do risco. As mensagens de redução do risco devem ser relevantes ao paciente individual e incorporar uma discussão sobre ações específicas que podem diminuir o risco de aquisição/ transmissão da DST (abstinência, uso de preservativo, vacinação etc.).

A abordagem do médico na entrevista sexual e no aconselhamento a atitude deve ser respeitosa, empática e sem julgamentos. Os médicos devem buscar adaptar a mensagem preventiva à linguagem pessoal, nível de desenvolvimento, idade, cultura, sexo, comportamento e orientação sexual do indivíduo. A maioria dos comportamentos de risco não é distribuída randomicamente nas populações, mas tende a se agrupar. As populações vulneráveis conhecidas são adolescentes, mulheres que trabalham com sexo e seus clientes, pessoas homossexuais e bissexuais, usuários de drogas ilícitas e populações imigrantes (ver Dicas & Truques 3). Os esforços para orientação devem ser intensificados ao tratar estes pacientes.

> ### ☆ DICAS & TRUQUES 3
>
> A orientação preventiva pode ser particularmente satisfatória em indivíduos de populações de alto risco, inclusive:
>
> - Adolescentes.
> - Mulheres que trabalham com sexo e seus clientes.
> - Pessoas homossexuais e bissexuais.
> - Indivíduos que usam drogas ilegais.
> - Populações refugiadas e imigrantes.

Métodos de prevenção

O aconselhamento ambulatorial para prevenção de DST (ver Dicas & Truques 4) deve incorporar uma breve revisão dos métodos disponíveis para prevenir a aquisição e disseminação de DST.

202 • Prevenção de doenças sexualmente transmissíveis

> ⭐ **DICAS & TRUQUES 4**
>
> Considere a revisão dos seguintes métodos de prevenção de DST usados no consultório:
>
> - Abstinência.
> - Redução da quantidade de parceiros sexuais.
> - Imunizações.
> - Preservativos.
> - Profilaxia pré-exposição.
> - Negociação com o parceiro.

Abstinência e redução da quantidade de parceiros sexuais

A forma mais eficaz de prevenção de aquisição de DST é evitando o sexo oral, anal e vaginal, que envolvem contato entre partes ou líquidos corporais que facilitam a transmissão dos patógenos. Os médicos podem aconselhar as pacientes de que a postergação da iniciação sexual e a redução da quantidade total de parceiros sexuais durante a vida pode diminuir o risco individual de aquisição de DST.

Para pacientes atualmente abstinentes que planejam iniciar a atividade sexual, os médicos podem recomendar que ambos os parceiros sejam submetidos a rastreamento de DST antes do início das relações sexuais, ou antes de reassumirem o contato no caso de uma das pessoas já ter tido relações sexuais com outra pessoa. As pacientes devem ser orientadas quanto às limitações do rastreamento de DST, inclusive o fato de que muitas DST não são imediatamente detectáveis após a exposição e que algumas DSTs, sobretudo viroses latentes como HSV, podem ser de difícil detecção pelos métodos atuais de rastreamento. A abstinência também é importante para os indivíduos submetidos a tratamento de DST; é essencial aconselhar os pacientes sobre a importância da abstinência até o término do tratamento para evitar a reinfecção pela DST (ver Dicas & Truques 5).

A abstinência não é uma estratégia viável e sustentável para muitos pacientes, ou para a maioria deles, logo os médicos podem considerar a menção dos métodos listados a seguir, mesmo para os pacientes que atualmente planejam se abster da atividade sexual.

> ⭐ **DICAS & TRUQUES 5**
>
> Lembre os pacientes de que as formas mais confiáveis de evitar DST são abstinência sexual ou atividade sexual monogâmica com parceiro sexual não infectado.

Imunização contra DST

A vacinação antes da exposição é um método altamente eficaz de prevenção da transmissão de DST. No momento, existem vacinas disponíveis contra HPV e hepatite A e B. As duas vacinas comercialmente disponíveis contra o HPV são a quadrivalente Gardasil® e a bivalente Cervarix®. A Gardasil® evita a aquisição dos tipos 16, 18, 6 e 11 do HPV, os tipos virais responsáveis pela maioria das displasias cervicais e verrugas genitais. A vacina é recomendada para mulheres e homens de 9 a 26 anos de idade com objetivo de evitar a infecção por HPV, sendo idealmente administrada antes do primeiro contato sexual. As vacinas contra HPV foram discutidas em detalhes em outro capítulo deste livro. A hepatite A é frequentemente uma doença hepática autolimitada causada pelo vírus da hepatite A. A rota de transmissão é principalmente a oral –

fecal. A hepatite B tende a causar doença mais grave com potencial para doença crônica e complicações a longo prazo. A hepatite B é transmitida pelo contato percutâneo (punção cutânea) ou mucoso. A vacinação é a forma mais efetiva de evitar a infecção pelos dois vírus da hepatite. O CDC recomenda a vacinação contra hepatite B para todas as pessoas não infectadas e não vacinadas que se apresentam para rastreamento ou tratamento de DST. Ambas as vacinas contra hepatite A e B são recomendadas pelo CDC para todos os homens que têm relação sexual com outros homens e para os pacientes que usam drogas intravenosas. Recentemente, foi disponibilizada uma vacina que combina a vacina contra hepatite A e B, Twinrix®, que os médicos podem considerar para os pacientes apropriados.

Preservativos

Os preservativos atuam como uma barreira impermeável aos patógenos das DSTs. Mesmo quando usado corretamente, o preservativo masculino oferece níveis diferentes de proteção, de acordo com o método de transmissão patogênica. Algumas DST, como HIV, tricomoníase, gonorreia e clamídia são transmitidas quando secreções vaginais ou uretrais infectadas entram em contato com uma superfície mucosa, como colo uterino, vagina ou uretra masculina. Outras DSTs, inclusive HPV e doenças genitais ulcerativas como herpes e sífilis, são transmitidas pelo contato com a pele ou mucosa infectada. A proteção maior é conseguida contra doenças transmitidas nas secreções genitais, com grau mais baixo de proteção contra doenças ulcerativas genitais, que podem ser transmitidas pela pele/mucosa não coberta pelo preservativo.

A eficácia dos preservativos tem sido extensivamente examinada em múltiplos estudos epidemiológicos realizados com casais HIV-sorodiscordantes. Vários estudos bem elaborados sugerem que o uso consistente e correto do preservativo é altamente eficaz na prevenção da transmissão do HIV. Os preservativos também fornecem alto grau de proteção contra outras DSTs como gonorreia, clamídia e tricomoníase. Existem também dados que sugerem que os preservativos de látex reduzem o risco de transmissão de doenças genitais ulcerativas, porém apenas quando as lesões ativas se encontram em áreas cobertas pelo preservativo. De maneira similar, os preservativos podem diminuir o risco de infecção por HPV quando o preservativo cobre as áreas infectadas.

Os médicos devem orientar cuidadosamente as pacientes sobre a importância do uso consistente e correto dos preservativos para maximizar a eficácia. O insucesso do preservativo em evitar a transmissão de DST geralmente resulta do uso inadequado e não de falha do produto (ver Dicas & Truques 6). Os pacientes devem ser claramente instruídos a usar um novo preservativo a cada ato de sexo oral, vaginal ou anal e usá-lo ao longo de todo o ato sexual.

★ DICAS & TRUQUES 6

Oriente os pacientes sobre os quatro principais erros que os colocam em risco de falha do preservativo.

1. Não usar preservativo a cada ato de contato genital: use-o toda vez.
2. Não usar preservativo ao longo de toda a relação sexual.
3. Escorregamento e rompimento do preservativo: (a) se houver suspeita disso, o ato sexual deve ser interrompido, o preservativo removido e um novo colocado; (b) considere usar um método complementar para evitar gravidez.
4. Uso de lubrificante inapropriado: lubrificantes a base de óleo podem comprometer a integridade estrutural do látex e não devem ser usados.

Dois tipos de preservativo masculino feitos de material que não de látex estão disponíveis. O primeiro tipo é o sintético que pode ser usado por pessoas com alergia a látex. Os preservativos masculinos sintéticos feitos de material que não de látex apresentam taxas de rompimento mais elevadas que os feitos de látex, porém as taxas de gravidez entre as mulheres cujos parceiros usam preservativos sintéticos ou de látex são as mesmas. O segundo tipo de preservativo sem látex é o preservativo de membrana natural, tipicamente feito de intestino de ovelha. Esses preservativos funcionam como uma barreira ao esperma, porém são permeáveis a partículas virais. Sendo assim, os preservativos de membranas naturais não são recomendados para prevenção de DST.

O preservativo masculino de látex tem sido estudado em conjunto com espermicidas. Preservativos lubrificados com espermicidas não se mostram mais efetivos na prevenção da transmissão de DST do que outros preservativos lubrificados. Ademais, o uso frequente de espermicida pode predispor à erosão da mucosa genital, aumentando a suscetibilidade à aquisição de HIV. Preservativos cobertos de espermicida são mais caros, tem validade mais curta e são associados a infecções do trato urinário em mulheres. Por todas essas razões, os preservativos lubrificados com espermicida não são recomendados para prevenção de DST.

O preservativo feminino (Reality) mostrou-se uma barreira efetiva aos patógenos sexualmente transmissíveis, inclusive vírus como HIV. Em geral, são mais caros que os masculinos, mas estão disponíveis como um método de barreira alternativo para as pacientes interessadas.

A promoção de preservativos é controversa em algumas comunidades, com base na crença de que o aumento da disponibilidade de preservativos intensificaria as atividades sexuais. Devemos lembrar que vários estudos sugerem que a aprovação e a disponibilidade de preservativos não aumenta a frequência do comportamento sexual. A orientação ambulatorial deve indubitavelmente comunicar as evidências científicas da efetividade dos preservativos na prevenção de DST.

Profilaxia pré-exposição

Pesquisas em andamento sugerem que tanto o uso vaginal quanto oral de medicamentos antirretrovirais podem evitar novas infecções por HIV em homens e mulheres. Ao mesmo tempo em que são promissores, estudos maiores vão determinar a eficácia destas abordagens e se a ampla disponibilidade é justificada.

Tratamento do parceiro

Quando uma paciente é diagnosticada com alguma DST, é importante para o profissional de saúde promover o tratamento dos parceiros infectados e interromper a continuidade da transmissão da doença. É importante aconselhar as pacientes diagnosticadas com DST a contar aos parceiros e incentivá-los a fazer exame e tratamento. O tratamento do parceiro mostrou reduzir as taxas de reinfecção na paciente índice. O tratamento do parceiro feito através da paciente mostrou diminuir as taxas de recorrência na paciente índice. O tratamento rápido (indireto) do parceiro é proibido ou ainda é assunto cuja legislação está em elaboração em alguns estados, logo os médicos devem verificar as leis locais e a disponibilidade desta estratégia para a prevenção de DST.

Populações especiais

Mulheres grávidas

Todas as mulheres grávidas estão em risco de ter adquirido DSTs, já que as DSTs podem exercer efeitos particularmente adversos nos desfechos da gravidez e do neonato. A gravidez é uma fase de visitas frequentes ao médico e aumento da motivação da paciente em melhorar a saúde;

por isso, a gravidez pode ser um momento especialmente oportuno para fazer rastreamento e dar orientações sobre DST. O CDC faz as seguintes recomendações a respeito do rastreamento de DST em mulheres grávidas:

1. *HIV:* Rastreie todas as mulheres grávidas na primeira visita pré-natal, ou o mais cedo possível, por meio de rastreamento opcional. Faça novo exame no terceiro trimestre nas mulheres de alto risco (aquelas que usam drogas ilícitas, que já tiveram DSTs durante a gravidez, que possuem múltiplos parceiros sexuais durante a gestação, que moram em áreas de alta prevalência de HIV ou que possuem parceiros infectados pelo vírus). Envie o rastreamento rápido do HIV de toda mulher em trabalho de parto com estado do HIV não documentado, a não ser que ela recuse.
2. *Sífilis:* Rastreie todas as mulheres grávidas em sua primeira visita pré-natal ou o mais cedo possível. Repita o exame em mulheres de alto risco (que moram em áreas de alta morbidade de sífilis) ou aquelas que não foram previamente testadas no terceiro trimestre (aproximadamente na 28ª semana de gestação) e no parto.
3. *Hepatite B:* Rastreie todas as mulheres em sua primeira visita pré-natal ou o mais cedo possível. Repita o exame no momento do parto naquelas com hepatite clínica ou nas mulheres de alto risco (mais de um parceiro sexual nos últimos 6 meses, avaliações/tratamento de DST durante a gravidez, usuária de droga intravenosa, parceiro sexual positivo para HBsAg).
4. *Gonorreia:* Rastreie todas as mulheres grávidas em sua primeira visita pré-natal ou o mais cedo possível. Repita o teste no terceiro trimestre nas mulheres de alto risco (idade < 25 anos, infecção prévia por gonorreia, outras DSTs, novo/múltiplos parceiros sexuais, profissionais do sexo, uso de drogas).
5. *Clamídia:* Rastreie todas as mulheres grávidas em sua primeira visita pré-natal ou o mais cedo possível. Repita o teste no 3º trimestre nas mulheres de alto risco (idade < 25 anos, novo parceiro sexual).
6. O rastreamento de rotina NÃO é recomendado para VB, tricomoníase e HSV-2. As mulheres que se apresentam com sintomas preocupantes destas doenças devem ser avaliadas e tratadas conforme a indicação.

Adolescentes

Nos Estados Unidos, as taxas de prevalência relatadas de muitas DSTs são mais elevadas entre os adolescentes. A maioria dos adolescentes (70% das adolescentes do sexo feminino e 65% do sexo masculino – ver Dicas & Truques 7) já teve sexo genital (peniano/vaginal) até os 19 anos. A iniciação sexual em adolescentes é acompanhada por um risco considerável de DSTs e gravidez. Ginecologistas/obstetras encontram-se em posição única para reduzir estes riscos por meio da orientação das pacientes jovens sobre a tomada de decisão sexual segura. Os médicos devem perguntar frequentemente sobre os comportamentos sexuais e antecipar alterações frequentes nos comportamentos sexuais desta população ao longo do tempo.

> ### ★ DICAS & TRUQUES 7
>
> Setenta por cento dos adolescentes do sexo feminino e 65% do sexo masculino já tiveram relação sexual aos 19 anos de idade. Pergunte com frequência sobre o comportamento sexual e antecipe as alterações ao longo do tempo. Capacite e oriente, promovendo a tomada de decisão sexual segura mesmo para aqueles atualmente abstinentes.

206 • Prevenção de doenças sexualmente transmissíveis

A prevenção de DST em adolescentes é um desafio ímpar. O comportamento sexual do adolescente sofre fortes influências do seu desenvolvimento (biológico, psicológico e social). A imaturidade cognitiva, apesar do desenvolvimento físico avançado, pode impossibilitar a compreensão e a implementação das estratégias de redução do risco. As adolescentes possuem menos experiência de vida acumulada e podem não ter capacidade de dominar conversas difíceis e negociar comportamentos sexuais seguros com seus parceiros. Além disso, os adolescentes podem ter diferentes definições de "sexo" e "abstinência" dos adultos. Os adolescentes podem não encarar o sexo e a abstinência como mutuamente exclusivos (ver Dicas & Truques 8). Muitas vezes, os adolescentes não consideram "sexo" o contato genital anal ou oral, apesar do fato de que esses comportamentos os colocam em risco de aquisição de DSTs. Os adolescentes que afirmam ser "abstinentes" e que negam sexo vaginal/peniano, com frequência, têm comportamentos sexuais sem coito que aumentam o risco de aquisição de DST.

> ### ⭐ DICAS & TRUQUES 8
>
> Lembre-se que os adolescentes tendem a conceituar abstinência de maneira diferente dos adultos, com variação significativa por gênero, idade e experiência sexual. Eles podem não encarar a abstinência e o sexo como mutuamente exclusivos.

Dados clínicos sobre a orientação de adolescentes acerca de prevenção de DST e gravidez no cenário ambulatorial são escassos, com estudos com delineamento heterogêneo e, muitas vezes, de baixa qualidade. Pouco se sabe definitivamente sobre o conteúdo apropriado, a extensão, a veiculação e a base teórica desta orientação. Os dados existentes sugerem que a avaliação de risco para DST e as intervenções educacionais gênero-específicas, culturalmente adequadas e de base clínica podem aumentar as habilidades e os comportamentos preventivos de DST em adolescentes. Uma breve discussão no consultório parece ser tão eficaz quanto os esforços educacionais mais elaborados para a prevenção de DST em adolescentes. O aconselhamento baseado nas habilidades é provavelmente mais efetivo que o didático. Algumas dicas para a orientação de adolescentes no consultório (com base principalmente na opinião de especialistas) são apresentadas em Dicas & Truques 9.

17 Prevenção de doenças sexualmente transmissíveis • 207

> ### ★ DICAS & TRUQUES 9
>
> **Orientação para a prevenção de DST na paciente adolescente no consultório**
>
> 1. Use linguagem concreta e refira-se a comportamentos específicos.
>   - (a) *Esclareça a terminologia*:
>   - i. "O que você considera sexo?"
>   - ii. Use a expressão "não fazer sexo" em vez de abstinência.
>   - (b) *Use perguntas abertas*:
>   - i. "O que você decidiu sobre até onde ir sexualmente?"
>   - ii. "Você já pensou em fazer sexo com alguém?"
>   - iii. "O que você faz para se proteger contra as DSTs?"
>   - (c) *Fale normalmente dos comportamentos que estão sendo discutidos*:
>   - i. "Algum dos seus amigos usa preservativo?"
>   - ii. "Você conhece alguém com DST?"
>   - iii. "Algum dos seus relacionamentos envolveu atividades sexuais?"
>   - (d) *Dê alternativas às perguntas que faz*:
>   - i. "Usar camisinha pode ser difícil. Para você, isso é um desafio porque são caras, porque é muito difícil lembrar de usá-las, nem sempre estão disponíveis, não gosta de usá-las ou alguma outra razão que eu não mencionei?"
>   - ii. "Você se considera heterossexual, gay, bissexual, alguma outra coisa ou não tem certeza?"
> 2. Substitua a abordagem baseada no conhecimento por uma abordagem interativa, que desenvolva uma habilidade de resolução de problemas:
>   - i. "Se ele dissesse...........,o que você diria?"
>   - ii. "Algumas das minhas pacientes adolescentes sentem que....... O que você diria a elas?"
> 3. Peça permissão: "Tudo bem se falarmos sobre...."

O CDC recomenda que os médicos questionem os comportamentos sexuais, avaliem os riscos de DST e ofereçam orientações para redução de risco e rastreamento de DST aos adolescentes. As recomendações a seguir para rastreamento de DST e prevenção primária podem ser consideradas:

1. Rastreamento anual para gonorreia e clamídia em todas as mulheres sexualmente ativas de </= 25 anos.
2. Rastreamento de câncer de colo de útero por meio de esfregaço de Papanicolaou começando aos 21 anos.
3. Vacina contra HPV aos 9-11 anos (com dose de reforço até os 26 anos).

208 • Prevenção de doenças sexualmente transmissíveis

4. Vacina contra hepatite A e B para todos os adolescentes que ainda não as receberam.
5. Orientação compulsória sobre transmissão e complicações de DST para todos os adolescentes.

O rastreamento pode ser discutido com todos os adolescentes e encorajado para aqueles já são sexualmente ativos.

Mulheres que têm relação sexual com mulheres

As mulheres que têm relação sexual com mulheres (MSM) se encontram em risco de adquirir DST tanto de parceiros atuais quanto prévios, seja do sexo masculino ou feminino. Portanto, as recomendações de orientações e rastreamento para as MSM não são diferentes daquelas voltadas para as mulheres que têm relação sexual apenas com homens.

Os dados clínicos sobre prevalência de DST e comportamentos de risco nessa população são limitados, com a maioria dos estudos envolvendo mensuração direta das DST comuns em populações de pacientes pequenas ou avaliações para coletar dados autorrelatados dos comportamentos sexuais. Há poucos, se é que existe algum, dados dos sistemas nacionais, estaduais ou locais de relato de DST. As práticas que envolvem secreções cervicovaginais infectadas e contato entre as superfícies orais, vaginais e anais possibilitam um mecanismo biologicamente plausível de transmissão de DST. De fato, a literatura médica fala sobre transmissão de HIV genótipo-concordante, tricomoníase resistente a metronidazol e verrugas genitais entre MSM. A transmissão de clamídia, HSV e sífilis também vem sendo documentada, e as diretrizes de rastreamento destas DST não são diferentes para MSM daquelas para mulheres com comportamentos apenas heterossexuais. Sabe-se que a transmissão de HPV ocorre pelo contato pele a pele e de mucosas, o que pode prontamente acontecer no contexto do sexo lésbico. Além disso, muitas mulheres autoidentificadas MSM relatam que já tiveram relação sexual com um homem em algum momento da vida e admitem a possibilidade desses encontros no futuro. Assim, todas as mulheres devem receber rastreamento de rotina de câncer de colo uterino, independente da identidade, preferências e práticas sexuais.

Além do rastreamento de DST, o aconselhamento de rotina sobre estratégias de redução do risco sexual é indicado para MSM, devendo enfatizar a plausibilidade da transferência da DST entre parceiras do sexo feminino. Pode ser útil discutir a limpeza dos objetos sexuais compartilhados a fim de diminuir as chances de transferência de secreções/flora vaginais entre as parceiras. Os médicos podem discutir métodos de barreira, inclusive os dental dams (quadrados de látex, semelhantes a plástico filme) para sexo oral-vaginal, oral-anal e preservativos para atos sexuais com penetração. A higiene das mãos associada ao sexo com penetração também deve ser revista. Os médicos devem, também, notar que muitas MSM se abstêm ou pouco utilizam os serviços de saúde devido à homofobia. Alguns dados sugerem que MSM são menos propensas a receber serviços ginecológicos e a usar contraceptivos. Os médicos devem buscar fornecer cuidado respeitoso e educado a esta população muitas vezes marginalizada.

Conclusões

A contribuição dos profissionais de saúde para a prevenção de DST é vital, fornecendo aconselhamento individualizado e redução do risco sem julgamento aos pacientes no consultório. Os métodos de prevenção de DST que podem ser úteis para os pacientes individuais são: abstinência, redução da quantidade de parceiros sexuais, imunização contra DST, uso de preservativos, profilaxia pré-exposição e tratamento do parceiro. Algumas populações, inclusive de mulheres grávidas, adolescentes e mulheres que têm relação sexual com outras mulheres, podem requerer consideração especial das suas necessidades únicas de aconselhamento e rastreamento. As fon-

17 Prevenção de doenças sexualmente transmissíveis • 209

tes para o médico que busca aprender mais sobre prevenção de DST podem ser encontradas no endereço eletrônico da CDC (http://www.cdc.gov/STD/training/ courses.htm).

Bibliografia

Centers for Disease Control and Prevention. Sexually Transmitted Diseases Treatment Guidelines, 2010. *MMWR* 2010; **59** (No. RR-12): 1-110.

Centers for Disease Control and Prevention. Condoms and STDs: *Fact Sheet for Public Health Personnel.* Available at http://www.cdc.gov/condomeffectiveness/latex.htm (accessed 6/9/11).

Centers for Disease Control and Prevention. *Expedited Partner Therapy in the Management of Sexually Transmitted Diseases.* US Department of Health and Human Services: Atlanta, GA, 2006.

Centers for Disease Control and Prevention. *STDs and Pregnancy Fact Sheet.* Available at http://www.cdc.gov/std/pregnancy/STDFact-Pregnancy.htm (accessed 6/9/11).

King Holmes, *et al.* (eds.). *Sexually Transmitted Diseases.* McGraw-Hill Companies, Inc., 2008.

Marrazzo JM, *et al.* Sexual practices, risk perception, and knowledge of sexually transmitted disease risk among lesbian and bisexual women. *Persp Sex Reprod Health* 2005; **37** (1): 6-12.

Marrazzo JM. Barriers to infectious disease care among lesbians. *Emerg Infect Dis* 2004; **10** (11): 1974-1978.

Monasterio E, *et al.* Adolescent sexual health. *Curr Prob Pediat Adoles Health Care* 2007; **37** (8): 302-325.

Pedlow CT, Carey MP. Developmentally appropriate sexual risk reduction interventions for adolescents: rationale. Review of interventions, and recommendations for research and practice. *Ann Behav Med* 2004; **27:** 172-184.

Piper JM. Prevention of sexually transmitted infections in women. *Infect Dis Clin North Am.* 2008 Dec; **22** (4): 619-635, v-vi.

Índice Remissivo

Número de páginas acompanhadas por um *f* ou **q** indicam Figuras ou Quadros, respectivamente.

A

Abertura himenal, 8
Abscesso
  tubo-ovariano
    DIP grave e, 26
Aciclovir
  no tratamento do herpes genital, 38
Adolescente, 10
  testes laboratoriais em, 12
Agressão sexual
  em crianças e adolescentes, 11
Alergia
  na vulva, 133
Amsel
  critérios de, 66
Anel himenal, 1
Antidepressivos tricíclicos, 149
Antimicrobianos, 28
Aspirador, 9
Atrofia vaginal, 95
  desenvolvimento, 95
Avaliação clínica
  padrão, 1-4
Azitromicina
  na cervicite, 26
  no cancro mole, 57

C

Câncer
  anal, 111
  da vagina e da vulva, 111, 155-163
  de colo uterino, 106
    prevenção do, 107
  de pênis, 112
  orofaríngeo, 112

Cancro, 43
  lesão inicial do, 43
  mole e linfogranuloma venéreo, 53-62
    diagnóstico, 55
    epidemiologia, 54
    etiologia microbiológica e patogênese, 53
    manifestações clínicas, 54
    tratamento, 56
    vulvar, *44f*
  ocorrência, 43
  tratamento, 43
Candida
  albicans, 87
  fungos do gênero, 87
  vulvovaginite causada por, 85
Candidíase vulvovaginal, vaginite
  inflamatória descamativa
  e vaginite atrófica, 85-99, 179
    características clínicas, 179
    diagnóstico, 180
    efeitos maternos e fetais, 180
    tratamento, 180
Células escamosas
  hiperplasia de, 132
    conduta, 132
    definição, 132
    etiologia, 132
    tratamento, 133
Cervicite
  acompanhamento, 24
  doenças caracterizadas por, 14
  e doença inflamatória pélvica, 16-30
    abscesso tubo-ovariano e, 26
    ciência revista, 20
    definição, 16

Índice Remissivo • 211

diagnóstico, 18
dicas & truques, 17
fisiopatologia, 16
prevenção, 29
sequelas, 29
sinais e testes, 20**q**
sintomas, 19**q**
tratamento, 23
   antimicrobiano, 28
   dos parceiros sexuais, 25
herpética, *34f*
Chlamydia trachomatis, 16, 21, 57
infecção por, 21
   diagnóstico, 22
   diretrizes do CDC, 22
   índices de infecção, 22
   tratamento, 22
Citologia
a fresco, 80
Clamídia, 164
características clínicas, 164
diagnóstico, 166
efeitos no feto e na mãe, 165
tratamento da, 14, 166
Clindamicina, 28
creme, 98
oral, 69
Colonização bacteriana, 9
Condilomas
planos, *45f*
Considerações específicas
para pacientes pediátricas e adolescentes, 5-15
Corrimento vaginal
causado pela vaginose bacteriana, *64f*
em meninas pré-púberes, 9
na vaginite, 18

D

Dermatite de contato
e alergia
   da vulva, 133
Dicas & truques, 9, 11, 17, 36, 39, 73, 95, 109, 201
Doença inflamatória pélvica
e cervicite, 16-30
protocolos de tratamento da, 14

Doenças sexualmente transmissíveis
em adolescentes, 12
prevenção, 198-209
   conceituando a, 199
   fundamentos, 198
   métodos de, 201
      preservativos, 203
      profilaxia, 204
      tratamento do parceiro, 204
   mulheres que têm relações sexuais com mulheres, 208
   orientação para, 200
   populações especiais, 204
      adolescentes, 205
      mulheres grávidas, 204
tratamento das, 5

E

Ectoparasitas
pediculose púbica e escabiose, 114-123
Elefantíase genital, *60f*
Escabiose, 116
avaliação, 119
fundamentos, 116
prevalência, 118
tratamento, 120
   na gravidez, 122
Exame
pélvico manual, 4
Excreção viral, 33
assintomática, 33

F

Flora fecal, 9
Fluconazol, 91, 93

G

Gabapentina, 150
Gardnerella vaginalis, 66
Genitália
de crianças
   visualização de, 6
externa feminina, 2
interna feminina, 3
Gonorreia, 167, 189
características clínicas, 167
causa de, 20
diagnóstico, 21, 168, 189
efeitos fetais e maternos, 168

212 • Índice Remissivo

fatores de risco, 189**q**
tratamento da, 14, 21, 168, 190
Gravidez
diferentes manifestações e implicações
das infecções sexualmente
transmissíveis e vaginites na, 164-183
tratamento das, 184-197
e *Trichomonas*, 77
HSV na, 41
sífilis na, 49

H

Haemophilus ducreyi, 53, 54
Hart
linha de, 1
Hemossedimentação
velocidade de, 19
Hepatite B
prevenção da, 82
Herpes genital, 184
definição, 184
diagnóstico, 185
primeiro episódio clínico do, 38
recorrente, 38
tratamento do, 37, 185
antivirais, 186**q**
Herpes neonatal, 14, 41
Herpes simples
vírus, 14, 169
características clínicas, 169
diagnóstico e rastreamento, 170
efeitos maternos e fetais, 170
infecções genitais pelo
em mulheres, 31-42
tratamento, 170
Hidradenite supurativa
da vulva, 134
etiologia, 134
tratamento, 134
abordagens cirúrgicas, 135
HIV, 11
sífilis em pacientes com, 48
HPV
vírus, 100
história natural da infecção por, 103
homens, 105
mulheres, 103

latente
infecção por, 105
potencial oncogênico do, 100
cofatores, 101
doença relacionada com o, 101
epidemiologia, 101
vacinas contra, 108
bivalente, 109
desafios, 111
eficácia, 108
populações-alvo, 110
segurança, 109

I

Infecções clamidiais, 190
diagnóstico, 191
tratamento, 191
Infecções genitais
em mulheres
pelo vírus herpes simples, 31-42
apresentação clínica, 32
dicas & truques, 31, 36, 39
epidemiologia, 31
fisiopatologia, 32
manifestações, 32*f*
diagnóstico, 33
excreção viral, 33
na gravidez, 41
orientação, 39
tratamento, 37
Infecções sexualmente transmissíveis, 164
na gravidez
tratamento de, 184-197
Infecções tricomoniais, 193
diagnóstico, 194
tratamento, 194

J

Jarisch-Herxheimer
reação de, 47

L

Laparoscopia, 27*f*
Laparotomia
exploratória, 27*f*
Linfogranuloma venéreo
e cancro mole, 52-63
diagnóstico, 59

Índice Remissivo • 213

epidemiologia, 58
etiologia microbiológica e patogênese, 58
manifestações clínicas, 58
tratamento, 61
Linfonodos, 3
Linha Hart, 1
Líquen
escleroso, 127
aparência clínica do, 128
definição, 127
histologia, 127
tratamento, 130
plano, 131
definição, 131
diagnóstico do, 131
tratamento, 131
Litotomia
dorsal, 2

M

Meninas pré-púberes
corrimento vaginal em, 9
exame físico de, 6
Metronidazol, 80, 81
Mycoplasma genitalium, 16
infecção por, 23

N

Neisseria gonorrhoeae, 11, 16, 20
testes laboratoriais em adolescentes para, 12
Nitroimidazois, 80
uso de, 82
Nugent
critérios de, 66

O

Oxalatos
na vulvodínia, 144

P

Pacientes pediátricas e adolescentes
considerações específicas para, 5-15
agressão sexual em, 11
protocolos para triagem, 12
controle das infecções, 14
doenças caracterizadas por uretrite e
cervicite, 14
vírus herpes simples, 14

corrimento vaginal, 9
adolescente, 10
exame físico, 6
meninas pré-púberes, 6
técnicas especiais para obter
amostras, 8
testes laboratoriais, 12
Papilomavírus humano, 100-113, 171, 192
câncer
anal, 111
da vagina, 111
da vulva, 111
de pênis, 112
orofaríngeo, 112
características clínicas, 171
diagnóstico e rastreamento, 173, 192
efeitos maternos e fetais, 172
história natural da infecção por, 103
imunologia, 107
papilomatose laríngea recorrente, 103
potencial oncogênico, 100
tratamento, 173, 193
vírus HPV, 100
Patologias dermatológicas
e úlceras genitais não infecciosas, 124-140
condições específicas, 127
irritantes comuns, 128**q**
medicamentos para distúrbios valvares, 127
medidas de higiene, 126**q**
preocupações da paciente, 125
prescrição de medicamentos, 129**q**
sintomas e avaliação, 124
técnicas de biópsia de vulva, 125**q**
Pediculose púbica, 114
avaliação, 114
fundamentos, 114
tratamento, 116
na gravidez, 116
Penicilina
no tratamento da sífilis, 47
benzatina, 47
Piolho-carangueijo, 114
Psoríase
da vulva, 135
Pthirus pubis, 115
exames laboratoriais para, 115
infestação por, 116
tratamentos contra, 117**q**

R

Reação
de Jarisch-Herxheimer, 47

S

Salpingite
aguda, 29
caso de, 19
Sarcoptes scabiei, 116
infestação por, 121
tratamentos contra, 121**q**, 122**q**
transmissão do, 118, 119
Sífilis, 43, 173, 187
apresentação clínica, 173
diagnóstico e rastreamento, 174, 187
efeitos maternos e fetais, 173
infecção por
em mulheres, 43-52
apresentação clínica, 43
sífilis latente, 46
sífilis primária, 43
sífilis secundária, 43
sífilis terciária, 46
casos especiais, 48
diagnóstico, 46
epidemiologia, 43
resposta à terapia, 47
tratamento, 47
do parceiro, 48
tratamento, 175, 187
dosagem, 175

T

Teste(s)
de amplificação de ácido nucleico, 11
laboratoriais em adolescentes, 12
sorológico
resultados do, 37
Tinidazol, 70, 81
Tioconazóis, 91
Tomografia computadorizada, 19
Treponema pallidum, 43, 46
Trichomonas vaginalis, 11, 16, 75-84, 181
apresentação clínica, 77
características clínicas, 181
diagnóstico, 77
e rastreamento, 181

dicas e truques, 81
efeitos maternos e fetais, 181
epidemiologia e fatores de risco, 75
infecções por, 23
definição, 23
métodos diagnósticos, 23
patologia, 76
gravidez, 77
HIV, 76
tratamento, 80, 182
Tricomoníase
fluxograma para tratamento de, 83*f*

U

Úlcera(s) genital(is)
herpética, 35*f*
não infecciosas, 124
vulvares, 137
causas, 137
Ultrassonografia
pélvica, 19
transvaginal, 20
Uretrite
doenças caracterizadas por, 14
Útero
colo do
com aspecto de morango, 78*f*

V

Vaginite(s), 12, 176
atrófica, 94
causas de, 94
definição, 94
diagnóstico, 95
manifestações clínicas da, 94
tratamento, 95
inflamatória descamativa, 96
características clínicas, 96
diagnóstico, 97
epidemiologia, 96
patogênese, 96
tratamento, 98
Vaginose
bacteriana, 17, 63-74, 176, 194
características clínicas e
microbiológicas, 63, 176
complicações, 65

diagnóstico, 66, 195
   e rastreamento, 178
efeitos maternos e fetais, 178
histórico de, 76
prevenção, 71
recorrente, 70
tratamento e prevenção, 68, 179, 195
   regimes de, 179
Velocidade de hemossedimentação, 19
Verrugas vaginais, 103
Vestíbulo vaginal, 1
Vírus herpes simples, 14, 31
  tipo de, 31
Vulva
  biópsia da
    técnica de, 125
  câncer da, 155-163
    anatomia/padrão de disseminação, 159
    avaliação clínica e estadiamento, 158
    epidemiologia, 155
    prognóstico, 162
    tratamento, 161
  irritantes comuns da, 128**q**
  medidas de higiene da, 126**q**
Vulvodínia, 141-154
  diagnóstico, 145

etiologia, 143
  fatores alimentares, 144
  fatores psicológicos, 143
  infecção, 144
  inflamação, 144
  neuropatia, 144
tratamento, 146
  injeção, 148
  oral, 148
  tópico, 147
incidência, 142
origem e nomenclatura, 141
técnicas de fisioterapia, 152
vestibulectomia, 150
  etapas para realização da, 151
Vulvovaginite
  causada por *Candida*, 85
    características clínicas da, 87*f*, 89
    diagnóstico, 90
      diferencial, 91
    epidemiologia, 85
    fatores de risco, 88
    microbiologia, 87
    patogênese, 87
    sintomas, 86**q**
    tratamento, 91, 93